功能性
瑜伽解剖学

让瑜伽持续精进的动态身体详解

［美］大卫·凯尔 (David Keil)◎著

李诗源◎译　王乐传◎审

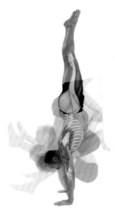

U0239728

FUNCTIONAL
ANATOMY OF
YOGA

北京科学技术出版社

Copyright © 2014 by David Keil, Lotus Publishing
Simplified Chinese translation copyright © 2021 by Beijing Science and Technology Publishing Co., Ltd.

著作权合同登记号　图字：01-2018-0911

图书在版编目（CIP）数据

功能性瑜伽解剖学 /（美）大卫·凯尔著 ；李诗源译. —北京：北京科学技术
出版社，2021.5（2024.10 重印）
　书名原文：Fuctional Anatomy of Yoga
　ISBN 978-7-5714-0617-2

Ⅰ.①功… Ⅱ.①大… ②李… Ⅲ.①瑜伽—图解 Ⅳ.① R793.51-64

中国版本图书馆 CIP 数据核字（2019）第 276981 号

策划编辑：赵丽娜
责任编辑：田　恬
责任校对：贾　荣
责任印制：李　茗
图文制作：天露霖文化
出 版 人：曾庆宇
出版发行：北京科学技术出版社
社　　址：北京西直门南大街 16 号
邮政编码：100035
电话传真：0086-10-66135495（总编室）　0086-10-66113227（发行部）
网　　址：www.bkydw.cn
印　　刷：北京宝隆世纪印刷有限公司
开　　本：720mm×1000mm　1/16
字　　数：220 千字
印　　张：18
版　　次：2021 年 5 月第 1 版
印　　次：2024 年 10 月第 6 次印刷
ISBN 978-7-5714-0617-2

定价：98.00 元

京科版图书，版权所有，侵权必究。
京科版图书，印装差错，负责退换。

致 谢

许多人为这本书作出了贡献。首先我想感谢我的妻子，没有她的支持，我无法完成本书的创作。其次我要感谢出版社的工作人员，他们都非常耐心，还对我超期完成工作表示宽容。最后，我想感谢编辑埃林·柯克伍德，他的工作给予了我很大的帮助，让我能够清晰地传达作品的主旨。

如果一系列的事情没有在正确的时间、以正确的次序发生，那么此时此刻这本书就不会在您的手中。

我必须要对艾瑞丝·伯曼，以及位于佛罗里达州迈阿密市的"手之教育"按摩学院的职工们致以特别的感谢。他们给予我支持和引导，并让我最终深入这一领域，开始从事教学工作。如果没有他们，我的教学技能不会得到如此精细的打磨。同样也是在"手之教育"按摩学院，我遇到了自己在身体训练领域的第一位导师——尼克·奇蒂，他的指引和督导使我的工作不断进步。

2000 年，卡伦·沙克特请我到当地的一家瑜伽工作室给她的朋友们教授瑜伽解剖，那次经历促成了我的第一届解剖研习班。第一届的主办地是位于迈阿密的瑜伽之园，在此感谢那里的瑞安·斯皮尔曼和玛丽萨·加拉尔多。

在练习瑜伽的过程中，我才真正理解了自身的解剖结构。2001 年我专门拜访了约翰·斯科特和他的爱妻露西·斯科特。如果没有与他们会面，我也不可能在之后去印度的迈索尔。而正是在那里，我遇到了斯里·K.帕塔比·乔伊斯和他的孙子斯里·R.萨拉特。正是约翰和露西在练习中给予我的指导以及我在迈索尔领悟到的内容，让我更深入地去钻研瑜伽。深入的钻研和专注帮助我去理解自身的解剖结构，尤其是与瑜伽有关的部分。

除此之外，我还多次被各个瑜伽工作室热情地邀请参加他们的教师培训项目，向那里的瑜伽练习者讲授解剖学知识。所有这些经历也促成了本书的出版。正是那些练习者对我抛出的一个个问题、一句句评论，以及一脸茫然的表情，让我不断改进自己的教学。毕竟，每个人都需要在与他人的相处中成长。我非常感谢这些练习者，也非常重视他们的反馈和与他们的互动。

最后，当然也是同等重要的，感谢瑜伽解剖网的每一位工作人员给予我的帮助。特别要感谢克里斯汀·威斯、艾米·多兰、艾伦·西格尔和盖伊·安德弗斯。

推荐序

2001年，大卫来到我在英国康沃尔郡彭赞斯的瑜伽工作室，与我和露西一同研究他的阿斯汤伽瑜伽的练习方案。大卫练习体式已经有一段时间了，不过显然他在练习时没能有效地呼吸和运用收束法（微妙的身体控制）。他需要改善体式的稳定性与舒适度之间的关系，更好地把握两者的平衡。对瑜伽练习者而言，理解稳定性和舒适度可以加深其对体式、重力和呼吸之间关系的理解；对练习体式的解剖学家而言，对稳定性和舒适度的体悟可以将其对人体结构、功能、呼吸和运动的理解提高到全新的高度。

在多年前我们第一次见到大卫时，他已经对解剖学有了深刻的理解，而且已经在按摩领域的教学和工作中积累了大量经验。他在我们的工作室上了一堂简短的瑜伽解剖课，为那些跟着我和露西一起练习的练习者教授解剖学知识。他的生动讲解让我们意识到人体是多么不同寻常。当晚的活动结束后，一位参加了活动的医生告诉我们，在她多年来接受过的医疗培训和上过的解剖学课程中，唯独大卫的这堂课让她对人体有了生动的认识。同样身为一名经验丰富的物理治疗师和按摩师，露西被大卫的授课深深打动，甚至直接邀请大卫来为我们的瑜伽教师培训项目讲授解剖学知识。

那次课程之后，露西、大卫和我共同开启了一段新的旅程，我们共同探索、发现和思考，从中对我们令人惊叹的身体产生切身的、新的认识，并在这一过程中共同成长。在接下来的若干年内，我们还将继续与大卫合作。而且我猜想，这段故事也很可能会出现在他未来许多著作的开头。

本书的内容并非来源于对其他著作的研读，而是通过在瑜伽垫上的深入探究得到的。出于实用性的考虑，本书内容被划分成若干章节。但大卫从来不会把身体仅仅看作一个个孤立的构件——他始终保持着大局观，将身体视作一个有生命的、会呼吸的、不断运动的、统一的有机体。他对解剖学的理解达到了一个全新的高度。

和其他许多解剖学书籍一样，大卫也运用解剖学的词汇和叙述方式来描述身体的各个部位，但他在此基础上又进了一步。大卫将他练习体式的体会融入其中，亲自示范如何将身体摆成各种反重力的样式，并用通俗易懂的语言来帮助读者理解书中的内容。这本书将帮助希望自学瑜伽的练习者填补专业知识上的空缺。我相信大家通过把大卫的智慧结晶带到自己的瑜伽垫上，会在练习中收获对瑜伽练习的切身理解和体悟；且通过亲自实践探索，也将学会把身体各个独立的部分联系到一起，把身体视作一个整体，并在体式练习中感悟到身体的稳定与活力。

我非常高兴、也非常荣幸能为本书作序，为大家开启一段探索身体工作奥秘的旅程。我通读了大卫的初稿。在阅读过程中，我仿佛能听到大卫的声音，听到他深入浅出的讲解；我仿佛身临其境，来到了他的瑜伽班上，期待他带着我在瑜伽垫上做解剖学的实操练习。这本书将带领大家开启一段深入探索的旅程。它不仅能让大家理解以解剖学的中立位——山式站立的身体，还能让大家洞悉随着呼吸来创造各种体式的身体。它将改变我们对身体的认知，使身体消除紧张，变得放松、平静而稳定，让我们能优雅地运动，自如地掌控体式、呼吸与重力的关系。

祝阅读愉快！

约翰·斯科特
John Scott

结构框架

目　录

引 言

在到世界各地给未来的瑜伽老师们教授解剖学知识的旅途中，我渐渐萌生了写作此书的想法。通常情况下，我只是以客座讲师的身份参加教师培训项目，而且只会讲授瑜伽教师认证所要求的最少的解剖学知识。对极其复杂的人体，12小时的时间只够做入门介绍。我希望能通过本书通俗易懂而又不失精彩的语言，对人体进行更完整的探秘。

在教学过程中，我有时也会思考：那些虔诚地想要修行瑜伽的人们，是否真的需要了解解剖学知识？也就是说，如果你练习瑜伽不仅是为了在瑜伽垫上跳来跳去，而是为了达到自我认知的最终目的，那么你到底需要了解多少解剖学知识？事实上，如果我们遵循帕坦伽利在《瑜伽经》中的定义，瑜伽应该是一种平定心境起伏的修行活动。这意味着我们需要摆脱脑海中的各种声音（以及它们背后的故事）并维持足够长的时间，从而发现真正的自我。

这样一来，瑜伽和解剖学又有什么关系呢？说实话，两者之间确实没有太大关系。不过，大部分人都做不到只通过坐下来就能平定自己的思绪，进入一种"瑜伽的境界"。那么我们应该怎么做？我们要通过什么途径才能到达这样的境界？如何找寻通向那里的道路？答案很简单：借助完全属于我们自己的实验室——我们的身体。

哈他瑜伽就是为那些没法通过坐下来平定思绪的人而创立的。体式练习（被认为是在瑜伽垫上跳来跳去的练习法）就是我们开启身心净化之旅的途径。体式练习会在各个层面上对我们产生影响。在最基本的层面上，这些练习可以提高我们身体的灵活性和力量。在更深的层次上，它们可以净化我们的身体组织。而更进一步，这些练习还会影响体内的能量系统，而它起着支持和维持组织正常运转的作用。最终，在完成所有体式练习之后，我们将到达一种全新的境界——我们可以舒服地静坐下来，思绪不再受到身体的干扰。此外，体式练习能让我们从运动感觉的角度深入地研究自己的身体，这便是体式练习与解剖学相结合的地方。

如果你每天进行至少1小时的体式练习，并且坚持了10年或更长时间，你肯定非常了解自己的身体是如何工作的。或许你未必知道那些解剖学名词，也没有科学上的认识，但你的运动感觉是你切实了解身体的强大工具。这是从书本中学不到的知识。糟糕的是，如今许多人自己练习瑜伽的时间甚至都不足 1 年，就开始教瑜伽。一般来讲，如果你对自己身体的探索都不够深入，那么带领别人认识他们的身体将是一件更困难的事情。但是，不论是瑜伽练习者还是瑜伽老师，总要找到一个起点。如果你不能做到每天都花时间去深入探索自己的身体，那么了解解剖学知识以及个体之间生理结构的各种差异就显得至关重要。不过要记住，有些时候你必须要进行自我探索。

如果你是一位瑜伽老师，想从书中了解当练习者在遇到某种限制或者遭受某种疼痛时该做什么或者不该做什么，你不一定能找到答案。如果你认为这些情况可以被归纳、分类或总结成为一套体系，然后全都告诉你，那么你永远也不会成为一位好老师。我认为，每一位老师都想尽己所能做到最好，为此你需要坚持进行多年的练习和研究。你需要去思考，去探究，并且做好准备以面对各种可能的情况！

你可能已经明白，这本书不会给出针对任何一个特定情形或者问题的最终答案。但是，对你在课上观察到的现象，你可能会从书中找到相应的解释。我力求让自己的阐释能够帮助你从在课上观察到的细节，理解到始终存在于细节背后的更大的主题。我在书中对相关解剖学做了广义的讲解，以期尽量适用于你的课程中的所有练习者。

阅读本书之后，你会学到许多激发你进行批判性思考的知识。你会掌握一些基础知识，并据此推测某个练习者（或是你自己）的身体正在发生什么以及该如何应对。我希望你成为一个善于思考的人，质疑你所读到、听到的所有内容（包括我说的话）——不仅仅是为了质疑而质疑，而是为了更深入地理解。最终，我希望你能通过练习来理解你在书中学到的所有内容。

在教授解剖学时，我力求在简单易学和表现人体的精细复杂程度之间把握平衡。我从练习者那里得到的大部分问题都是关于"为什么"和"是什么"的问题："为什么我不能练这种体式？""我做这个体式时是哪里受限了？""如果是你感到膝盖疼痛，你会怎么做？""在这种情况下，我应该避免做哪些体式？"这些都是实际的问题。

在写作本书时，我尽可能保证内容的实用性。与此同时，我还提出了许多可能性和看法。这不是为了让你感到迷惑，而是为了让你始终意识到可能出现的各种各样的情况。在实际工作中，瑜伽老师就是要识别各种可能的情况。当我针对练习者的问题、情况和限制因素给出相关建议时，我会提出一个工作假说，也就是针对可能造成问题的因素，以及可能有助于缓解或改进目前境况的因素，我会作出有根据的推测。在课程进行的过程中，我还必须根据练习者的反馈或是我所观察到的练习者的行为对自己的假说作出改动。

如果说学习解剖学有什么固有的问题的话，那就是为了便于讨论，我们把身体分成了各个部分。我想不出有其他更好的方式来探讨相关知识。这样做的缺陷是，我们将身体看成了若干截然不同的部分。

我们需要记住，瑜伽是一种使身体合为一体的方式。"瑜伽"一词的本意是"结合"。正是在精卵相遇之时，我们的身体发生了第一次物质上的结合。一个单细胞就在这一刻形成了。我们身上的每一块骨骼和肌肉、每一个器官、每一个系统都是由那一个细胞经过细胞分裂产生的。身体不会将自身划分为各个部分——这是我们人为划分出来的。由于身体是以一个整体（而非一系列孤立部件的集合）的形式发挥功能，所以我们需要用整体的眼光看待它。

从解剖学的视角理解瑜伽也会遇到类似的问题。你可能希望学到瑜伽八个分支的知识，然而我们只集中讨论了其中的一个分支——体式。如今大部分的瑜伽练习者都是从体式开始入门的。这说不上是好还是坏。体式练习可以让我们理解整个瑜伽体系。瑜伽并不关注我们以何种方式与之发生交互，我们可以在任何层次上与瑜伽进行交互。这表明随着不断地练习，我们终将贯通整个瑜伽体系。

作为一名瑜伽练习者，很重要的一点是我们不能只纠结于体式。但这种情况是完全有可能出现的。想要完全理解和体会这些体式需要花费极大量的精力，而解剖学的学习可能会提高我们对这方面的关注度。我并不希望你单单纠结于你的思考或你的身体。我希望你在阅读过程中能够不断实践书中的知识，从而将你的思考和身体活动结合起来。

在阅读过程中，请保持开放的思维，拓宽你对于解剖学的理解。要学着将你的身体当作一个整体来进行探索。练习时不要把各种体式当作孤立的，而要把它们看作一个更大的整体中相互关联的各种元素去体悟。

总而言之，这本书会激励你利用自己的专属"实验室"（你的身体）来探索你对于解剖学的理解。你会因此成为一名更有觉知的练习者和更好的老师。如果我的工作做得足够好，本书还将激励你在本书之外的其他方面继续深入研究解剖学和瑜伽，并深入地探索你自己。

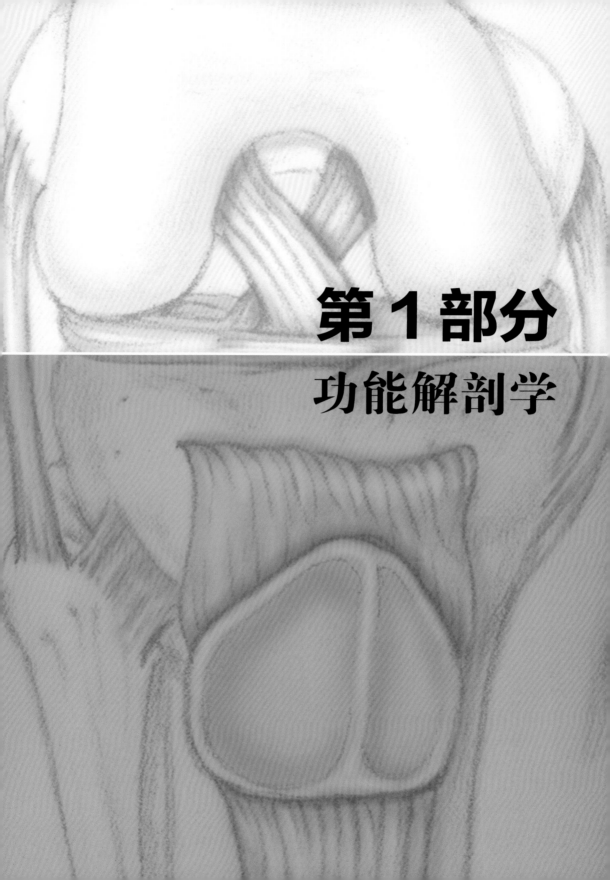

第1部分

功能解剖学

内聚性经历

从呱呱坠地的那一刻起，我们的身体就开始受到生活经历的影响。我们所接收到的信息和能量都将汇聚到一起，对我们产生内化作用。无论是外部环境，还是各种决定及想法，乃至意外情况，都参与对我们个体的塑造。这些事物对我们的塑造，丝毫不亚于我们在母亲的子宫里发育和生长的过程。一个人不可能和他的生活经历割裂开来。

我把这些生活经历及其他对个体产生影响的因素称作"内聚性经历"。这些经历包含着广泛的信息能量，并会被我们的身体吸收。无论是看电影、骑自行车，还是练习瑜伽，生活中的每一件事都会对我们自身产生影响。所有这些事情都具有一定的生理、情感及能量属性，不仅影响着我们的身体，更成为了我们自身的一部分。

内聚性经历使我们成为现在的样子。其中有些事情不受我们的控制而发生；有些则是由于我们的选择而发生的，即我们有意识地将它们引入自己的生活当中。我们无时无刻不在对活动和关系做选择，这些选择是我们个人庞大的内聚性经历集合的一部分。它们成为了我们自身的一部分。

人类所共有的、最早也是最基本的内聚性经历是人类的进化。人类的进化在我们的身体上留下了怎样的痕迹？试着想象一下数亿年前，彼时人类还是四足动物。当那时的人类还在用四条腿走路时，身体重心的位置和我们现在是不同的。另外，当时人类的手和脚也和现在不一样。因此，在进化为二足动物的过程中，人类的身体必须发生改变。想要成为用双腿行走的生物，人体肌肉和骨骼之间的关系必须发生变化。

作为一种两条腿的生物，行走是我们主要的移动方式。因此，我们进化产生了强壮的下肢以提供前进的动力。除此之外，我们的上半身也发生了进化。我们非常擅于处理位于身体前方的物体。我们可以做出抓握、牵拉的动作，并可以处理那些可以由眼睛、鼻子和嘴感知到的物体。正是由于双手具有不可思议的移动性，我们能够更好地保护自己身体的前部及下方更为脆弱的结构。

我们的双手很强大，能够使用工具，甚至弹钢琴。此外，双手也促进了大脑的进一步发育。我们用双手拾捡物品、操作器物和进行发明创造的能力，给大脑发送了海量的信息，这导致了如今所知的人类意识和智慧的形成。我们的上肢与下肢的配合同样非常有意义。我们的手臂既可以在跑步时帮助躯体前进，也可以在各种困难的情境下帮助维持平衡。

遗传是内聚性经历的另一个组成部分。在无数的可能性中，我们最终被特定的父母带到这个世上，继承了他们独特的遗传物质。我们眼睛的颜色、脚的大小和足弓的形状（也有可能无足弓）都来自他们遗传物质的组合。我们的身高和体重的大致范围，以及躯干与手臂的长度比等，同样都来自于这一组合。从生理上讲，父母的遗传物质决定了我们更易患某些疾病。遗传的影响是非常深远的。

第三种内聚性经历，我称其为"习得性亲代行为"，它与遗传有一定关系。从生理的角度来看，我们通过观察和模仿父母走路的方式来学习如何行走。我们像父母一样说话、做表情，还与他们有着相似的肢体语言。这就是很自然的现象。所有这些事情我们都是首先在父母身上看到的。此外，我们的思维模式、为人处世的方式也来源于父母的影响。

第四种和第五种内聚性经历都是生理性的。我们的"活动史"包括多年来我们所学到的所有体育运动，如棒球、足球，也可能是跳舞或武术等。所有这些活动都会使身体形成一定的运动模式，并帮助我们强化大脑、感觉器官和运动技能之间的联系。我们对这些活动的精通程度以及参与时间都决定着由此所产生的运动模式的强度。

我曾打过几年棒球，打的是接球手的位置，因为必须要长时间蹲着，我下半身的某些肌肉被拉长或强化，我的体态可能也受到了影响。有些人像我一样参加过许多体育运动，而另外一些人只参加过少数几种运动。不管是哪种情况，这些活动都对我们的身体发育和我们习得的运动模式产生了影响。

我们还需要考虑自身的"伤病史"。伤病有时是由我们参加的活动造成的；而有些时候则是因为意外，比如从树上掉下来摔断了胳膊等。但不论受伤的原因是什么，所有的伤病都对我们的运动模式产生影响，而我们或许并没有注意到这些影响。一次摔倒可能使我们的骶骨或骨盆移位，骨折处的愈合则可能导致一条腿比另一条腿稍长一些。在逐渐认识和理解自己身体的过程中，我们必须关注伤病史的深远影响。

我在9岁时曾摔断自己的股骨（即大腿骨）。当时我正在踢足球。我和邻居家的男孩（他的体型至少比我大1倍）正好在同一瞬间朝相反方向踢球。同时出脚产生的冲击力使我的股骨完全断裂了。在那之后，我的这条腿变得有点扭曲，比原来更长一些，想要把它弯到头部后方当然也更困难了。

另外，即便是我们孩童时代所摄入的食物或我们在大学里喝的啤酒的量，都会影响我们的身体及其功能。因此，我们还有"营养史"，它也对我们现在的样子产生了影响。

还有一种内聚性经历，于我们而言可能意义更重大、更深远，它会影响到我们是谁以及我们的身体如何运动。它影响着我们身上最本质的部分，我将其称作"信仰史"，其中蕴含了"我是谁""我相信什么""我们如何生活"等非常宏大的问题。精神信仰不仅使我们内心安定，还会影响我们的身体。

最后还有一类经历值得一提：我们的"心路历程"或称"情感经历"。情感经历参与塑造我们的世界观和对自我的认知。这方面的影响可能来自我们的父母，也可能来自一些尴尬或得意的瞬间，甚至来自我们受过的伤。作为一名老师，我总是能从练习者身上看出这一点。只要观察他们如何进行练习或如何应对自己的疼痛，我就能了解到他们的很多生活经历。许多年前受的一次伤甚至会使一位练习者再也不敢尝试某个特定的体式。

我曾遇到一位练习者，在他与我相识的 15 年前，他的髋关节受过伤。为了让伤处愈合，他的体内被植入了临时性的钢钉，以将软骨固定于骨端，从而促进愈合。从那时起，他一直觉得他的骨头存在畸形，导致他不能做髋关节内收或是将股骨拉近胸部的动作。

在练习瑜伽时，他表现得小心谨慎（这是件好事）。在遇到我之前，他基本上不再进行规律性的练习了，而且大多数的瑜伽老师也对他的髋部问题感到束手无策。我可以看出他对自己髋关节伤病的强烈执念以及他的行为与旧伤之间的关联，也看到了他的臆想产生的现实影响。如果他一直抱有这些执念和臆想，很多体式他就不会再去做了。

起初我并不知道这些情况，他自己也不清楚问题所在。在对我充分信任的情况下，经过三天的练习，他终于能把股骨贴到胸前，也能做髋关节内收动作了。虽然这个过程是缓慢的，但毫无疑问，那些蓄积在他身体里的执念和情感被释放出来——通常是涌出充满希望和快乐的泪水。曾经的疑虑化解了，那些虽不真实、却像他的髋关节问题一样顽

固的臆想也烟消云散了。

怎么划分各种"内聚性经历"其实并不重要。重要的是，要理解所有这些经历如何共同作用，并最终决定了我们每时每刻的生存状态。

当一位瑜伽老师看着一位练习者，他实际上应该看到的是这些内聚性经历的产物。要想了解一个人，最好的方法是开始去观察此时此刻我们所看到的（内在和外在）。学会超越外在的身体去看一个人，是学习如何教授瑜伽的一部分。当一位瑜伽老师能够看到一位练习者外在身体以外的特征时，他就会更加清楚此时此刻这位练习者的真正状态。不过要记住，有些时候——可能是在大班教学中——个性化是无法实现的。尽管存在着个体差异，但所有人都会在相同指令下做同样的体式。

那么如何实现因材施教呢？每一个瑜伽体式都有其基本的练习方法。比如，在某个体式当中，所有人都应该外旋或内旋大腿，或者调动身体的某一部位。瑜伽老师如何通过考量某位练习者当下的实际状况，来将这些基本的练习方法分出层次？又如何以一种恰当的方式，让练习者从当前的状态转变到老师所认为的理想状态？当老师观察练习者的练习时，他能从中看出几分他们的内聚性经历？在已知其个人经历的基础上，练习者该不该练习某些特定的体式？如何结合练习者的这些经历来帮助他们在体式练习以及整个瑜伽练习中取得进步？这些只是需要考虑的事情中的一部分。

我认为，对一名瑜伽老师而言，只要能做到开始在练习者身上寻找这些谜团的答案，只要开始尝试着去看到超越身体之外的东西，这就足够了。

身体是一个整体

从上面的讲述中，我们可以体会到了解一个人的全貌有多难。类似地，在教授瑜伽解剖时，想要强调身体是如何完美地结合到一起，也是一件非常困难的事情。就像我们很容易陷入只看到一个人的外在身体而忽略了他的生活经历这一陈旧的思维中，忽略身体各个部分之间的相互联系也是再自然不过的事情。我们常常将酸痛的肩膀、紧张的髋部或灵活的脊柱作为独立的结构来考虑，却很少或几乎不考虑它们之间的关联性。当我们讨论像解剖学这样宽泛而复杂的主题时，将其分成若干个部分有助于我们更轻松地理解（或许这也是必要的）。这当然是很有意义的。但如果我们忘记将这些部分复原到一起，或者没有试着理解这些部分如何通过相互联系而形成一个整体时，就会出现问题。

我们通常会把一块肌肉视作身体的一个部分，把一块骨骼视作另一部分，而筋膜又是另一部分。现代医学的奇迹强化了这一观念——我们是由截然不同的部件组成的，而且这些部件，如膝关节、髋关节或肩关节还可以进行置换！虽然我们确实可以置换身体内某些损坏的部分，但我们身体的结构组成却不同于工厂用螺丝和螺母组装产品。这两者之间完全不同。

我们身体的发育和形成过程，以及更进一步，我们身上所有"部件"的发育和形成过程，比工厂组装产品的过程要神奇和密切协调得多。如果追溯到最初的源头，则只有两个部件：一个精子和一个卵子。奇迹般的受精作用开启了令人惊叹的生命形成过程。我们就从那个时刻起开始发育。一个细胞分裂成两个，再分裂成四个，然后再分裂成八个，如此进行下去。这就是我们真正的起源。一个细胞分裂成许多许多，直到细胞开始分化，并最终形成我们身体的所有部分。虽然我要表达的核心思想是身体的整体性，但我必须要将这一概念分解并依次来阐释。不论怎样，我们都必须时刻记得跳出来，把每一部分放在与之相关联的整体中去思考。

第1章
功能解剖学基础

结缔组织

结缔组织反映了我们身体各个部分之间相互关联的本质，因此我们从结缔组织开始探索解剖学是较为合适的。结缔组织的结构让我们不得不承认，身体中某一区域发生的最小、最细微的变化也必然会对全身产生影响。大脚趾稍稍动一下，就像是一只苍蝇落在了蜘蛛网上。当苍蝇触碰到蜘蛛网时，产生的振动会沿着蜘蛛网传到网的另一端，而蜘蛛正在那里静候着这种细微变化。大脚趾的轻轻一动会影响到足部、踝关节，甚至可能影响到骨盆的位置。大脚趾通过结缔组织构成的网络与所有这些部位相关联。

也许你从来没有听说过"结缔组织"这个词，可能也很难想象结缔组织是什么样子的。事实上从广义上讲你身体中这些部分都是结缔组织：骨、软骨、韧带、肌腱、筋膜和瘢痕组织。一般所称的结缔组织指固有结缔组织，如韧带、肌腱、筋膜的组织。下文说的结缔组织，也特指固有结缔组织。图1.1展示了四种固有结缔组织的微观结构。

结缔组织对于瑜伽练习有多重要？它是使身体具备柔韧性的关键部分。其

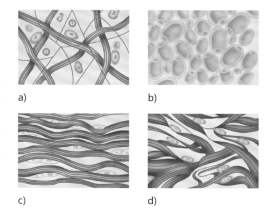

图1.1 四种固有结缔组织的结构示意图。a) 疏松结缔组织（蜂窝组织）；b) 疏松结缔组织（脂肪组织）；c) 规则致密结缔组织；d) 不规则致密结缔组织

他一些部分也影响着身体的柔韧性，包括肌肉系统、骨骼系统和神经系统——后两者告诉肌肉该做什么。我们将在后文中深入讨论它们，现在我们先着眼于研究结缔组织。

那么结缔组织到底是什么？这种组织由两种蛋白质组成：胶原蛋白和弹性蛋白。胶原蛋白具有较大的强度；而弹性蛋白则更柔韧，更有弹性。我们身体里广泛分布的结缔组织就是这两种蛋白质以不同比例和密度组合而成的产物。

韧带和肌腱

胶原蛋白的含量越高，结缔组织就

越致密、越强韧。韧带和肌腱中胶原纤维（主要成分是胶原蛋白）的比例很高（相对于弹性纤维），而且纤维排列得很紧密，这使得它们非常强韧。据说韧带和肌腱的抗拉强度与同样粗细的钢缆相当。这使它们成为完成各自相应功能的理想组织。

韧带既可以使运动朝不同方向，同时又对运动范围加以限制。它们通常分布于两块骨骼的接合处周围。也就是说，韧带存在于关节或骨连接周围（图 1.2）。因为胶原纤维排列得十分紧密，所以韧带没有直接的血液供应，韧带深部没有动脉分布。包绕在韧带周围的组织鞘为其输送完成生理功能和愈合所必需的营养物质。缺少血液供应是韧带撕裂后不容易愈合的主要原因之一。

肌腱与韧带相似，但执行着不同的功能。事实上，肌腱是与骨骼相连的肌肉末端部分。它们将肌肉与骨骼相连接，使肌肉能够收缩并以特定的方式移动连接处的骨骼。韧带和肌腱中胶原蛋白与弹性蛋白的比例相近，因此它们具有相似的强度。

筋膜

人体中主要有三类筋膜。浅筋膜就位于皮肤之下，含有能帮助维持体表温度的脂肪细胞。内脏筋膜包绕着肠道、心脏和肺，同时起到悬吊这些器官的作用。第三类筋膜是我们最感兴趣的——深筋膜，它们包绕在所有肌肉的周围。

你可以把筋膜系统想象成身体的"手套"或"长裤"。这只"长裤"不仅包裹身体浅层，还包裹着诸如肌肉、动脉、静脉和骨骼这样的深层结构（图 1.3）。所有这些结构都有各自的结缔组织层。每一块肌肉、骨骼，每一条动脉、静脉之间又通过更多的结缔组织相互连接。所有这些附着的结缔组织会包裹身体中的某一个结构，再延伸包裹另一个结构，如此一直进行下去，从而形成一个网络。整个身体实际上是被这样一张遍布全身的结缔组织网络连接在一起的。

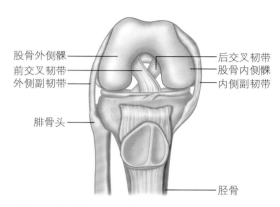

股骨外侧髁 ——
前交叉韧带 ——
外侧副韧带 ——
腓骨头 ——
—— 后交叉韧带
—— 股骨内侧髁
—— 内侧副韧带
—— 胫骨

图 1.2 韧带如同束带一样将两块骨骼的末端连接在一起，起着稳定骨骼的作用，并允许或限制运动范围

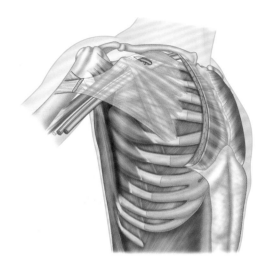

图 1.3　筋膜不仅包裹在身体表面，还包裹着诸如肌肉、动脉、静脉和骨骼这样的深层结构

大量的筋膜与肌肉完全融合为一体。它们包裹着每一个肌细胞、每一条肌束（成束的肌细胞）以及整个肌腹。虽然我们使用了不同的名词——肌肉和筋膜——来描述一个结构中的两个部分，但孤立地考虑这两者是不符合实际情况的，也无助于我们以真正的整体角度来认识身体。让我们通过花生酱-果酱三明治的类比来思考筋膜和肌肉的关系：三明治的一片面包上抹了花生酱，另一片上抹了果酱，然后把两片面包合在一起后，你就得到了一个三明治。你可以把花生酱和果酱作为三明治的两个单独的部分来讨论，但你不可能把它们完全分开。类似地，把肌肉和筋膜当作两个可分离的事物来进行讨论也是不现实的。因此，我们可以采用一种更复杂的说法，把肌肉表述成"肌筋膜"。

身体的整体性还不止于此。肌腱、韧带和包绕骨骼的组织都属于结缔组织，它们之间的结合和相互作用非常奇妙。肌腱没有明显的末端，它会一直延伸至骨骼周围的结缔组织层内并与之相互交织在一起。同样，韧带也没有任何明确的起点和止点，它们会延伸到骨组织之中。当你看到一幅膝关节的解剖图，其中很多的肌腱、韧带和关节囊[1]交汇在一起，你很难在不同的结构之间看出明显的分界。不仅是在瑜伽中，人体在其他运动项目（如舞蹈、自行车和滑雪）中所展现的惊人的能力，都是在上述这些结缔组织的共同作用下才实现的。

当结缔组织的柔韧性提高时，我们的骨骼会位于更好的位置，身体会呈现出更好的姿态。通过消除长期存在的紧张模式，我们的身体和心灵都会更加轻松。瑜伽是锻炼结缔组织的好方法。我们可以通过运用某些肌肉的力量来伸展其他一些肌肉，或者利用地面或重力作为阻力来主动伸展体内的结缔组织。由此，我们的骨架得以重新排列。

与肌肉系统相结合

让我们探究一下肌肉系统。首先问大家一个问题：肌肉是由什么组成的？或者换一个角度来思考，当一块肌肉（如腘绳肌）被撕裂时，发生了什么？你可能会说这表示一些肌纤维被撕裂了。那么肌纤维又是什么？带着这些问题，我

1　关节囊是由结缔组织构成的膜囊，附着于关节的周围，密封关节腔。

们来看下面的内容。

　　肌肉中有两种蛋白质——肌动蛋白和肌球蛋白，它们排成长列。这些蛋白质在等待着神经系统发出释放钙离子的信号，当钙离子被释放到这两种蛋白质中时，两种蛋白质就会像磁铁一样相互吸引。这就是肌肉收缩的基础。

　　那么是什么使这些蛋白质排成长列，并沿一个方向收缩？答案是：结缔组织，在这里更准确地说是筋膜。一簇纤维（肌原纤维）结合形成一个肌细胞（即肌纤维）。这些肌细胞就像橘子里一粒粒的果肉一样，每一粒"果肉"都有自己的一层表皮。对肌细胞而言，这层"表皮"就是一层包绕着它们的筋膜，我们称之为"肌内膜"。

　　如果用另一层我们称作"肌束膜"的筋膜将这样一群肌细胞包裹成束，就得到了一条肌束，它就类似于橘子瓣。最后，再将一簇肌束用另外一层被称作"肌外膜"的筋膜包绕起来，就得到了肌肉的完整结构（图 1.4）。最后这一层筋膜就像是橘子的外皮。

　　现在回到我们一开始的问题上：肌肉是由什么组成的？——蛋白质，以及层层包裹的筋膜。所以，肌肉实际上是由结缔组织构成的。因此，如果你的腘绳肌撕裂了，实际上撕裂的是结缔组织。

　　通过采用整体的视角，我们能够从更为复杂和动态的角度来理解运动。我们现在可以想到，肌肉收缩不仅是两列蛋白质之间的间距减小，这个过程还与包绕着那些蛋白质的筋膜组织密切相关。筋膜的健康状况是一个可能妨碍到肌肉功能的因素。筋膜和肌肉共同构成了一个功能单元。当你要在某个体式中拉伸

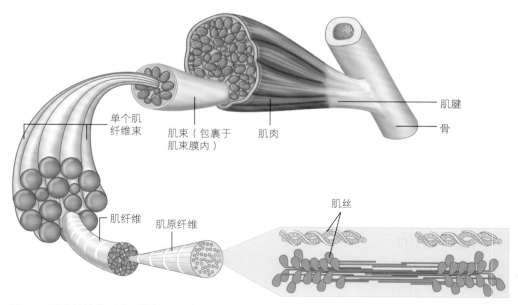

单个肌纤维束

肌束（包裹于肌束膜内）

肌肉

肌腱

骨

肌纤维

肌原纤维

肌丝

图 1.4　肌肉的结构层次及其相关的结缔组织

某块肌肉时，你同时也要拉伸包绕这块肌肉的筋膜。我们的肌肉和筋膜是密不可分的。

在某些情况下，筋膜可能粘连在一起，从而使拉伸受到阻碍。筋膜把所有肌肉相互分隔开，但在分隔的地方，它们也可能发生粘连。

这种情况可能由运动过度、运动不足或损伤所致。运动过度可能由某种训练，比如举重训练导致。举重时，结缔组织会随着肌肉力量的增加而做出调整和改变。通过在其内部分布更多的结缔组织纤维，结缔组织会变得更致密，从而可以承受组织中增加的力量。

运动不足会导致肌肉变弱。在这种情况下，结缔组织不需要进行任何有意义的拉伸或收缩。结果是结缔组织变紧，肌肉也不再处于理想的健康状态。

损伤也可以使结缔组织发生变化。伤处会形成瘢痕组织，它会改变某一区域的筋膜的张力。这会导致筋膜与其相邻肌肉的筋膜发生粘连。这意味着两块肌肉不再独立。粘连的两层筋膜将不能自如地进行相对运动。

位于大腿后侧的腘绳肌易发生筋膜粘连，其原因是过度使用，而非瘢痕组织的形成。腘绳肌每天要收缩数百次，甚至只是为了日常走路，它都需要如此频繁地收缩。在一般人群中，腘绳肌紧张很常见。这不仅与行走或久坐有关，还与那些导致腘绳肌变紧张的体育运动有关。

腘绳肌实际上是由半腱肌、半膜肌和股二头肌组成的大腿后侧肌群。这个肌群中的三块肌肉很容易"粘"在一起，事实上是分隔肌肉的筋膜将这些肌肉"粘"在一起。如果肌肉都"粘"在一起，它们就不能发挥出各自最佳的功能。因为我们在使用腘绳肌时通常并不需要进行精细运动，往往只需其提供力量，所以我们未必会注意到腘绳肌的粘连——直到想要拉伸它们时，我们才会发现自己的腘绳肌竟然如此紧张！紧张的一部分原因在于肌肉的不恰当使用影响了神经系统和肌张力的关系；另一部分的原因则在于筋膜对刺激的回应——其中一种回应方式便是将腘绳肌粘连在一起，以削弱这三块肌肉的独立性。

如果同样程度的粘连发生于较小的肌肉，比如控制手指运动的肌肉中，我们就可能遇到麻烦。与利用腘绳肌来活动膝关节和髋关节相比，手指的活动对相应肌肉独立性的要求更高，因此一旦控制手指运动的肌肉发生粘连，那么进行精细运动就会变得很困难。

肌肉系统

肌肉系统有四大基本功能：运动、产生热量、保护身体的入口以及维持身体姿势。在讨论与瑜伽相关的肌肉功能时，我们重点关注的是肌肉系统的运动功能。

在讨论这一功能时，我们首先要关注的是各种肌肉在我们体内的位置与功能。在本书中，我会讲解一部分肌肉的位置和功能。其次，我还希望帮助大家理解一些适用于任何肌肉的概念和原理，你可以利用它们更好地理解每一块肌肉的功能。此外，我们会讨论肌肉收缩的不同类型；还会探讨在不同情形中，重力和身体姿势如何影响肌肉的功能。

另外，神经系统深入肌肉系统中，给肌肉下达动作指令，并告诉肌肉需要多大的张力。因此，后文对神经系统的讲解会让你更好地理解肌肉系统的功能。

肌肉的名称

我们可以从肌肉的名称中了解到其功能、位置、大小、形状或组成部分的数量等重要信息。当你看到一个复杂的解剖学术语时，不要轻易跳过，而要去想想它有什么含义。

让我们看几个例子。首先以长收肌为例。这是大腿上的一块肌肉。仅根据其名称，我们就可以知道，它发挥内收肌的功能，也就是说，它会把身体上与之相联系的部分向身体中心牵拉。其名称中的"长"则表示长收肌是所有内收肌中最长的。类似的，我们根据肱二头肌的名称就可以了解关于它的信息。"肱"代表上臂，"二头"就表示这块肌肉有两个头。肱二头肌就是一块位于上臂且有两个头的肌肉。再来看斜方肌，从"斜方"可以判断这块肌肉的形状，这是一块位于背部的呈不规则四边形的肌肉。类似的还有位于背部上方的菱形肌。（图 1.5）

上文所列举的只是一小部分肌肉，

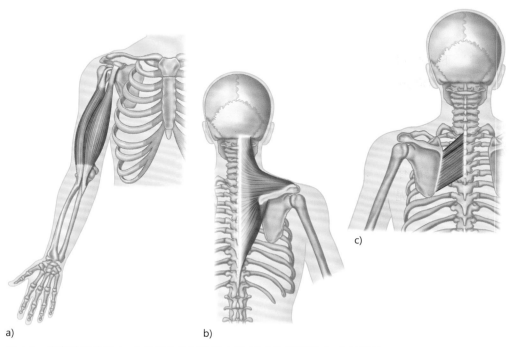

图 1.5　注意肱二头肌（a）的两个头以及斜方肌（b）和菱形肌（c）的形状

从中你应该能够体会到如何通过肌肉的名称，来了解它的功能和其他重要信息。

理解肌肉的功能

对肌肉功能的讲解，通常会基于对肌肉的起点、止点及可实现的动作的讲解。例如，肱二头肌的两个头分别起自肩胛骨的喙突和盂上结节，而止于手臂上被称为"桡骨粗隆"的较大隆起处（图1.6）。其可实现的动作是旋转前臂使掌心朝前（前臂旋后）和屈曲肘关节（屈肘）。当我们用这种方式来思考肌肉功能时，起点所在的骨被认为是两块骨中较为稳定的，而止点所在的骨则具有较大的活动性。肱二头肌收缩时，止点朝向起点运动，并使前臂旋后和（或）肘关节屈曲。

然而，在讨论肌肉的起点、止点和可实现的动作时，我们是在"标准解剖学姿势"下进行阐述的。标准解剖学姿势看起来就像瑜伽的山式，要求人直立、掌心朝前。其中提到动作，如屈曲、伸展、外展、内收和旋转都起止于这一姿势。这种讨论方式可能存在一些问题。比如，如果我没有从标准解剖学姿势开始发起一个动作呢？——毕竟在现实生活中，我们几乎不可能让每一个动作都从标准解剖学姿势开始。如果我正在向后弯或躺在地上，或正在用前臂支撑倒立呢？这会改变肌肉发挥功能的方式吗？答案是：会的。

除此之外，将肌肉分为起点和止点进行讨论容易让大家认为每块肌肉是独

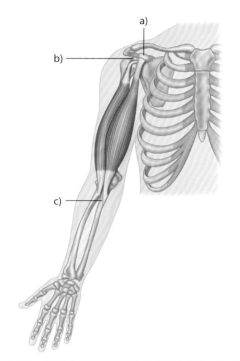

图 1.6　肱二头肌的起点和止点：喙突（a）、肩胛骨的盂上结节（b）以及桡骨粗隆（c）

立地发挥功能的，而事实上没有哪块肌肉会完全独立地工作。我认为这是一种对整个肌肉系统的过度简化，它让我们难以理解身体的整体性，甚至影响我们从整体上感受一个体式。

我们应更客观地看待肌肉在骨骼上的附着点。事实上，那些被认为较稳定的附着点（通常认为的肌肉的起点）有可能成为活动的附着点（通常认为的肌肉的止点）。没有哪一端始终是起点或止点。两者的角色是可以相互转换的，具体取决于我们处在什么样的情形下。

例如在小雷电式（图1.7）中，股四头肌的起点和止点就不同于一般情况。一般情况下，当股四头肌收缩使膝关节

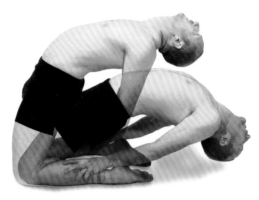

图 1.7　如图所示，虽然运动发生在膝关节处，但胫骨是固定的

伸展时，它会使小腿（胫骨）在膝关节处发生运动。而在小雷电式中，运动虽然也发生在膝关节处，但是和我们以标准解剖学姿势站立时的情况不同，在这个体式中，小腿（通常的止点）不发生移动，而是骨盆和股骨（通常的起点）以膝关节为轴向小腿移动。

注意看图 1.7，在这个体式中，小腿不能发生任何位移，它会牢牢地压向地面。在我向后弯做这个体式时，我的股骨、骨盆和脊柱之间几乎不发生相对运动。唯一发生明显变化的关节是膝关节。在这一体式中，实际上是我的大腿和身体的其他部分在围绕膝关节运动，而不是小腿在动。

完成这一体式后，我需要调动股四头肌（当然还要用腹部的力量稳定骨盆）以回到起始位置。在起身过程中，股四头肌的收缩使膝关节发生运动。但此时并未像通常伸展膝盖时那样移动胫骨，而是让身体的其他部分以膝关节为轴运动，从而将人们普遍认为的肌肉起点和

止点有效地互换了。还有其他类似的例子。把肌肉的两端都看作附着点，而不是不变的起点和止点，这种方式能使我们对运动的描述更贴近现实。

要想产生肌肉运动，肌肉的一端就必须向另一端移动（或者两端相向移动），这时发生的就是肌肉收缩。

肌肉收缩

当一块肌肉收缩时，并非其所有肌细胞都需要参与其中。身体会根据以往的经验以及当前神经系统所获取的本体感觉信息来决定需要调动多少肌细胞。影响本体感觉信息的因素包括重力、阻力以及身体组织的力量等。

如果不论举起多重的物体都要动用所有的细胞，那么肌肉的工作效率就太低了。当一个肌细胞收缩时，它会一直收缩至它的能量腺苷三磷酸（ATP）耗尽时。所以，与举起一个 10 千克的重物相比，拿起一支铅笔时身体调用的肱二头肌的细胞数量更少。

如果你反复举起一个 10 千克的重物，或是一直举着它，最终相关肌肉中所有细胞的能量都会被耗尽。而在这之前，你的身体会将任务从一个能量耗尽的细胞转移到下一个仍有能量的细胞。通过这种方式，肌细胞的收缩状态在不断转移。一些肌细胞收缩至其能量被耗尽，然后另一些肌细胞开始收缩。由于每个肌细胞都能得到短暂的休息，从而使细胞的能量得以恢复，因而这个过程能够持续进行。

通常我们看不到这种转移的发生，但如果你长时间举着某个物品，你就会看到被动用的肌肉发生颤抖。这种情况可能发生在肌细胞交接收缩任务时。（不过，瑜伽课上常见的肌肉颤抖，往往源自主动肌和拮抗肌的相互作用。）

肌肉收缩的类型

最基本的肌肉收缩方式被称为"紧张性收缩"。这是一种低水平、持续性的肌肉收缩方式，它使我们维持着清醒状态下基本的静息姿态。在晕倒时，肌肉的紧张性收缩会消失，肌张力也会因此消失，我们就会瘫倒在地上。

在运动中，我们通常关注如下三种肌肉收缩方式：等长收缩、等张向心收缩和等张离心收缩。了解这些术语的含义有助于我们更全面地了解肌肉系统的功能。

肌肉发生等长收缩时，肌肉的张力发生变化，但肌肉的长度保持不变。在这种收缩中，肌肉的两端不会向彼此移动。例如，如果你做高位平板式（俯卧撑将身体推到最高处时的姿势）并保持一分钟左右，好几块肌肉就会同时收缩来使你保持这个姿势，但没有任何骨发生移动。所有这些肌肉都是在进行等长收缩。肌肉的张力会改变，但是由于没有位移，所以肌肉的总长度不变。

在等张收缩中，肌肉的张力保持不变，发生变化的是肌肉的长度。等张收缩时，肌肉两端之间的距离可能减小或者增大。也就是说，骨之间可能会相互靠近（意味着肌肉的总长度缩短），也可能相互远离（意味着肌肉的总长度增加）。在肌肉的一次收缩过程中，两种情况都可能出现。（如果肌肉在收缩的同时还可以变长这点让你感到很困惑，那么请继续往下看。）

等张收缩有两种类型。第一种是等张向心收缩（或向心收缩）。在这种情形中，肌肉的两端在收缩时相互靠近。以我们熟悉的肱二头肌为例。简单地说，我们可以认为肱二头肌的下方附着于前臂桡骨的近端（上端），上方的两个头附着于肩部的两处。为了便于度量，我们不妨认为其上方的附着点位于肩部最高点的前面。想象你在做 10 千克的哑铃弯举。如果开始时你的肘关节是伸直的，然后你手持哑铃开始屈肘，这时前臂骨与肩部之间的距离会缩短。因此，肌肉也在缩短（图 1.8）。当你做 10 千克的哑

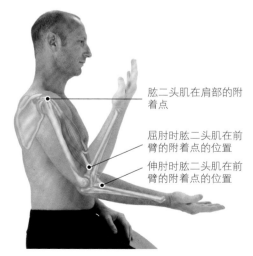

肱二头肌在肩部的附着点

屈肘时肱二头肌在前臂的附着点的位置

伸肘时肱二头肌在前臂的附着点的位置

图 1.8　屈肘时，肱二头肌附着点之间的距离在缩短

铃弯举时，你可以明显感受到手臂肌肉的这种收缩。

在第二种等张收缩中，肌肉在收缩时，其总长度会增加，我们称之为等张离心收缩（或离心收缩）（图 1.9）。再以肱二头肌为例，想象你的手臂已经达到弯举的顶端（肘关节处于屈曲状态）。现在开始慢慢放下这个 10 千克的重物。既然我们认同在屈肘时前臂和肩部之间的距离会缩短，那么肘关节伸展（或称手臂伸直）过程中，这一距离必定会增加。也就是说，肌肉的附着点和附着点之间的距离在增加。但在缓慢放下重物的过程中，肱二头肌也是在收缩；否则，如果让肌肉完全放松的话，握着哑铃的手就会瞬间放下，哑铃可能还会脱手。许多人可能会猜想是肱三头肌负责将手臂向下拉回原位并伸直。稍后我们会对此进行讨论。

肌肉在收缩的同时长度会增加，这似乎是矛盾的。但事实上我们总在做这样的事。在走或跑时，腘绳肌都需要收缩且伸长（即发生等张离心收缩），以防步距过大。否则，你认为是什么让你在走或跑时腿不会抬到头顶？

正是拮抗肌之间向心收缩和离心收缩的协调作用才使我们具备了精细动作能力。打字、弹钢琴和弹吉他等我们依赖双手完成的众多活动，都很好地体现了这种协调作用。即使是更大幅度的协调性运动，如行走、跳舞、体操、练习瑜伽体式，也都依赖于肌肉向心收缩和离心收缩之间的协作配合。

对瑜伽而言，上述对肌肉收缩的讲

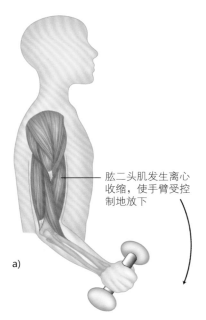

肱二头肌发生离心收缩，使手臂受控制地放下

a)

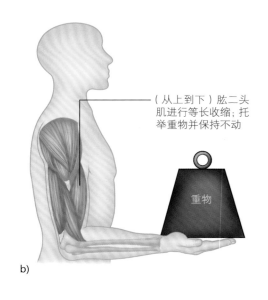

（从上到下）肱二头肌进行等长收缩；托举重物并保持不动

重物

b)

图 1.9　a) 离心收缩；b) 等长收缩

解，适用于分析不同体式间的转换动作。

从山式向站位前屈式的转换动作就是肌肉发生离心收缩的一个例子。站位前屈式要求我们拉伸腘绳肌。现在，你可以猛地弯下腰抓住自己的脚或触碰地面，也可以控制自己缓慢地以髋关节为轴将身体对折。腘绳肌的远端（下端）附着于膝关节下方，近端（上端）附着于坐骨。在向前对折身体时，腘绳肌必须要允许骨盆围绕股骨头旋转。如果我们是在受控的情况下做这个动作，那么在这一过程中腘绳肌就要在保持着一定张力的情况下被拉长。根据定义，这就是腘绳肌的离心收缩。

顺便说一下，当我们起身时，肌肉会进行相反的运动。在这个过程中，腘绳肌牵引骨盆围绕股骨头旋转复位，它们在收缩的同时长度缩短，也就是进行向心收缩。

神经肌肉原理

神经系统在不同的情形中如何控制肌肉，这是个很有趣的问题。虽然其中的机制并不完全与瑜伽直接相关，但是关于拮抗肌的原理绝对值得一提。该神经肌肉原理为，当一块肌肉遇到的阻力足够大，导致其无法克服时，其拮抗肌就会放松。这一原理一直被应用于物理疗法中，并被归入本体感觉神经肌肉促进法（PNF）的技术中。在运用 PNF 时，理疗师会根据实际情况，利用神经肌肉原理来刺激或放松某些肌肉。

上述拮抗肌的神经肌肉原理适用于身体的任何部位。我们将以肱二头肌和肱三头肌为例来说明这一原理是如何发挥作用的。肱二头肌是屈肌，位于上臂的前部，能使肘关节屈曲。肱三头肌位于上臂的后部，完成相反的动作，即伸展肘关节。你可以将一只手置于地面或者你周围的任意物体上，屈肘；接着按压地面（或其他手置于其上的物体），以试图伸直手臂。如果你摸一摸这条手臂的肱二头肌，应该能感觉到它非常软，好像没有发力。而如果你把手放在肱三头肌上，就应该能感受到它在发力（图1.10）。

因为肱三头肌遇到了它无法克服的阻力，你的身体意识到自己不能再给肱三头肌增加阻力。为了成功克服阻力，

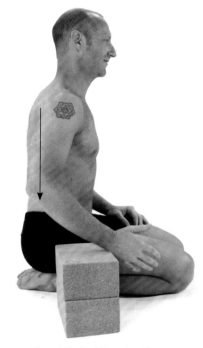

图 1.10　肱三头肌在对抗阻力时收缩

身体切断了神经系统向肱二头肌发送的信号，其目的就是让肱二头肌放松一些。试想如果肱二头肌也在发力，那么伸肘时所要对抗的阻力就会增大。

让我们把上述神经肌肉原理运用到瑜伽中。我们讨论过腘绳肌和站位前屈式。股四头肌（位于大腿前部）是腘绳肌在髋部和膝部的拮抗肌群。身体前屈时，股四头肌和其他髋部屈肌会对抗腘绳肌的张力，把躯干向前拉。

这个时候，如果腘绳肌受到刺激，变得紧张，产生更大的张力，那么身体在前屈时受到的阻力就会增大。阻力的增大会诱使神经系统发送信号，告诉腘绳肌放松或者不要参与进来！

我们可以像理疗师那样有意识地利用这一原理，在前屈时积极地调动股四头肌和其他髋部屈肌。当我们这么做时，神经系统对腘绳肌发送的刺激就会减少，使腘绳肌放松，从而让身体做出更深入的前屈。通过这种方式，我们能实现更深入的拉伸，而不用通过过度使用臂力。注意，我说的是"过度使用"，而不是完全不用臂力。但是，只有在已经完全调动整个身体的前部来将自己向下、向前拉伸之后，再使用臂力，才会更有效。

重力：被遗忘的力量

我们已经讨论过肌肉收缩时任何一端（附着点）都能向另一端移动，也了解了肌肉收缩的不同类型。不过，我们还需要把重力考虑进来。我们对重力的作用太习以为常，结果往往会忽略它。

让我们仔细想想，当我们抬起一侧手臂时，我们会感受到有一种力量在将手臂向下拉，这种力量就是重力。如果我们将用于抬起手臂的肌肉放松，手臂很快就会落回体侧。这一点很容易理解。但是当我们开始考虑不同的动作时，事情就变得复杂了。

让我们回到小雷电式的例子（图1.7）。在我们开始做身体向后下沉、头贴向地面的动作时，大腿的肌肉必须发力以抵抗重力的下拉作用，此时股四头肌进行离心收缩来控制身体下降。因为在膝关节屈曲、身体向地面不断后仰的过程中，胫骨和骨盆之间的距离在逐渐增大，所以股四头肌是在变长的同时收缩（即离心收缩）。而在保持这个姿势不动的时候，股四头肌则在进行等长收缩，以抵抗重力的下拉作用。在起身时，股四头肌会进行向心收缩，因为肌肉两端之间的距离在缩短，此时，股四头肌仍然是在对抗重力而收缩。

我们第一次分析小雷电式是为了说明，通常所认为的肌肉起点实际上可以向止点移动。现在我们还了解了其中的向心收缩、离心收缩和等长收缩，以及重力的作用。下面，让我们对另一个体式也采用同样的研究方法来阐明要点。

这个体式便是我们熟悉的站位前屈式。当我们弯腰向下去够足尖时，相关肌肉会收缩以对抗重力作用。试想如果没有肌肉收缩来限制身体屈曲的速度，我们将猛地一下子弯下去。

站位前屈式在解剖学中被称作"髋

关节屈曲"。那么，这是否意味着髋屈肌就是使身体前屈的肌肉？并不是。是重力让我们做出了前屈动作。当我们缓慢前屈时，身体后部的肌肉（尤其是腘绳肌）会收缩并伸长，即进行离心收缩，以对抗重力的作用，使我们的上半身受控制地下降。所以严格地说，是髋伸肌（此处是腘绳肌）控制着身体前屈的动作。一旦做出这一体式，我们就可以用髋屈肌来使前屈更深入，但实现这个体式的过程实际上是被通常所说的拮抗肌所控制的。这都是因为存在重力作用。

从前屈起身时，腘绳肌会收缩并缩短，即进行向心收缩，从而使我们克服重力、抬起身体。这个例子也体现了通常所认为的肌肉起点可以转变为止点。我们已经讲过，腘绳肌一端附着于坐骨（坐骨结节），另一端附着于膝关节下方的胫骨。人们通常认为，坐骨结节是腘绳肌的起点，而膝关节下方的区域是其止点，在此基础上，股骨（而不是骨盆）通常被视为发生位移的骨。但是，在从前屈起身的例子中，腘绳肌进行向心收缩时，是骨盆围绕着股骨头向上旋转复位，从而使上半身恢复直立姿势，而不是股骨头在移动。

这些内容是独特的，你不会在一般的解剖学书籍中看到，因为我研究的是处于运动过程中的身体，而不是处于标准解剖学姿势中的静态身体。对练习瑜伽的人来说，这些概念是至关重要的。在瑜伽垫上时，我们很少会做标准解剖学姿势，也很少从标准解剖学姿势开始

做动作。我们有时会倒立、侧身或将两者组合，而且在不同的姿势下，用于产生不同动作的肌肉也不尽相同。

关于损伤和康复

对瑜伽练习者而言，我们总有一些时候不得不面对疼痛或其他不适。让我们来进行一些关于损伤和康复的探讨。

虽然了解拉伸的组织是什么以及该拉伸多大幅度对我们有用，但在现实中，我们往往是在某个功能异常时，才开始关注来自身体的信号。筋膜以及肌肉等组织可以使身体产生各种运动，但它们也可以"夺走"我们的运动能力。当这些组织出现损伤或者只是单纯地紧张时，我们的运动就可能受到限制。

筋膜的健康状况本身也会影响肌肉的拉长和缩短，因为每一个肌细胞、每一条肌束及每一块肌腹都是被筋膜包绕的。并非只有受伤才会导致特定区域的筋膜增厚，高强度的使用（或过度使用）也会导致相应区域的活动和灵活性受限。

组织的重建——瘢痕组织

如果你拉伸肌肉超过其可以承受的限度，包绕在其周围的筋膜以及肌肉本身就可能被撕裂。当出现这种情况时，身体会表现为疼痛、渗液或肿胀（具体取决于损伤的严重程度），有时患处还会出现淤青。

肌肉撕裂的愈合，关键在于筋膜的愈合，因为结缔组织本身就能帮助固定和愈合受损组织。例如，骨折发生后，

结缔组织会首先连接骨折断端之间的间隙，然后，骨细胞开始增殖，以使骨骼恢复完整性。在肌肉撕裂时，筋膜的作用也是同样的。

在愈合的过程中，受损的部位会出现反应性增生的结缔组织，我们称之为"瘢痕组织"。瘢痕组织是由成纤维细胞产生的，这种细胞也负责产生我们体内的结缔组织。为了产生牢固的连接以保证肌肉自身可以愈合，瘢痕组织的纤维会不规则地交织生长。也就是说，瘢痕组织的走向与受损部位筋膜的原本走向不一致。这种生长方式使得受损部位的连接更稳固，但同时也会在该部位产生皱褶（图 1.11a，b）。

因为受损部位的周边组织都被拉向该部位，所以该部位周边的张力会增大（图 1.11c）。这种张力的增大导致该部位更容易再次发生损伤。这或许可以解释为什么总是同一个部位受伤。

医学界也已经认识到这一点。外科手术通常会对组织造成大量的创伤，需要由瘢痕组织来修复。在过去的 30 年里，外科医生渐渐改变了术后康复手段。在过去，膝关节术后患者需要长时间（4～6 周）卧床。当时的观念是让手术创伤部位先愈合，再进行负重或膝关节周围组织的锻炼。按照这种方法进行术后恢复时，在卧床静养期间，创伤部位会形成大量瘢痕组织，而这往往会导致相应的关节活动度（ROM）减小。医生们已经发现，术后更早地进行康复治疗可以使创伤部位产生更结实的瘢痕组织。这里的"更结实"是指瘢痕组织的走向与患处结缔组织原本的走向更为一致（图 1.11d）。这可以使恢复时间缩短，而且术后关节的长期活动性也更好。

经常有练习者问我，受伤后是继续活动比较好，还是应该通过休息让其愈合。这是个很难回答的问题，因为损伤的情况千差万别。不过，如果存在筋膜撕裂的情况，就像我们之前描述的那样，

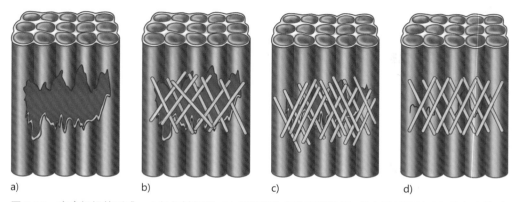

a)　　　　　　　b)　　　　　　　c)　　　　　　　d)

图 1.11　瘢痕组织的形成。a) 组织被撕裂；b) 受损部位产生瘢痕组织，其内部纤维以随机的方式排列；c) 长时间缺乏锻炼后，受损部位周边产生了张力；d) 瘢痕组织的走向与患处结缔组织原本的走向更为一致

我通常会建议继续活动；而出现某些其他损伤（比如骨折）时，继续活动可能并不适合，所以我不想对这个问题给出一个过分简化的回答。我更希望你们能理解个体之间以及不同损伤的差异，并掌握足够的解剖学知识，从而能够判断哪种做法是最合适的。

神经系统

神经系统是我们体内一个极其复杂的组成部分。关于神经系统的著作数不胜数。我的专长不是神经生理学，而是神经系统的功能。神经系统涉及心灵与身体的问题，这些问题对我们理解瑜伽是必不可少的。心灵和身体在何处相连，两者又是以何种方式相连？它们起止于何处？

我们已经知道，体内的所有结构都是整体的一部分，彼此之间相互联系，而且都来源于同一个细胞。从个体的形成过程来看，胚胎在发育时会形成三层组织——内胚层、中胚层和外胚层。婴儿身体内的不同部分来源于不同的胚层。内胚层发育成为我们的内脏。中胚层产生了结缔组织，包括骨骼、筋膜、肌肉等。外胚层产生了身体最外面的一层，也是身体的最大器官——皮肤。但这并不是全部。外胚层还发育出神经系统，使身体最外层和最内层的部分密切相连。

神经系统是身心相连的体现。神经始于脊柱和颅骨内部受保护的深层组织，并分布至全身每一个角落。神经系统向身体发送信息，同时通过心灵接收体内各种活动的信息。这说明我们的身体和心灵是一体的。

现在，让我们思考瑜伽。帕坦伽利在《瑜伽经》的开篇讲，瑜伽是一种平定心境起伏的活动。这里所说的"起伏"存在于神经系统中。在瑜伽中，我们通过身体的练习来控制我们游走不定的思绪。我们通过体式练习，通过对身体的拉伸和压缩，来刺激神经系统，从而唤醒我们的身心连接。

感受器

身体中有不同类别的感受器。生理学书籍会详尽地介绍所有类别的感受器。感受器一般根据所在的位置进行分类，如浅表的（距离皮肤较近的）以及深层的（距离内脏较近的）。

与我们讨论的运动和体式最相关的一类感受器叫作"本体感受器"。它们位于身体内部，确切地说，位于关节囊、肌肉和肌腱中。在关节囊中，本体感受器提供关于受力和运动的信息，并告诉我们各个结构的空间位置。肌肉中的本体感受器被称为"肌梭"，肌腱中的本体感受器被称为"高尔基腱器"（图 1.12）。

肌梭是位于肌腹中的一种特殊的组织，负责感知静息状态下肌肉长度的变化。基于这一信息，肌梭可能会引发牵张反射。值得一提的是，牵张反射的发生是我们意识不到的，因为这类感受器不能产生冷、热或疼痛等感觉。牵张反射的经典例子是医生常对患者进行的反射测试：患者的腿部悬垂于床沿，医生

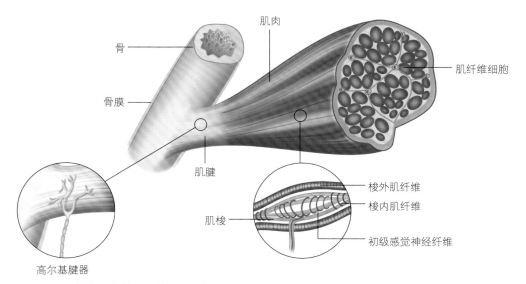

图 1.12　肌梭和高尔基腱器的解剖示意图

用橡胶锤轻敲患者髌骨下方的肌腱；静息肌肉长度的快速变化会刺激股四头肌（特别是股直肌）的肌梭，引发牵张反射，从而导致肌肉收缩。

　　高尔基腱器位于肌纤维过渡到肌腱的交界处，其作用与肌梭不同。高尔基腱器感知的不是肌肉长度的变化，而是其所在部位的肌腱的张力。如果肌肉过度收缩，并接近将要撕裂的极限（是的，收缩也可能导致撕裂），高尔基腱器就会产生反射，使肌肉放松，以避免损伤。

　　这些多种多样的感受器共同将信息反馈给神经系统。这些信息在体内有不同的用途。但不论是哪种情况，这些信息都会引发身体内的某种反应，比如肌肉收缩或某些激素的释放。这些反应可能即时发生，也可能延迟发生。

　　在进行体式练习时，如果我们的感觉足够敏锐，而且动作不是太快，这些本体感受器就可能会把我们从受伤的边缘拉回来。在做某个体式时，被拉长的肌肉可能引发牵张反射。如果时机和运动速度合适，这一反射可能使我们免于受伤。高尔基腱器也同样如此。在对力量要求较高的体式中，过度用力可能会让练习者突然感到无力。这是因为为避免损伤，高尔基腱器使肌肉放松，我们因此感到无力，然后退出这一体式。

易化通路与动作模式

　　对重复输入的信息，神经系统会形成某种"自动"反应机制。举个简单的例子，我的一个好朋友在年轻时的某一天吃下了一整罐的甜泡菜。过了一会儿，他忽然因为胃里的这些甜泡菜而感到恶心，然后都吐了。这或许是因为他胃里的某些感受器受到了过度刺激。有意思的是，即便到现在，20 多年过去了，如果打开一罐甜泡菜让他闻，他还是会感到恶心。他的整个身体系统对那件事的"记忆"如此牢固！这种现象既奇妙，又很有启发性。我们可以将它与某些体式下的身体和情绪反应关联到一起。这种现象还与我们将要讨论的体式中的动作模式有关。

通过反复进行各种日常活动，我们几乎无意识地使体内的神经系统与肌肉系统结合到一起。因为这些重复性活动会导致一种我称为"易化通路"的神经系统通路形成，所以起初那些有意识的肌肉活动，逐渐演变成无意识的肌肉活动。例如，学习驾驶一开始是一项有意识的活动。我们需要考虑速度、方向以及车两旁及后方的情况等信息。如果学习驾驶时开的是一辆手动挡车，我们还要学习协调操作离合器、油门、换挡和刹车。驾驶是一项复杂的技术。那我们为什么能熟练掌握这项复杂技术呢？答案是因为有易化通路。在反复多次进行这些活动之后，这些进入神经系统的信息将不再需要被刻意地处理，甚至都不需要经过大脑的加工。信息只需要被传到脊髓，然后再被传出即可。

在一生中，我们会通过不同的活动建立很多的易化通路。其中一些是我们有意识地选择建立的，而另一些则是相对无意识的过程。这些通路有的是身体层面的，有的是情感层面的，还有的是能量层面的。不管是哪一类易化通路，都可以通过我们的动作模式体现出来。我们的动作模式就是易化通路的反映，它们是可以观察到的，是无意识的习惯。

这些动作模式除了能在我们动的时候显示出来外，当我们在瑜伽垫上停下来观察自己的体式时，它们甚至更加明显。它们可能是造成我们总是右肩下垂而左肩抬高的部分原因，也可能是导致我们的左髋高于或低于右髋的部分原因。这些只是一小部分可能出现的情况。回过头去想想我们的内聚性经历。那些经历都参与形成了我们现在的动作模式，它们产生的影响既包括身体上的，也包括精神层面上的。

我们练习的瑜伽类型可能会支持我们的动作模式，并将其巩固；也可能消除或抵消我们的动作模式，甚至促成积极的和有利于康复的动作模式。我不会说哪一种练习或者方法会对所有人有益，重要的是要记住，你所做的任何练习都会在一定程度上向你的神经肌肉系统添加新的模式。

此外，我们做出每一个体式的方式都会导致新的易化通路的产生。例如，每次做上犬式时，我们的身体都在学习以一种特定的方式运动。当我们做背部需要处于相似姿势的其他体式时，相似的肌群就会自然地收缩。我们每一次练习体式都是在创造新的动作模式。

有没有可能改变或消除某些模式？在医院的手术室里，当患者被麻醉后（指需要借助于人工呼吸器的那种麻醉），医生和其他工作人员在搬动患者时就必须非常小心。因为神经系统已经被镇静和阻断，以至于四肢的肌张力几乎消失，如果搬动患者时动作过快或者不恰当，就可能引起骨骼脱位。这种情况下，动作模式和维持身体的模式都已经被消除了。在麻醉后，即便是髋部紧张的人，也可以毫无压力地做到单腿绕头式。

当神经系统停止工作时，我们的所有模式都消失了；同样的道理，当神经系统的功能恢复正常时，身体的动作模式也会恢复。这对我们的体式练习有一些有趣的启示。例如，我们身体的哪些动作模式（或者说身体现存的多少紧张感）是与神经系统受到过度刺激相关的？如果我们可以消除过度的神经刺激，那么我们能否清除身体中对应的紧张模式？我们该如何继续减少这种刺激？从本质上讲，神经系统有两个末端——心灵和身体，它们是一个统一体。神经系统的刺激信号可以产生于身体，也可以产生于心灵。心灵影响身体的能力就蕴含在这个统一体之中。

我们可以用心灵去指导自己的身体。例如，当我们将意念集中在呼吸上时，身体会响应。心率会发生改变，呼吸也会随之变化。这是进入冥想状态的常用方法。

如果我们静坐冥想的时间足够长，我们对身体的感知都可能会发生变化。我们也许会感觉自己的四肢离身体很远，也许会感觉它们变得很大，或者可能根本感觉不到它们！内心的专注可以让我们改变对自己身体的知觉。那么是什么带领我们退出这样的冥想状态？静坐于冥想状态中，我们身体的界限会变得模糊；而在我们动起来的那一瞬间，那些界限便迅速重现了。身体的运动可以告诉内心我们是谁以及我们身处何处。

在体式练习中，我们用身体的运动来让内心保持专注。这不同于纯粹关注身体本身，我们可以将身体对运动的感觉作为让内心保持专注的一种工具。这就是帕坦伽利所说的瑜伽可以帮助我们平定心境起伏的一部分。

练习瑜伽时，我们会探索内心专注的不同层次。当我们关注运动本身，比如发力与放松的平衡时，我们就在训练神经肌肉系统的同时，提高了内心保持专注的能力。更进一步，我们会关注体式练习中的呼吸控制、协调和收束。通过规律地练习，我们会更了解自己的内心，了解自己的意志力，发现自身消极或积极的心理模式，甚至能消除那些消极的心理模式。规律的体式练习对心灵的影响是巨大的。

规律的体式练习可以使身体和内心得到系统性的训练，进而使神经系统更受控制。

神经系统与肌肉系统的组合方式十分复杂，因此使身体形成新的动作模式是有挑战性的，另外，移除旧的模式也会有挑战性，因为身体可能会抵抗改变。这种情况常见于瑜伽老师帮助练习者调整或纠正体式时。老师常常希望练习者改变身体的空间位置或肌肉收缩的方式以完成某个动作，或者希望练习者保持某个姿势。但练习者的内心可能会反抗，认为"这种感觉不对"；神经系统和肌肉系统也可能会反抗，不让身体实现正确的体式。

对初学者来说，想要建立某些新的动作模式是非常困难的。不协调、力量不足或灵活性较差都会成为很大的障碍。虽然神经系统的构建方式使我们在完成某个的动作时不用总去想具体要收缩哪些肌肉，只需想着要完成的动作，但是有些时候，我们的潜意识和力量不足会使我们无法实现意愿，例如，想在四柱支撑式中身体下降时保持肘部内收。

初学者从第一次做拜日式起就要学习做四柱支撑式。即使这些初学者确实可以把身体降低，他们也总会使肘关节外展、远离身体。这往往是因为他们的肱三头肌的力量太弱，不能独立完成这个动作。神经系统理解我们的目标是使身体下降。当肱三头肌的力量不足时，神经系统会召唤其他肌肉来协助。通常情况下，胸大肌会来"救场"。肘关节外展、远离身体的姿势会更有利于胸大肌发力，帮助我们完成目标动作。

当肱三头肌变得更加有力之后，练习者在完成四柱支撑式时就不再需要胸大肌的帮助了。渐渐地，他们能够在身体下降时保持肘关节内收。这就开始了破除旧模式、形成新模式的过程。在这个过程中有两种方法可以帮助肱三头肌。一种方法是允许肘关节远离身体。如果这样做的话，那么同时还要把两只手的间距稍稍加大。另外一种方法是在降低身体时使膝关节触地，这也可以帮助保持肘关节内收。

瑜伽老师的目标

瑜伽老师的最终目标应该是帮助练习者建立一种能够使其体式不断进步的动作模式。在进步的过程中，练习者对自己身体的理解会逐渐加深。这种模式是实现身心结合的起点，也是关注身体的体式练习与更大的"瑜伽"概念相结合的起点。

如果你是一名瑜伽老师，你需要通过自身的神经系统来与练习者产生联系。你对练习者动作模式的观察和纠正都要经过你的神经系统。

在进行集体教学时，你会很自然地去观察练习者（这也是很必要的）。哪怕是一些简单的事情，比如他们是否准时来上课，他们在铺垫子的时候是安静还是吵闹等。这时你已经在用自己的视觉和听觉来了解这些练习者是谁，该如何与他们相处。所有这些信息都会经过你自身神经系统的过滤。不过，这也可能引发你的惯性思维，如果你能意识到这一点，你就可能会规避惯性思维，关注练习者的个性化特点。

你还要观察他们各自的身体特征。当人们在周围走动或走进我所处的空间时，我常常会关注他们。当练习者在课程开始前第一次坐在垫子上进行准备时，我会更加注意观察他们。他们是否在揉搓膝部、背部或者髋部？在开始练习前，他们是否会针对身上的某些部位进行拉伸？所有这些都会经过我的神经系统的过滤，我相信对你而言也一样。

接下来便是练习者真正开始练习体式时你要进行的观察。你要注意观察他们会出现哪些紧张模式或力量模式，以及更重要的，哪些模式会在相关的体式中反复出现。这些均会提示针对不同个体，你需要应对和处理哪些模式。然后，你可以将观察到的和练习者分享，让他们认识到需要做怎样的调整或纠正。必须要让他们的神经系统真正获得这些信息。你可以通过语言和示范的形式，还可以指导他们去改正，甚至手把手地教，所有这些传递信息的方式都会经过练习者自身的神经系统的加工。

骨骼系统

骨骼看似坚硬、无生命的事物。但事实上，骨骼系统是一个可对受到的力做出反应的、复杂的、不断变化的系统。骨骼是有活力的，它们有血液供应，也有神经传入和传出。如果骨骼受到猛烈的冲击或发生挫伤，你是可以感觉到的；如果发生了骨折，你绝对能够感觉到。在细胞层面上，骨骼不断地变化——骨细胞会根据它们需要承受的力而不断生成、凋亡和重排。

骨骼外表面包裹着一层厚厚的结缔组织，即骨膜。骨骼内部有髓腔，其内含有骨髓。髓腔的内面还衬有一层结缔组织，即骨内膜。夹在这些结缔组织层之间是结晶矿物质，它们使我们的骨骼十分坚硬。这些矿物质主要是钙和磷。这些矿物质构成中空性结构，从而允许神经和血管穿行于其中。（图 1.13）

骨骼系统有五大基本功能：构成身体的框架、产生红细胞、提供保护、储存矿物质以及产生运动。

骨骼是身体的框架。相对于它能提供的力量，骨骼的重量很轻。骨骼为肌肉和其他组织提供了附着点。我们可以在身体表面发现骨骼的凸出处，这一方面是由遗传基因决定的，另一方面是由肌肉对骨骼施加的张力造成的。

你是否考虑过体内的红细胞来自于哪里？红细胞的生成过程被称为"造血作用"。成年以后，大部分红细胞都是由体内的扁骨（即骨盆和胸骨）生成的。

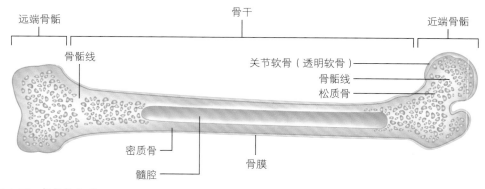

图 1.13 长骨的构成

这一功能充分表明，我们的骨骼多么具有生机和活力，并且处于高度的动态变化之中。

提供保护是骨骼的一个简单又重要的功能。颅骨形成一个坚硬的外壳，从而保护大脑；胸廓保护着心脏和肺部；脊柱的环状椎骨保护着沿躯干下行的脊髓。另外，骨骼不仅是为了形成自身结构而储存矿物质，它所含的矿物质还可以在身体其他部分需要的时候供其使用。储存和释放矿物质的功能也表明，我们的骨骼在不断地发生着变化。

两块骨相连接的部位可以产生运动。我们把连接处称作"骨连接"或"关节"。但有一类关节被认为是不可活动的（即不动关节）。在这种关节处可能会产生一些运动，但必须由外力而不是肌肉来产生。例如，构成头颅的骨骼是由一层致密的韧带连结在一起的。我们把这些骨连接叫作"颅缝"。这些关节被认为是不可活动的，但是在受到冲击时，或者颅骶理疗师进行精细按摩时，它们可能发生相对运动。

骨细胞有三种：形成骨骼的细胞，被称为"成骨细胞"；成熟的骨细胞，通常被直接称为"骨细胞"；以及使成熟骨细胞凋亡的细胞，被称为"破骨细胞"。在骨骼形成的过程中，矿物质发生结晶，成为骨骼的一部分。如果血液中的钙或磷供不应求，破骨细胞就可能使成熟的骨细胞凋亡，将矿物质释放到血液中。

骨骼可以通过类似的机制，根据其受到的力来重建其结构。施加于骨骼的力会导致其形状发生改变。虽然这并不意味着可以使股骨屈曲90°，但是在力的持续作用下，骨骼可以通过改变其形状来作出响应，而这会影响骨骼中力的传递方式。

值得一提的是，在长骨的末端（比如股骨顶部）有一个神奇的部分——骨小梁，它呈立体网状结构。股骨的骨小梁可以将上半身的重力由骨盆传递至股骨干。骨小梁几乎随时都在根据骨细胞的凋亡和重建情况进行调整，以此来承受和适应通过这一区域的力的变化。

骨骼是会发生变化的，不过这些变化并不总是我们所期望的或者有益的，如跟骨出现骨刺。由于张力或过度使用，跟骨最外层的结缔组织会发生剥离并产生炎症，形成骨刺，这时该部位就会变得红肿和疼痛。事实上，骨刺可以形成于身体的不同部位，在某种程度上它的出现也体现了骨骼有适应和变化的能力。从积极的方面看，骨骼的这种能力可以帮助骨质疏松症患者维持或恢复骨骼的强度。

根据所受到的刺激，骨骼的体积（主要是厚度）和密度可以发生改变。例如，假如我在一周内不停地用一条腿跳来跳去，这条腿的骨骼就会变得更致密，或者说更强壮。同样神奇的是，如果我不再用这条腿做单腿跳的话，这条腿的骨密度就会恢复到之前的水平。在细胞层面上，当我开始做单腿跳之后，成骨细胞会迅速被调动起来，产生更多的骨细胞，以帮助应对骨骼上的力。而一旦刺激被移除（也就是我不再做单腿跳），身体就会意识到现有的骨细胞要比日常活动所需要的多。这时，身体会通过破骨细胞来清除一部分骨细胞。

任何重复性的活动都会对骨骼系统（和身体其他系统）产生影响。例如，在患骨质疏松症时，骨细胞大量凋亡，导致骨密度下降，这种情况可以通过日常增加负重练习而好转。这样的练习可以刺激成骨细胞的活动，避免骨细胞减少和骨密度流失。骨骼中的血液和神经也参与完成这一生理功能。总之，骨骼不是死的、干枯的框架，而是体内可以对刺激做出反应的活组织。

拉伸的含义

在瑜伽中，我们经常用到"拉伸"或"拉长"这样的词汇，而在这些词汇背后，我们真正描述的事情是关节活动度的增加。若以最简化的思考方式，我们可以假设关节活动度是基于肌肉长度的，因此我们要通过"拉伸肌肉"来增加它。而现实是神经系统刺激、结缔组织张力和关节结构的复杂组合，共同产生了"关节活动度"。因此，我们是在重新训练这个复杂的组合，教会它们如何增大关节活动度，而不只是单纯地拉伸肌肉。

根据我的个人经验，拉伸身体组织的最佳时机是组织放松的时候。"放松"是指组织未收到来自神经系统的收缩指令的状态。

关于拉伸，大家经常会谈论的一个话题是拉伸状态应该保持多长时间。大部分回答似乎认可保持 30 秒左右是合适的——这相当于大约 5 次深呼吸的时间。但仅以时长来探讨拉伸过于简单了。我们体内有四种基本成分会参与和限制身体的活动：结缔组织、肌肉系统、神经系统和骨骼系统。首先，你要考虑拉伸的幅度有多大。如果你拉伸的幅度不大，那么身体内几乎不会发生任何变化；而如果你的幅度过大，身体的反应又会与你的愿望相违背，肌肉对过度拉伸的反应可能是变得更紧张（甚至是受伤）。此外，保持适度的拉伸频率也很关键。你是每周练习 1 天，还是每周 3 天或每周 7 天？另外，我们不能忘记内聚性经历的影响。总之，每个人的情况都有差异，我们需要探索适合自己的拉伸方式。

张拉整体

在深入讲解身体各部分之前，我想介绍一个有助于我们理解身体整体性的概念，那就是肯尼思·斯内尔森提出的"张拉整体"。在 20 世纪 40 至 50 年代，巴克敏斯特·富勒将其推广和普及。这一概念认为，一个结构体中的张力可以维持该结构的整体性。

让我们先以悬索桥的建筑结构进行思考。又长又粗的缆索连接着高大的索塔和桥面。索塔固然重要，但如果我们把所有的缆索都去掉，桥面很快就会坍塌。缆索提供的张力是维持结构整体性所必需的。悬索桥的结构就是一种张拉整体结构，这种结构包含两个构件，其一是张力构件（如缆索），它们将整体捆绑或维系在一起；其二是更为坚实的受压构件（如索塔和桥面）。

在图 1.14 所示的张拉整体结构模型中，木棒是受压构件，弹力带是张力构件。你会注意到木棒之间互不接触，弹力带的张力使它们的位置保持固定。如果你改变任何一条弹力带的张力，整个模型上的张力都会发生变化。但这还不是其唯一的效应。张力的变化还会导致受压构件的空间位置发生移动。我们也可以反过来移动受压构件，这样一来整个模型中的张力也会改变。因此，张力构件和受压构件是密切相连的，如果其中某一个构件发生了任何变化，整个结构就都会因这一变化而发生代偿。

让我们从对这个模型的研究转移到对身体的学习上。我们的身体中既有受压构件，又有张力构件。受压构件就是骨骼，而张力构件是筋膜、韧带等。从本质上讲，我们的骨骼借助于筋膜等的张力而被悬吊起来。在体式练习时，我们会改变张力构件和受压构件之间的力学关系。当筋膜发生粘连时，不论是何种形式、何种程度的粘连，整个身体都会受到影响。距离"粘连"位点最近的部位可能需要进行更多的代偿。距离粘连位点越远的部位，其代偿作用越弱。除此之外，受压构件（骨骼）也会进行调整并移动位置，以代偿"粘连"部位的变化。如果组织中的限制解除了，骨骼就会恢复到自然的排列状态。

"张拉整体"这一概念可以帮助我们理解身体内不同结构是如何相互关联的。身体的张拉整体性使身体能够顺应不同的体式，但依然保持结构的整体性。

更进一步

体内的每一个系统创造了属于自己的"世界"并栖居于其中。比如，我们在前文列举了骨骼系统的五个功能，从而明确了骨骼系统"世界"的界线。循

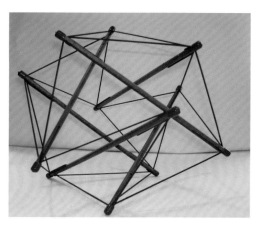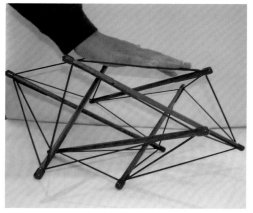

图 1.14　在受压时，张拉整体结构倾向于将张力分散而不是集中。身体也是一样的，因此局部的损伤很快就会转变成全身性的紧张模式

环系统、肌肉系统，甚至是神经系统，也可以照此类推。每个系统都各自负责着一系列的活动和功能，但事实还不仅如此。这些系统所创造的"世界"都处在身体这个"宇宙"之中，所以它们必须和谐共存，以使这个"宇宙"能够存活下来。

在讨论运动时，人们往往首先考虑肌肉系统。但从整体性的角度考虑，骨骼系统也发挥着同样重要的作用。事实上，就运动的产生而言，这两个系统缺一不可。

功能性关节

当我们将上述关于系统的"世界"和"宇宙"的比喻运用到身体的关节上时，我们将看到展现身体互联性路径的图景，而不再孤立地关注各个部分。

每个关节就是一个世界，都有其各自的问题、具体功能和独特的结构。每个关节处在自己的世界中，但与此同时也处在所有关节构成的"星系"中，这个"星系"又存在于身体这一"宇宙"中。

还记得身体的形成史吗？关节也有自己的形成史。在遗传基因、力、刺激以及来自其他系统的信号输入等因素的共同作用下，关节形成了特定的结构，包括处在正确位置上的软骨，以及为软骨生产滑液的膜结构（即滑膜）。因为要将滑液保留在关节内，所以构成关节的两个骨端相接的部分还形成了一个包绕着两者的套筒状结构。该结构足够灵活，使关节可以根据需要进行活动并发挥功能。关节的活动会挤压滑液，使其在软骨周围流动。那么是什么负责关节的稳定和活动？伴随着关节的形成，用于固定构成关节的相邻两块骨的粗大组织带也在形成。对完成某些功能来说，套筒状结构已经足够强健，但它并不能支持关节完成全部功能。更厚实的组织带的形成是为了应对或限制不同方向的运动。

此外，为了使关节活动，关节附近形成了更长的组织带。它们中的一些形成于两个或更多的关节附近，从而将关节相互联系在一起：一个关节的活动会影响另一个关节。这些组织带的作用有时更像是电缆——它们不仅传递张力，也携带着信息。这些被长"电缆"和组织带连接、包绕着的关节，根据形状的不同而进行着类似于滑轮或杠杆的运动，关节因此而得到利用。通过这样的方式，一连串关节的功能和运动因此串接起来。一个关节产生的张力影响着该关节的功能，并影响到距离它最近的关节。尽管这些关节相对独立地发挥着其各自的功能，但它们也依赖于并影响着该"星系"中的其他"世界"。只讨论膝关节而不考虑足、踝和髋关节的情况就显得局限了。

第2章
足和踝

考虑一下这件事：医学领域有一个完整的分支是围绕"足"而建立的。仅这一点就足以体现人们对这一结构的需求。足部不仅支撑身体重量，还具备其他多重功能。我们的一只脚上共有26块骨和32个关节，而整条下肢一共才有30块骨和37个关节。在这样一块弹丸之地，为何有这么多的骨和关节？

足部必须要稳定。它是支撑身体的基础，是我们行走的平台。在站立时，身体的全部重量都要传递至双脚。足部的承重姿势有很多种，对练习瑜伽的人尤其如此，在这些姿势中我们会把脚摆成各种角度。

除稳定性外，足部还具有活动性。足部必须要适应其上方关节的变化和运动；甚至在发挥着承重功能的同时，它还需要产生适应和改变，从而吸收重量。这就是那26块骨和32个关节大显身手之处，它们赋予了足部适应性能力。

足的适应性主要体现在两个方面。第一，足部可以吸收并分散体重。根据我们正在做的动作，足部的形状可以发生不同程度的变化。第二，足部可以适应其下方地形的变化，例如，在不平整的地面上走或跑时。足部的活动性和适应性也体现在瑜伽练习中。在多种瑜伽站姿和坐姿中，足部都要被挤压、扭转，或以其他方式进行适应。而如果没有足部上方的踝关节，上述这些功能均无法实现。踝关节主要是由一块称作距骨的足骨构成的。胫骨位于踝关节正上方，

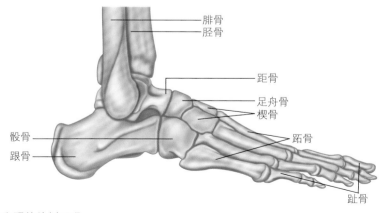

腓骨
胫骨
距骨
足舟骨
楔骨
骰骨
跟骨
跖骨
趾骨

图 2.1 足和踝的外侧面观

相对较小的腓骨位于外侧（图 2.1）。这两块骨形成了一个榫眼结构，看起来像个活动扳手。这种形状很重要，因为它能够限制踝关节向两侧运动（即内翻和外翻）的幅度。踝关节的结构使其能够进行较大幅度的前后运动，也就是我们所说的屈曲（即背屈）和伸展（即跖屈），这两种运动对行走很关键（图 2.2）。

足部是我们与大地之间的联系。它使我们"扎根"在地上。在站立姿势中，足部不仅是支撑身体其他部分的基础，还必须对所支撑重量的变化进行调整和适应。

足与姿势

如果我们自然站立，双脚稍稍分开，不论我们是否站直，重力都会沿一条直线穿过我们。这条神奇的线从地球中心的某处发出，一直通向无穷远处。如果我们的体态较为端正，那么在那条重力线穿过身体的同时，身体的张力结构几乎不会要求我们进行调整和代偿（回想一下张拉整体）。

然而，我们的体态偏离端正的体态越多，体内就会有越多的组织进行响应，以使身体相对于重力线保持竖直。长此以往，那些未能处于正确位置的组织所产生的张力就会导致慢性疼痛。回想一下所有那些决定了我们此时此刻状态的"内聚性经历"，想想它们对我们体态的影响；再思考一下维持端正体态所必需的张力。端正的体态起于双脚，因为它们是与大地接触的结构。其他所有结构都堆叠在双脚之上，并且重力线从中贯穿而过。

为了了解身体如何根据重力线进行

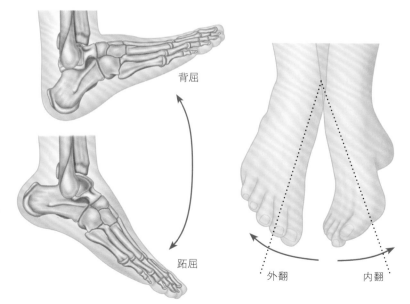

背屈

跖屈

外翻　内翻

图 2.2　踝关节的运动

调整，想象一下这种情况：假设我们站在一个陡峭的斜坡上，双脚平行于坡面，但身体不可能与坡面保持垂直，而是会根据重力线做出调整（图2.3）。为了做出这一调整，有些肌肉必须缩短，另一些肌肉必须伸长，以使骨能够移动，并维持体态和平衡。在这个例子中，调整主要发生在踝关节附近。简单地讲，小腿后肌群伸长了，而小腿前肌群缩短了。

双脚与房屋的地基是相似的。房屋的地基必须要水平，所以它要按重力线进行校准。如果地基建造得不平，房屋将会出现问题。比如说，如果地基有一边比另一边高出了几厘米，那么这一结构中就会产生应力。这时重力就不能通过横梁的中心，垂直指向地基，而可能会偏斜一个小角度。这样一来，门窗可能就不能正常地开关。我们体内也存在相同的原理。如果我们的一个足弓塌陷了，身体的其他部分就会受到影响。正如房屋的可活动部分（门和窗）会受到影响一样，我们自己的"房屋"上的可活动部分（即关节）也会产生变化。一旦一侧足弓塌陷（扁平足），该侧的支撑力就会减小，膝关节就会下陷，然后这一侧的髋关节就可能由此发生下斜和前倾。这进而又会压迫该侧的腰部，从而使骶骨偏转一定的角度，这是造成脊柱侧凸的部分原因。一个足弓的塌陷可以导致一系列的代偿作用。

足部的进化

为了获得对足部的更多认识，我们来穿越时光，看一看足部在进化过程中的一些变化。人类从四足行走进化为双足行走。从 DNA 编码的角度来看，黑猩猩是与我们亲缘关系最近的物种。虽然这些灵长类动物有时也会脱离前肢的帮助，进行双足行走，但通过观察黑猩猩行走时左右摇摆的样子，我们能发现长时间的双足行走对黑猩猩而言是困难的。黑猩猩的骨盆及其周围组织的位置关系并不适合于这种行走方式。

在人类进化为直立体态的过程中，我们的足部经历了三个基本的变化。第一，我们的双脚不再具备对生趾的结构。灵长类动物后肢的大拇趾可以和其他四趾相对，使其具有抓握物体（通常是树枝）的能力。而在我们的双脚上，大脚趾与其他四趾无法相对，且离第二趾更

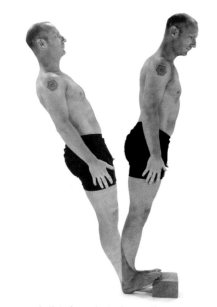

图 2.3　身体根据重力线进行调整

近，这种结构改变了重力线经过双脚的路径。

第二，脚的中线现在直接穿过第二趾（图 2.4）。这一变化与行走时体重如何经过足部进行转移，以及足部如何形成旋后和旋前的动作有着密切的关系。

不过，相较于其他任何变化，足弓的形成对足部的意义最为重大。由于我们进化出了直立的双足行走体态，足部因此发生了变化，开始依靠足弓来承担行走时所产生的重量和应力。我们能够快速、熟练且长时间地行走，足弓发挥了重要的作用。因为缺乏这一结构，灵长类动物只能用它们的双脚走一小段距离，过不了多久，它们就得把前肢再放回到地上。

足弓

多数人对足内侧的弓形很熟悉，这

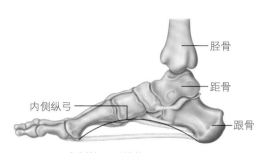

图 2.5　足内侧的弓形结构

个弓形结构叫作"内侧纵弓"，简称为"内侧弓"（图 2.5）。事实上，足部有三个弓形结构。足外侧有另一个足弓，叫作"外侧纵弓"。还有第三个足弓，叫作"横弓"，它横跨五块跖骨的远端部（即趾基部）。

如果要通过连接点的方式勾画出这些弓形结构，我们要关注三个点：一个在足跟（跟骨），一个在大脚趾基部（第一跖骨远端），还有一个在小脚趾基部（第五跖骨远端）。这个三角形大致勾勒了这三个足弓——内侧纵弓、外侧纵弓和横弓的轮廓（图 2.6）。

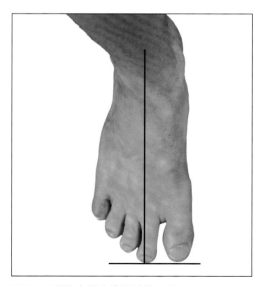

图 2.4　脚的中线直接穿过第二趾

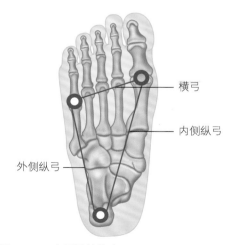

图 2.6　三个足弓的轮廓

这些足弓并不单独发挥作用，也不与我们描绘的轮廓线保持一成不变的重合。内侧纵弓和外侧纵弓是一系列从足内侧延续到足外侧的弓形结构，它们彼此相连。换句话说，它们形成了一个纵跨足部的连续的弓形结构。同样地，横弓实际上是从足后部排布到足前部的一系列连续的弓形结构（图 2.7）。数千年以来，弓形结构一直是一种强有力的建筑结构。我们想一下西班牙塞戈维亚的水渠，这一系列的弓形结构在公元一世纪末被用来将水输送到全城。这一水渠的长度约 900 米，是弓形结构强度之大的力证（图 2.8）。

除了足弓以外，足部还有另一个简单而强大的结构，它是位于距骨顶端的、胫骨与足部连接处的一个点。重力通过这个点，从胫骨经距骨传到足部（图 2.5）。有了这个点，我们现在可以描绘出一个立体的三棱锥结构（图 2.9）。

当提到棱锥结构时，我会想到埃及

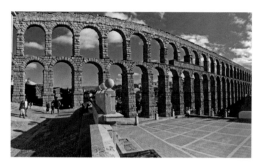

图 2.8　西班牙塞戈维亚的水渠是弓形结构强度的证明

金字塔，它们从公元前 3200 年矗立至今，我从未听说过这些棱锥结构的建筑有哪座倒塌过。金字塔所具备的强度和韧性同样存在于以类似结构分散重力的双脚中。当然，我们的脚是更为动态的，会在使用过程中发生形状上的变化。但毋庸置疑的是，我们的双脚承担着巨大的压力。事实上，在走路时我们自身的全部重量都会经过单独一只脚；而跑步时，可能会有相当于三倍体重以上的重量施加在每只脚上！

每次当你将体重施加到脚上时，力就会沿三棱锥的三条棱朝三个方向扩散。当力向下经胫骨传递到脚上时，大概有一半的力分布到脚跟，而另一半分布到前脚掌。然后，力会沿内侧纵弓和外侧纵弓纵向传递，使脚变长；沿横弓横向

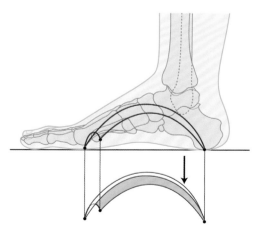

图 2.7　足部的弓形结构是立体的

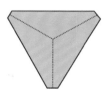

图 2.9　足弓可以描绘为三角形结构，足部分散重力的方式可以描绘为三棱锥结构

传递，使脚变宽。足部 26 块骨和 32 个关节的活动性与适应能力使其可以发生形状上的变化，并适应其下方接触表面的形状。

足弓的三个组成部分

三个部分构成并维持着足弓的结构。我们每走一步，双脚都展现出动态回弹性和适应性，这有赖于骨骼、结缔组织和肌肉。当足部出现问题时，我们必须要注意考虑这些组分以及它们之间的平衡状态，以制订治疗方案。

骨骼

足弓的形状首先是由足骨决定的，而足骨的构造是由遗传决定的。足骨的构造可以容许或限制特定方向上的运动。26 块足骨组装在一起，就像一个由相互咬合的零件组成的益智模型，彼此之间在运动时会相互作用。例如，复杂的旋后和旋前动作就是通过几个骨关节相互作用产生的。这些关节的相互"咬合"使我们在向前迈步行走时后脚拥有力量，此时，所有的体重不再分布在整个脚上，而是在脚趾或前脚掌上。如果足骨没有行走所需的形状和结构，我们就不会拥有把身体向前推进的力量。

但有些时候遗传编码不是"完美"的，导致骨骼的构造不理想。有的人可能生下来就没有编码足弓的基因。对这类人群提供的治疗方案一般包括在鞋子里放置弓形支撑件、在腿部佩戴矫正支架，或者进行手术治疗。

结缔组织

形成足弓的第二种组分是结缔组织。大量小型的韧带将 26 块足骨连接在一起（图 2.10）。这些韧带产生了回弹性、灵活性和动态的张力，使得足部可以舒展开并产生适应性动作。它们还是使足骨可以恢复"中立位"的一部分结构。我们前文讲到的张拉整体也可以在这里得到体现。

但是，把 26 块骨束在一起的这些韧带也是产生扁平足的潜在原因。如果一个人天生韧带松弛，足部韧带达不到应有的紧张度，足骨就容易在承重时被压垮，导致扁平足。

足底有一些非常重要的结缔组织，即"足底筋膜"（图 2.11）。足底是我们行走时与地面的接触面。每走一步，我们的体重所产生的力都经过足纵弓的传递，拉长我们的脚。足底的结缔组织会在脚下方产生额外的张力，以抵抗跟部和趾基部之间的伸展作用。这些组织和它们所产生的张力帮助维持着脚两端之间的距离。它们还通过把足弓两端拉近

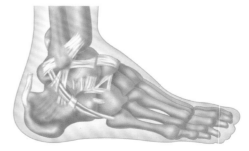

图 2.10　注意那些小型的韧带，它们将骨骼连在一起并帮助维持脚的形状

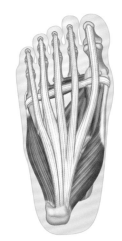

图 2.11　足底筋膜

来抬升足弓。跟骨骨刺和足底筋膜炎的发生与这些组织有关。

　　在瑜伽中，我们利用足弓最简单的方式之一就是翘起脚趾。这个动作直接与足底筋膜相关。足底筋膜起自脚跟，经过前脚掌（跖趾关节），到达脚趾（趾骨）末端。在这种排布方式下，无论你什么时候翘起（过伸）脚趾，足底筋膜中的张力都会增加，足弓会相应抬升。这样，脚跟和前脚掌会相互靠近。你可以很轻松地从你自己的脚上观察到这一点（图 2.12）。

肌肉

　　让我们对一些参与足弓的形成并负责移动和稳定足与踝的肌肉做一概览。请记住，尽管我会提到某块肌肉，但我们实际上要讨论的是一个肌筋膜单元。肌肉能够维持一定程度张力。张力的维持与各个部位的稳定性有关，这不仅是对脚而言，对全身各个部位皆是如此。

　　控制足部运动的肌肉一些起自足骨，另外一些起自小腿骨（即胫骨和腓骨）。下面我们主要看一下起自小腿骨的肌肉。

　　小腿可以分为三个区域：后区、前区和外侧区。小腿的肌肉通过牵拉骨骼带动足部运动。踝关节可以做四种运动：伸展（跖屈）、屈曲（背屈）、内翻（有时称作旋后）和外翻（有时称作旋前）。小腿前区的肌肉附着到足部顶部，主要负责将脚抬起（屈曲）。后区的肌肉附着于足跟或者经过足跟、最终附着在足底。它们牵拉足部时会将足跟抬起，或者将足部向下拉至伸展状态。外侧区的组织起自腓骨外侧，连接到同侧足底，可以牵拉足部做外翻动作。内翻动作是由前区和后区一些附着在足内侧的肌肉同时

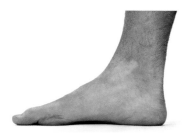

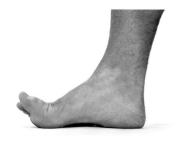

图 2.12　注意翘起脚趾如何改变足底的张力并抬升足弓

作用而产生的。

小腿后区

　　小腿的三个区域中最强壮的是后区。小腿后区肌肉的分布特点是，大部分肌肉位于其所带动部位的上方（前臂亦是如此）。试想一下如果在足部或踝关节周围有大块的肌肉，那么想要活动足部将会多么困难。（事实上，那些关节周围是细长的肌腱，这赋予了它们更大的活动范围。）

　　在这里我们介绍两块非常强大的肌肉——腓肠肌和比目鱼肌（位于腓肠肌的深层）。它们通过跟腱附着于跟骨上。这两块肌肉收缩时，会将足跟向上拉，使足部伸展。如果此时脚踩在地上，那么脚趾就成为抬起身体全部重量的支点。由此我们可以想到，踝关节和脚趾的动作组合对于行走非常关键，另外，小腿后区必须强大有力，才能轻松抬起身体的重量。

　　小腿后区的这两块肌肉有一个关键的区别：腓肠肌跨过膝关节，比目鱼肌则没有（图 2.13）。当膝关节屈曲时，腓肠肌会进行收缩，这时它就没有足够的力量收缩以伸展足部。腓肠肌的拉长同样受到膝关节姿势的影响。当膝关节伸直时，腓肠肌容易被拉伸，此时足部的屈曲同时受到腓肠肌和比目鱼肌的张力的约束。而当膝关节屈曲时，腓肠肌不易被拉伸，足部的屈曲只受到比目鱼肌和跟腱的张力的约束。

　　观察瑜伽中的套索扭转式或幻椅式

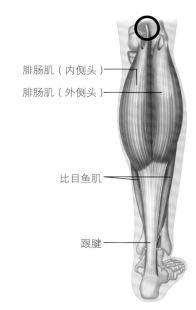

腓肠肌（内侧头）
腓肠肌（外侧头）
比目鱼肌
跟腱

图 2.13　注意腓肠肌跨过膝关节附着于股骨上

（图 2.14），你会看到膝关节和踝关节都发生了屈曲。这样的体式有两点要求：小腿后区的肌肉要能够被拉长（或者说柔韧性好），使足跟能着地；此外，小腿前区使踝关节屈曲的肌肉也要足够强壮，以稳定胫骨相对于脚的位置。这是一个重要的概念：一侧的组织需要足够柔韧，而对侧组织需要足够强壮，才能保持体式。

小腿前区

　　小腿前区位于后区的对侧。前区的肌肉附着于足部顶部（足背）的多个位置。我们来看一块重要的前区肌肉——胫骨前肌（图 2.15）。它是最强壮的足部屈肌（足背屈肌）和足内翻肌。

　　胫骨前肌与外胫夹这种病症有关。外胫夹是包绕骨的结缔组织层（即骨膜）

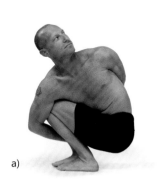

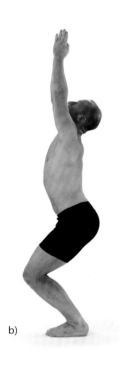

图 2.14　a) 套索扭转式；b) 幻椅式

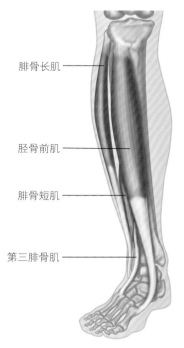

腓骨长肌

胫骨前肌

腓骨短肌

第三腓骨肌

图 2.15　小腿前面观

从骨上剥离后并发炎症所导致的疾病。胫骨前肌的过度使用或劳损会导致这一疾病的发生。

胫骨前肌的近端附着于胫骨外侧，覆盖着胫骨三分之二的部分。其远端附着在两块骨上，分别是内侧楔骨和第一跖骨近端，也可以说它附着在足弓的最高处。我们后面要讨论的一块外侧区的肌肉——腓骨长肌，也附着在此处。

胫骨前肌和腓骨长肌构成了足部的解剖学"箍筋结构"（图 2.16），它们是站立体式中保持身体平衡的关键。如果你试试单腿站立，就会注意到你的脚会通过不停地左右活动（而不是前后活动）来调整。这一"箍筋结构"对维持足弓的健康和适应能力至关重要。

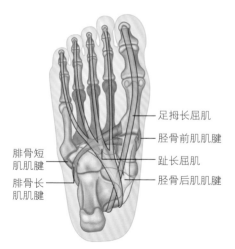

图 2.16 胫骨前肌和腓骨长肌的肌腱附着于同一块骨，构成了解剖学上的"箍筋结构"

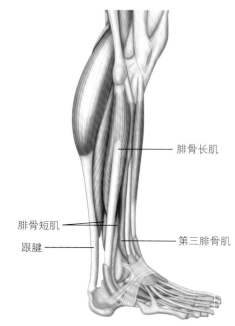

图 2.17 小腿外侧面观

小腿外侧区

小腿外侧区由三块肌肉组成（图2.17），它们统称为"腓骨肌"。腓骨长肌是腓骨肌中最大且最长的，附着于腓骨的顶部和侧面（即近端和外侧）。另外两块腓骨肌分别为腓骨短肌和第三腓骨肌（图 2.15）。

外侧区负责足部的外翻动作。我们不常做足外翻的动作，即便是在练习瑜伽的时候也不常做，但这个动作确实会出现，比如在行走和做平衡性动作时。此时，完成这个动作的相关组织对于维持足部的平衡是非常关键的。与此类似的是髋关节的外展肌（后文会讲到），尽管我们很少会做外展髋关节的动作，但这些外展肌也是非常重要的稳定肌群。

足弓的能量特性

正如树木扎根于大地，站立时我们的双脚也在做同样的事情。它们为上方的身体要完成的动作提供了一个稳定的基础。会阴收束法（也称为"根锁"）及其对立式收腹收束法（也称为"上扬能量法"）在我自身的瑜伽练习中始终是重要的概念。足部就是一个可以探究这两种概念的简单的微观世界。

观察一个脚印，其中的阴影区域，也就是印迹本身，便是脚与地面接触的地方。它是身体扎根于大地的位置，具有下行的根能量特性。足弓本身不接触地面，它被向上提起，具有上扬能量的特性。如果在某个体式中足弓塌陷了，那么整个体式的能量特性就都会受到破坏，脚上方的一切都将受到影响。足部和足弓的平衡（或平衡的缺失）能够提示我们脚上方正发生着什么。

如果足部根能量的收束特性太强（即没有足弓），那么这个体式就会带有无法抗拒的下沉感，或者看起来下沉趋势过强。当足部的根能量和上扬能量之间达成平衡时，我们的体式便能在下沉和上升之间达成平衡，便能悬浮在这两种能量之间。另外，足弓影响的不只是身体的能量特性，身体的物质特征也会发生变化。正如之前提到的那样，如果缺少足弓（足弓塌陷），我们的姿势就会出现胫骨扭转、膝关节内旋，髋关节也会发生变化，骨盆的位置也会随之改变。

学练结合

下文是将前面向大家介绍的概念和想法运用于实际的一些方法。这些方法有助于我们获得亲身体验，以更好地理解上文讲解的知识。

翘起脚趾

脱掉你的鞋和袜子并站好，然后翘起你的脚趾。你可能已经在瑜伽课上做过这个动作，但是这一次，你要去关注那三个描出了三个足弓轮廓的点：大脚趾基部，小脚趾基部，还有脚跟。你站着的时候这三个点上的受力是均衡的吗？你能感受到脚跟有明显的内、外侧之分吗？注意一下你的脚趾和脚跟分别感受到了多大的重量。你站着的时候主要是靠脚外缘还是脚内缘着地？你甚至可以试试前后或者左右晃动身体，感受重量从什么部位经过双脚比较舒适。

脱下你的袜子，把裤腿卷到膝盖以上，然后照照镜子；或者请几位朋友与你站成一排，让他们和你做同样的事。你能看出自己或他们的双脚、足弓和膝关节之间的关系吗（图 2.18）？其中一个部位如何对另一个部位产生影响？足弓和脚会一直向上影响到你的髋部姿势吗？再往上还会受到影响吗？

感受拉伸的效应

感受一下在膝关节伸展和屈曲时拉伸小腿后肌群有什么差别。在膝关节伸展时，你可能会觉得拉伸感更集中在浅层的腓肠肌上。而如果你蹲下后拉伸小腿，小腿可能没有拉伸感，但是比目鱼肌会限制你继续下蹲和拉伸小腿，也许你只感到跟腱部位有拉伸感。

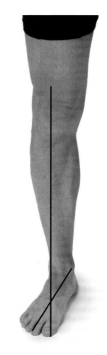

图 2.18　注意我的膝盖和脚所指方向的差异

在体式中感悟

进入战士一式，然后反复地翘起你的脚趾再放下，并注意脚上方发生了什么变化（闭上眼睛可能会有更清晰的感觉）。有没有感觉整个身体结构在随着脚趾的运动而反复上升、下沉？

观察足弓变化的影响

让我们来看一看足弓的变化会对姿势产生什么影响。同样进入战士一式，然后让前面那只脚的足弓降低。看看这会对同侧的膝关节产生什么影响，以及对该侧的髋关节又会产生什么影响。你可能会发现你的膝关节向内扣了一点。在膝关节内扣的同时，翘起你的脚趾。你能感觉到或者看到膝关节因此有向外侧移动的趋势吗？你也许会发现，翘起脚趾不仅影响了足弓，还改变了膝关节的姿势，并导致髋关节发生了移动。

足部的问题

下面我们来讨论四种常见的足部问题：足底筋膜炎、扁平足、拇外翻和踝关节疼痛。我们来看看这些问题的症状、成因和解决的办法。

足底筋膜炎

足底筋膜炎的典型症状是脚在一段时间未经使用之后，通常是在睡醒起床后，脚底产生剧烈的疼痛。比如，经过一夜的睡眠后，下床迈出第一步时感受到剧烈的疼痛，那种感觉就像脚底有一把尖刀一样。疼痛点通常位于足弓的深处或跟骨前部（图 2.19）。随着活动的增加，脚底的组织变得温热、柔软，疼痛常会消退。

停用一段时间后产生剧烈疼痛的这种症状是瘢痕组织造成的，瘢痕组织是身体在休息时（如夜间）形成的。也就是说，在你睡觉的时候，你的体内会形成瘢痕组织。这部分归因于足底筋膜发生了磨损，身体想要使伤口愈合。在夜间瘢痕组织形成时，用夹板来保持足底筋膜处于拉伸状态。这样一来，到了第二天早上，足底筋膜就不会再被撕裂了。这是治疗足底筋膜炎的方法之一。

病因

若干因素会导致足底筋膜炎。我们先看一下最初可能是什么原因导致了足底筋膜的紧张。导致这种紧张的一个非常普遍原因是小腿肌群的紧张，这些肌肉通过跟骨的结缔组织与足底筋膜相连。这就是为什么足底筋膜炎在跑步、自行车和动感单车爱好者当中非常常见。其他一些因素，如扁平足、双足不协调、

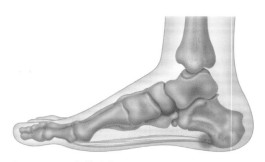

图 2.19　足底筋膜炎

足部过度旋前或旋后和肥胖都可能导致或加重足底筋膜炎。

应该怎么办?

首先，如果你觉得自己有足底筋膜炎，可以去看足科医生。另外，现在从网上就可以购买到种类繁多的工具（包括鞋垫、夹板和运动指南）来帮助你恢复。因为小腿后肌群的紧张通常会导致足底筋膜炎，所以医生通常会建议患者拉伸腓肠肌和比目鱼肌。

如果你已经在练习瑜伽了，那么你可以关注那些平衡踝关节周围张力的体式。拜日式是一个非常好的体式序列。你还可以运用下犬式、幻椅式和前屈式来维持腘绳肌、小腿后肌群和足底肌肉的长度。注意：跟骨骨刺常与足底筋膜炎的发生有关。不过，最新的研究表明，跟骨骨刺本身并不是导致疼痛的原因，而是足底筋膜的紧张导致结缔组织从跟骨上剥离而引发的并发症。

扁平足

在扁平足（图 2.20）中，缺失最明显的足弓是内侧纵弓，但另外两个足弓同样也是缺失的。这种问题是可遗传的。其成因可能是足骨的形状本身就有问题，也可能是连接足骨的韧带过于松弛，以至于不能维持足部的形状。不管是哪种原因，脚都会失去迈步时的弹性。换言之，脚不能像正常时那样，在承受重量时变平，然后回弹成拱起的形状。扁平足可能引起多种并发症。

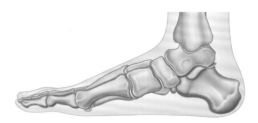

图 2.20　扁平足

想象一下如果双脚不能像健康的双脚那样吸收冲击力，那么它们将如何吸收我们的体重所产生的力。在这种情况下，冲击力基本上会被返回至身体，并且经膝关节、髋关节和脊柱向上传递。现有研究表明，扁平足和许多与足部相距很远的部位的问题（包括头痛）相关。

如果一个人本来有足弓，但后来足弓缺失了，这通常是创伤造成的。如果包绕在足和踝周围、帮助维持足弓完整性的组织存在不平衡，其结果就可能是足弓缺失。在这种情况下，物理疗法有可能帮助重建足弓。事实上，许多人通过练习瑜伽使自身的足部健康状况得到了显著改善。

我个人比较关注拜日式的基础体式序列，这些体式可以维持脚的健康。这种体式序列有不同的变式，但不管是哪一种，只要它包含了战士系列的体式，就都会让脚进行大范围的活动。前屈式既可以拉伸小腿，还可以拉伸腘绳肌。四柱支撑式会向脚趾施压，从而拉伸足底。上犬式可以拉伸足背，同时强化其对侧（即足底）的肌肉。下犬式也会拉伸小腿，同时如果你翘起脚趾，就可以增加足底的张力并强化小腿前部的肌肉。

如果把战士一式融入拜日式中（让后腿的脚跟着地），就会使踝关节内翻，拉伸并强化脚的内侧和外侧。

战士系列体式对足部特别有益，但其实所有的站立体式都会自然而然地利用脚周围的组织来参与体式。对后天缺失足弓、想要重建的人来说，这些体式可能足够了。但那些患有先天扁平足的人做这些练习，可能无法获得和那些后天丧失足弓的人一样的结果。

拇外翻

拇外翻是一种大脚趾的关节囊被牵拉，并在该部位长出胼胝（俗称"老茧"）的问题（图 2.21）。其表现是大脚趾内侧形成大的凸起，同时末端向外偏斜。

女性的发病率可能比男性要高 10 倍。遗传因素是致病因素之一。另外，关节和结缔组织较松弛的人更有可能发生拇外翻。但更主要的致病因素是女性穿的鞋，尖头、挤脚趾的高跟鞋是导致拇外翻的一个重要原因。如果一位爱穿高跟鞋的女性又具有患拇外翻的遗传倾向，那么她患病的可能性就会成倍地增加。

拇外翻有许多治疗方法，其中一些治疗方法的创伤性较大。与大多数疾病一样，越早进行干预和减缓病情发展，效果就越好。当大脚趾受到的压力导致骨骼位置不正时，软骨就会受到磨损，这会导致肿胀和发炎——这些都会引起疼痛，但没有单一的解决方案能够解决所有这些问题。

大部分患者发现尽可能保持关节处于活动状态对拇外翻是有帮助的。不要总想着该做或该避免什么姿势，而是要想着坚持运动双脚。每天至少要做一点运动。另外，患者是否不再做恶化病情的事情（比如不穿高跟鞋和挤脚趾的鞋）也是影响病情发展的因素。

踝关节疼痛

踝关节部位紧张的一个原因是存在结缔组织粘连。当你感觉踝关节外侧有大面积的灼热感或者疼痛时，这很可能就是组织粘连造成的。

很多人都扭伤过踝关节，有些人的扭伤经历比其他人更多。体操、赛跑、网球、足球或其他进行快速奔跑和变向动作的运动员都特别容易扭伤踝关节，而且有些运动员可能反复扭伤同一侧踝关节。每次踝关节被扭伤时，其外侧的韧带都会发生撕裂。身体对组织撕裂的自然反应是生成瘢痕组织。如果你让该侧踝关节完全休息，瘢痕组织可能会过度堆积并形成粘连，这会导致韧带变弱，

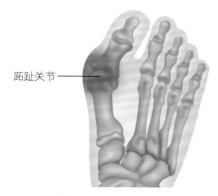

跖趾关节 ——

图 2.21　拇外翻

使踝关节容易再次被扭伤。

如果踝关节本身有问题，瑜伽中的莲花式可能会引起踝关节外侧的极度疼痛，这与这种体式中脚放置的位置和髋部的张力有关。如果你是这样的，那么你的踝关节可能存在组织粘连的问题。因为在莲花式中，脚处于内翻的状态，脚内侧受到压迫，而脚外侧被拉伸。你感受到的疼痛一般不是源自压迫，而是来自组织的拉伸。在这些组织被拉伸的同时，那些可能在运动损伤后及生长发育过程中形成的所有瘢痕组织同样会被拉伸。

在做莲花式时，脚的位置是非常重要的。但一个关键的限制因素是髋关节的灵活性。如果你的髋关节不够灵活，那么脚就不能放在正确的位置上，这样你就会对踝关节外侧施加更大的压力。企图把脚强行卡到正确的位置上是错误的做法。做莲花式时减轻踝关节疼痛的最好的方法是退一步，去做打开髋关节的练习。

提示：第 4 章会讨论髋关节。你可以阅读其中关于莲花式及其变式的部分，从而更详细地了解脚放置的具体位置。

第3章
膝

沿着身体向上，我们要讨论的下一个大关节是膝关节。股骨和胫骨——体内最长的两根骨，在此处对接，形成一个复杂的关节。膝关节疼痛和功能障碍几乎和背部疼痛一样常见。对这样一个要完成各种高难度动作的关节，我们一定要在瑜伽练习和日常生活中小心使用。

一个对膝关节要求较高的体式是莲花式（图3.1）。这是一个重要的瑜伽体式，许多人认为瑜伽的理想形象就是一个人坐成莲花式的样子。因此，莲花式常常成为评价一个人练习瑜伽情况的标尺。然而，如果一位意志坚决的初学者为了做出这个体式，而在这个过程中毁

了他的膝关节，那就是与真正的瑜伽练习最为相悖的做法。

以整体视角认识膝关节

膝关节与其下方的踝关节和上方的髋关节关系密切。腿部可以被视作一条运动链，这意味着构成腿部的这三个主要关节是相互联系的。站立，然后双膝屈曲，注意踝关节和髋关节如何通过移动来顺应膝关节的屈曲。当膝关节受伤时，另外两个关节常常会有一个或者全部出现某种程度的功能障碍（关节僵硬或无力，甚至旧伤复发）。作为腿部运动链的中央连接，膝关节负责引导腿部的运动，有像走路那样简单的运动，也有像高级瑜伽体式那样复杂的运动。

膝关节发挥着两个有些矛盾的功能。首先，它必须强壮，因为我们大部分的体重都要经过它。另外，它还必须足够灵活，以适应足和踝的形状或位置的变化。当我们行走时，膝关节还必须适应髋关节的变化。当这些关节之间的平衡被打破，力量与灵活性失调时，膝关节常常要受到额外的力。

我们在研究膝关节时可以做一项简单的观察，即观察它们的朝向。可以把膝盖骨（髌骨）看作汽车前灯，然后观察

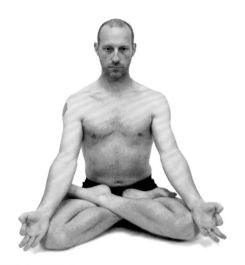

图3.1　莲花式

它们朝哪里"闪光"。不论是在山式、下犬式，还是在三角式中，膝关节都会向我们讲述一个"故事"。这个"故事"可能是关于膝关节本身的，但更可能是关于髋关节、踝关节或足部的，或者是关于它们全部的。正如我们在上一章中所述，身体下部的问题会对上部产生影响。因此，当足弓塌陷或者在莲花式中踝关节受到压迫时，膝关节就会受到影响。

下面我以自身为例来证明足部、踝关节、髋关节和膝关节之间的关系。有一次，我在踢足球时右股骨骨折了。这件事影响了我的身体右侧。我的双腿变得有一些不等长，你可以在我做头倒立式的照片里看出这一点（图 3.2）。这可能是我的右侧骨盆更为前倾导致的。我

更长的右腿可能导致了右脚的足弓变得扁平，或者也可能是后者导致了前者。这些问题出现的先后并不重要，我想说明的关键点是我的足弓、膝盖骨的朝向与该侧骨盆的倾斜之间有明显的关联。

仔细观察图 3.3，注意我的脚趾翘起前和脚趾翘起后，膝盖骨的朝向变化。当我翘起脚趾、让足弓抬高一些后，我的膝盖骨的朝向改变了。由此可见，膝关节能反映出与其相关的关节的姿势变化。这也是一个体现身体整体性的例子。单看膝关节本身，就像是盲人摸象，不能给我们全面的认识。想要获得全面的了解，我们必须注意有哪些因素在影响着它。这些因素不仅包括足部、踝关节和髋关节，还包括跨越这些关节的肌肉。

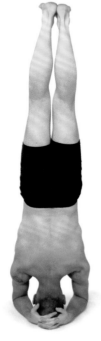

图 3.2　注意我的右脚比左脚高

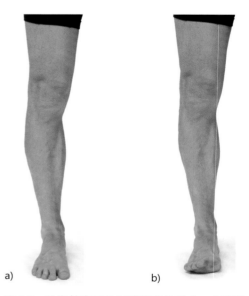

a)　　　　　　　　　　　b)

图 3.3　注意抬高足弓对膝关节的影响。a) 脚趾未翘起时；b) 脚趾翘起后

膝关节的结构

膝关节处有三块骨：股骨、胫骨和髌骨。膝关节在专业上叫作"胫股关节"，它是股骨的圆头和胫骨顶部相对平坦的表面之间的连接。这两块骨之间和周围还有半月板、交叉韧带、副韧带，它们共同支持膝关节的活动和稳定性（图3.4）。

骨的形状和角度是膝关节功能的影响因素。如果不仔细观察，我们常常不会注意到股骨的形状。

从股骨的顶部沿股骨干向下看，可以看到股骨头呈现出一个扭转的角度（图3.5）。股骨干微微向前凸（图3.6）。另外，离开与骨盆的接合处后，股骨急剧向内倾斜以迎合胫骨顶面（图3.7），使股骨颈与股骨干形成了一个约125°

的内倾角（颈干角）。颈干角是随着二足性（即用两只脚行走）进化而来的。它使双脚稳定于躯干下方更靠近身体中线的位置，从而有助于行走。也正是由于这一颈干角的存在，相比大猩猩而言，人类的股骨外侧踝承担了更多的重量，从而导致外侧髁在进化中变大，相应地，人类胫骨顶部外侧的凹陷也更深一些（图3.8）。

胫骨的顶面与胫骨干同样不是垂直的，也存在扭转角，以适应股骨头的扭转角并让脚处于合适的位置。不用说，股骨和胫骨接合的方式相当奇怪。事实上，两者的接合并不是最完美的。考虑到这个部位可能发生的扭转和所承受的力，可以想到，膝关节是一个容易出现问题的关节。

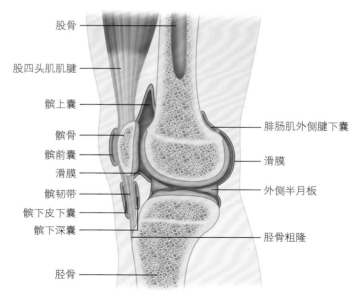

股骨

股四头肌肌腱

髌上囊

髌骨

髌前囊

滑膜

髌韧带

髌下皮下囊

髌下深囊

胫骨

腓肠肌外侧腱下囊

滑膜

外侧半月板

胫骨粗隆

图 3.4　膝关节（正中矢状面）

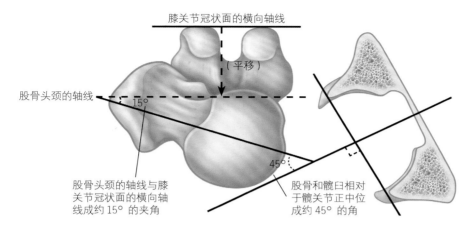

图 3.5　注意股骨头颈的轴线与膝关节冠状面的横向轴线角度的差异，这个差异就是股骨头的扭转角

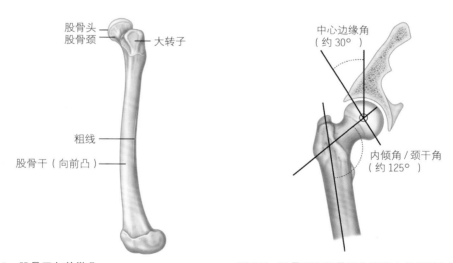

图 3.6　股骨干向前微凸

图 3.7　股骨颈和股骨干之间的夹角是可变的

髌骨

　　髌股关节是髌骨和股骨相接的部位（图 3.9），对于我们伸膝动作的发力是必需的。如果没有这块小小的髌骨，庞大的股四头肌即便有力量，也无法像现在这么容易地拉动胫骨。股四头肌粗大的肌腱包绕在髌骨的顶面和两侧，使其可

以发挥杠杆作用。髌骨使经过其上方的力的方向发生了改变，并增加股四头肌伸膝的杠杆臂。当股四头肌粗大的肌腱伸展膝关节时，髌骨还能通过改变自身的角度帮助减小摩擦力。想想我们每天要屈膝和伸膝多少次。如果没有这块小小的髌骨，当我们活动膝关节时肌腱就会与骨相摩擦，肌腱终将因为反复摩擦

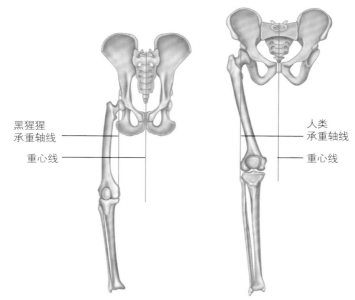

图 3.8　人类的腿骨不像其他灵长类那样竖直地位于髋关节的正下方。这使得我们身体的支撑点更靠近重心，并导致外侧髁适应性增大——这是通过行走演化出的特征

而磨损和撕裂。

　　髌骨的底面有软骨，所以它可以在股骨远端的凹槽上顺畅地滑动。髌骨底面的构造与股骨远端的隆起（内、外侧髁）之间的空隙相适应。髌骨的远端连接着粗大的髌韧带（也称作"髌腱"），它维持着髌骨的位置稳定。

髌骨损伤

　　髌骨软骨软化症是特发于髌骨的一种疾病（图 3.10）。该病可能是膝关节炎的前兆，而且总是和过度使用相关。该病患者的髌骨下软骨通常经受过某种创伤。对不同的人而言，"过度使用"的含义可能是不同的，这取决于其天生的软骨量（由遗传决定）。不管怎样，如果你已经患了该病，那么过量的活动都会加剧髌骨下软骨的磨损。

　　导致髌骨软骨软化症的另一个因素是我们活动膝关节时，膝关节相关组织

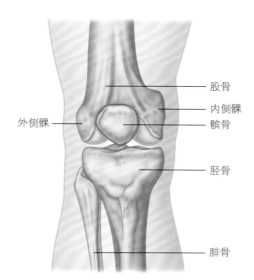

图 3.9　膝关节附近的骨骼（右腿前面观）

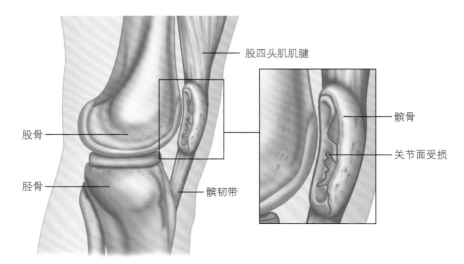

图 3.10　髌骨软骨软化症

的位置或状态。如果控制髌骨的组织（股四头肌）存在不平衡，那么髌骨所受到的压力将会增加。例如，如果内侧的股四头肌（即股内侧肌）相对于外侧的股四头肌（即股外侧肌）过度紧张，那么髌骨就会被牵拉向更内侧的位置。如果出现这种情况，髌骨内侧与股骨表面接触的部分所受的压力就会更大。股外侧肌过度紧张则会带来相反的影响。两种情况都会造成软骨的磨损。

髌骨软骨软化症的症状包括膝关节内部疼痛，以及长时间不活动或者长时间持续使用后的膝关节僵硬。当然还有其他许多因素可能导致膝关节疼痛。如果你有持续性的疼痛，请告诉医生。

膝关节的运动

膝关节的主要运动是屈曲和伸展，这两种运动可以为腿部提供动力，在我们跑步时将我们的身体向前推进，是我们的活动能力的基础。

膝关节还有另外两种运动，即在屈曲时发生内旋和外旋（图 3.11）。如果膝关节屈曲超过 10°，那么胫骨就可以相对股骨内旋或外旋。内旋和外旋这类复杂的膝关节旋转动作，使我们在打篮球、滑雪甚至体式练习中可以进行转体，是膝关节对足部、踝关节和髋关节的动作具备适应性的体现。不过，膝关节的这种旋转能力也是导致许多膝关节问题的原因。

膝关节的韧带

韧带使得关节可以运动，但也限制着关节的运动。在膝关节的外部和内部有四条主要的韧带（图 3.12）。关节的韧带处于松弛状态时，就会容许关节产生运动。而韧带被拉紧时，则会限制关节的运动。当腿处于标准解剖学姿势（即伸展位）时，膝关节的韧带会被拉紧。

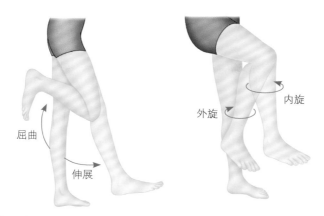

图 3.11 膝关节的运动

副韧带

膝关节两侧有两条主要的韧带，被称为"副韧带"。这两条韧带都连接着股骨和胫骨。其中一条在股骨和胫骨的内侧，被称为"内侧副韧带"。另一条位于膝关节的外侧，被称为"外侧副韧带"。

内侧副韧带附着于半月板，并且与关节囊融合。外侧副韧带的附着点则较为独立，不像内侧副韧带那样构成关节囊的一部分。

这两条韧带主要用于防止胫骨在股骨下方发生侧向（向内或向外）移动，因此它们能避免膝关节向内或向外扭转。

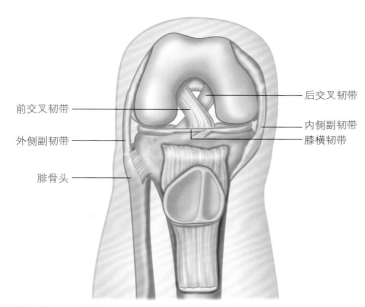

图 3.12 右膝关节屈曲 90°（前面观）

股骨本身是向内侧倾斜的，膝关节的内侧因此承受了更大的压力，内侧副韧带也因此比外侧副韧带更粗大。在日常活动中，内侧副韧带在抗压和维持稳定性方面都要做更多的工作。

由于副韧带有防止膝关节侧向活动的能力，因此它们能够帮助膝关节在前后运动时保持正确的位置。当屈膝时，它们还能阻止膝关节外旋。因此，在膝关节屈曲并外旋时，副韧带可能会受损，而且通常是外侧副韧带受损。这种损伤可能发生在莲花式和单腿绕头式这样的瑜伽体式中。

交叉韧带

从任何一个角度看，两条交叉韧带几乎都是交叉的。它们分别叫作"前交叉韧带"和"后交叉韧带"，位于膝关节内部，把股骨和胫骨紧紧地连接在一起。请看图3.13，你会发现前交叉韧带附着在胫骨前侧，另一端连接到股骨外侧髁

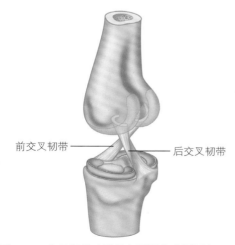

图 3.13　交叉韧带（股骨与胫骨分离视图）

的内侧。后交叉韧带附着于胫骨后侧和股骨内侧髁的外侧。

前交叉韧带主要限制以下两种运动。首先，它能阻止胫骨在股骨下方向前滑动（胫骨前移）。其次，它还能避免膝关节在屈曲状态下过度内旋或外旋。胫骨内旋时，前交叉韧带会被拉长，还可能缠住后交叉韧带，从而被拉得更紧（图3.14）。而胫骨外旋时，前交叉韧带在后交叉韧带的上方被拉长。当膝关节屈曲并内旋或者外旋时，前交叉韧带都有可能撕裂。

前交叉韧带撕裂的情况最常见于膝关节屈曲并且内旋时。在滑雪运动中，这条韧带撕裂是很常见的。滑雪动作本身并不危险，危险的是滑雪者在快要撞到他人或者什么东西的时候进行紧急制动。滑过雪的人都知道，滑雪时要微屈双膝，也都训练过在减速或制动时要让两块滑雪板前端相对。这个制动的动作就是膝关节在屈曲状态下的内旋。如果你突然做这个动作，而恰好有一块滑雪板向内旋转的幅度比你希望的大，并且你的身体还在继续向前运动，那么膝关节就会大幅度内旋。这时你就可能会出现前交叉韧带撕裂。

后交叉韧带的附着点在前交叉韧带附着点的对侧。其主要作用是限制胫骨在股骨下方向后滑动。在膝关节伸直时，后交叉韧带几乎不会给胫骨留下活动的余地，它是维持膝关节伸展的主要力量。它对膝关节旋转动作的限制很小。也许这就是为什么这条韧带的损伤不如前交

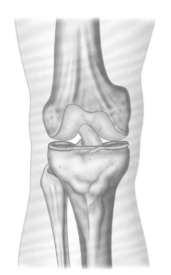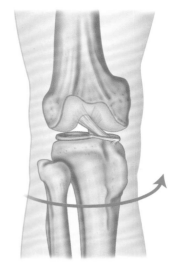

图 3.14　小腿内旋时，前交叉韧带被拉长或受到后交叉韧带的阻挡

叉韧带损伤那么常见。在后交叉韧带受损的病例中，导致损伤的动作通常包括某种过度伸展。比如，如果你踩空了一级台阶，膝关节向后猛扣，这可能就会伤到后交叉韧带。

韧带撕裂

让我们讨论一下膝关节的韧带发生功能障碍时会出现什么情况。韧带撕裂不总是像我们想象的那样，很多人会觉得韧带撕裂意味着韧带被撕成了两半。虽然这种情况是可能发生的，但这需要非常暴力的动作或者其他严重的伤害才会导致。

组织的撕裂可以分为不同的等级。这些分级适用于韧带、肌腱和肌肉。韧带完全撕裂的情况属于 3 级撕裂，会伴有极度的疼痛、灼热感和迅速的肿胀。1 级撕裂最常见。这种损伤也会引起疼痛，

但是通常不伴有灼热感或肿胀。一般来说，患者只是会感觉到痛，在做某些动作时疼痛会加剧，这取决于哪条韧带被撕裂了。2 级撕裂会使患者感到更严重的疼痛，会导致灼热感和肿胀。同样，某些动作会加剧疼痛。

接下来我们要了解一下韧带的结构，以更好地理解韧带撕裂时发生了什么。深入观察一条韧带时，我们会看到胶原分子（蛋白质）。这些分子与邻近的分子相互连接，形成一种类似弹簧的螺旋结构。韧带是众多螺旋结构的组合。如果你把一个弹簧拉长，在你松开手之后，它们会恢复到正常的状态。健康的韧带也以同样的方式工作，它们具有一定的弹性。

但是，假如你把弹簧拉开太多，也就是过度拉长，会发生什么？当它回弹时，其中一些轴线之间就会留下空隙，

它将不能完全恢复原本的形状和张力。这就是韧带（或其他组织）发生 1 级或 2 级撕裂时所出现的情况。蛋白质螺旋被拉开太远，以至于不能回到正常形态。因此，这块组织就会丧失部分张力。如果是膝关节处出现了这个问题，那么骨骼间的稳定性就可能丧失。如果你做了磁共振检查，医生说你的前交叉韧带撕裂了 50%，那么他实际上是说你的韧带稳定关节的能力降低了 50%。

这种稳定性的丧失有很大的影响，特别是对前交叉韧带而言。前交叉韧带使胫骨顶部和股骨底部紧靠在一起。当它被撕裂或过度拉伸时，膝关节可能会晃动，丧失部分固有的强度和稳定性。关节周围的肌肉可能需要对此做出代偿，这取决于撕裂的严重程度和患者的活动水平（图 3.15）。

前交叉韧带撕裂后，如果非手术强化练习的恢复效果不佳，可以进行手术

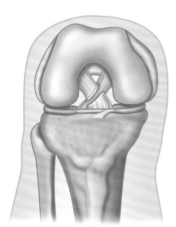

图 3.15　前交叉韧带撕裂。一旦其内部的纤维被拉伸的幅度超过可恢复的临界点，韧带就会发生撕裂

治疗。医生会取一块韧带（来自患者身体的其他部位或来自他人），将这条"新"韧带的两端连接到原先受损韧带所附着的骨骼部位，使之成为"新"的前交叉韧带，从而恢复膝关节的稳定性。如果你觉得自己的前交叉韧带撕裂了，应当去看医生，而不要进行自我诊断。

半月板

半月板是位于胫骨平台[1]上的两块半圆形软骨，膝关节两侧各有一块，即内侧半月板和外侧半月板。每个半月板都有两个角：前角和后角，它们是指半月板弯向胫骨中心的两个端部（图 3.16）。

半月板有如下几个功能。首先，由于其形态特点，半月板形成了一个深凹的杯状结构，使股骨凸起的端部（外侧髁和内侧髁）能够接合胫骨相对平坦的平台，使膝关节具有稳定性。其次，半月板是可以移动的，它们充当着膝关节的减震器。最后，半月板还能辅助膝关节的功能性运动，如屈曲、伸展和旋转。

半月板不是完全固定的，它们可以根据膝关节的活动而移动和变形。每当膝关节屈曲时，位于胫骨顶部的半月板都必须向后滑动或者说被向后挤压，以使股骨髁（外侧髁和内侧髁）保持在恰当的位置上。伸膝时则相反，半月板会向前滑动或被挤向前方。膝关节的旋转也会迫使半月板根据旋转的方向而发生

1　胫骨平台指胫骨顶部与股骨下端接触的面。

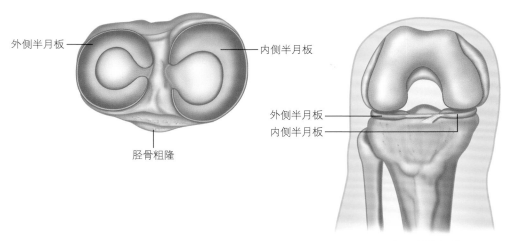

图 3.16　位于股骨和胫骨之间的半月板

移动。

　　看似简单的屈膝和伸膝动作并不是真的那么简单。假使我们把膝关节简单地视作像铰链一样的结构，那么当它屈曲时，关节前侧就会出现巨大的间隙，如同开门时所看到的。假使股骨只是在胫骨顶面前后滚动，那么它将会从胫骨前面或后面滚落下来。实际上，股骨髁会同时进行滑动和滚动这两种运动，这使得膝关节在屈和伸时发生着受控的运动（图 3.17）。

　　当膝关节屈曲时，股骨髁会沿着半月板形成的斜坡向上滚动。因为这个斜坡以及关节内部的其他所有结构都很光

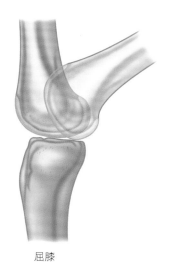

屈膝

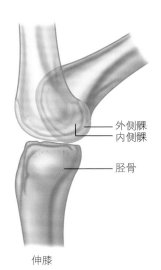

伸膝

图 3.17　屈膝和伸膝时股骨在胫骨上方的运动

滑，所以股骨同时又会向下滑动。换句话说，股骨髁的运动是被动的。膝关节的运动迫使股骨髁与半月板进行相互作用。半月板需要适应这种相互作用。当它们的相互作用出现问题时，我们的麻烦就来了。

半月板损伤

膝关节在运动时产生的挤压、移动或两者的共同作用可导致半月板发生磨损或撕裂。这类损伤常常伴有一定程度的炎症和疼痛。在损伤发生的一刹那，我们可能会听到"咔吧"或"啪"的声响。半月板可能会发生多种撕裂，比如桶柄状撕裂、鸟嘴样撕裂或放射状撕裂。

导致半月板撕裂的最常见的动作之一就是膝关节在完全屈曲时旋转。这听起来是不是很熟悉？这正是莲花式要求做的动作。但你可别马上跑到大街上去叫嚷："练习莲花式会撕裂半月板！"如果你的身体做足了准备工作，就不会发生这样的事。但如果在身体做好准备之前你就想要做莲花式，危险性就会上升。其他容易导致半月板损伤的动作包括突然蹲下或从蹲姿迅速站起等膝关节进行非常快速的运动时。

在两块半月板中，大部分情况是内侧半月板发生撕裂。内侧半月板和外侧半月板存在一些明显的差别。与外侧半月板相比，内侧半月板更大，且中央区域的开口更大。与之相比，外侧半月板则近乎闭合成一个完整的圆形。事实表明，外侧半月板对膝关节旋转动作的适应能力更强一些，而内侧半月板被股骨髁卡住和挤压的可能性更大。内侧半月板后部是最容易发生撕裂的部位之一（图 3.18）。

半月板撕裂能愈合吗？

半月板撕裂的位置很大程度上决定了它是能自行愈合还是需要治疗。从图 3.19 中你可以发现，半月板分为外、中、

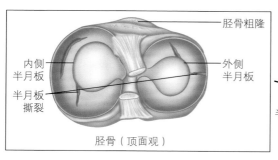

图 3.18　半月板损伤

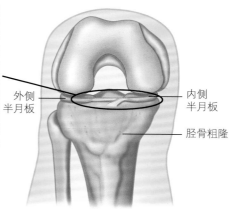

膝关节屈曲位（前面观）

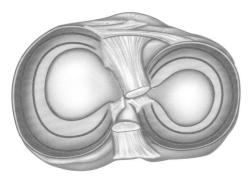

图 3.19　半月板外层存在血液供应，具有愈合的潜能

内三层。半月板的最外层由疏松的纤维性结缔组织构成，这层组织中有血液供应。由于这一原因，最外层的撕裂如果不是特别严重，通常可以自行愈合。构成中层和内层的更致密的结缔组织的血供很少。事实上，人们认为中层的大部分和内层是没有血液供应的，因此，损伤愈合所需要的营养成分几乎不能被输送到这些区域。半月板内侧三分之二的部分在发生撕裂后不太可能自行愈合。

随着时间的推移，半月板上小的撕裂会变大、脱落，并在膝关节内游走。这部分解释了为什么半月板撕裂的常见症状有疼痛、"咔吧"声，甚至发生膝关节交锁。如果置之不理，撕裂通常会加剧；膝关节的持续活动会带来新的问题，比如股骨下端软骨面的不规则磨损。长远看，这会成为诱发关节炎的原因之一。

膝关节周围的肌肉

跨越膝关节的肌肉主要有股四头肌、腘绳肌、髂胫束和腓肠肌。这些肌肉大部分跨过两个主要关节——要么是膝关节和髋关节，要么是膝关节和踝关节。

股四头肌位于大腿前部，是身体最大的肌群之一。其"四个头"分别是股外侧肌（位于外侧）、股内侧肌（位于内侧）、股中间肌（位于中间）和股直肌（位于顶部）（图 3.20）。前三块肌肉只跨过膝关节（而不跨过髋关节），它们起到伸展膝关节的作用。这一简单的动作是行走和跑步所必需的。股直肌跨过两个关节，即膝关节和髋关节，它起到伸展膝关节和辅助屈髋（如在站立时将腿向前方抬起）的作用。这四块肌肉汇集在一起并附着于髌骨上，然后通过一条韧带（即髌腱）附着于胫骨顶部。

大腿背部的腘绳肌同样影响着膝关节。它们与股四头肌保持着平衡。当股四头肌收缩、膝关节伸直时，腘绳肌会变长。如果腘绳肌缩短，那么股四头肌就会拉长。

腘绳肌由三块肌肉组成，分别是股二头肌、半腱肌和半膜肌。我不会过多关注这些名词，而是更多关注它们的功能。这三块肌肉都跨过膝关节和髋关节，并且完成与股四头肌相反的动作。它们可以屈膝和伸髋（如果你在站立时把一条小腿向后弯，同时大腿也向后弯，就能感受到腘绳肌发力）。

腘绳肌还能在屈膝状态下旋转胫骨。你很容易在自己身上感受到这一作用。将你的手放在腘绳肌（大腿后部）上，同时屈膝大约 90°。此时旋转小腿，你应当能感受到手掌处张力的变化（图 3.21）。腘绳肌有两条肌腱附着于胫骨内

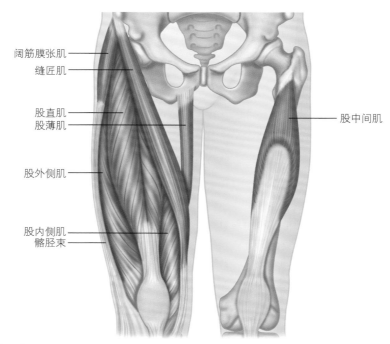

图 3.20　膝关节周围的肌肉

阔筋膜张肌
缝匠肌
股直肌
股薄肌
股中间肌
股外侧肌
股内侧肌
髂胫束

侧，还有一条附着于胫骨外侧。试着把肌腱想象成绳索。当被内侧的肌腱牵拉时，胫骨就会向内旋转；而被外侧的"绳索"牵拉时，胫骨就会向外旋转。

髂胫束

　　髂胫束（或称"髂胫带"）是位于大腿外侧的筋膜。它的名称说明了它附着的位置。髂胫束的上部附着于髂骨（构成骨盆的骨），下部附着于小腿的胫骨。它通过阔筋膜张肌附着于髂骨上。从阔筋膜张肌的名称，我们能看出这块肌肉的作用是筋膜的张肌，而髂胫束正是大腿外侧的筋膜。除了通过阔筋膜张肌附

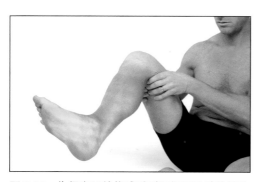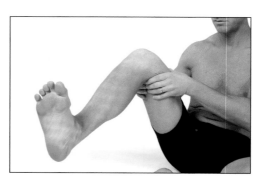

图 3.21　你很容易就能感受到腘绳肌肌腱的活动

着于髂骨外，髂胫束还附着于臀大肌和臀中肌上。它沿着腿部外侧，在股外侧肌的顶部向下走行，并跨过膝关节，最终附着于胫骨外侧（图 3.22）。

髂胫束通常被视为稳定膝关节的组织。髂胫束松弛可能会导致跑步时关节不稳。跑步或骑行时，髂胫束需要被拉紧以支撑膝关节；但如果使用过度，髂胫束可能会与下方的股外侧肌发生粘连。这种问题会出现在跑步、骑行和其他运动爱好者身上，引发许多可能影响髋关节和膝关节功能的张力性问题。与跑步、骑车等运动相反，莲花式这样的瑜伽体式需要髂胫束松弛一些，髂胫束紧绷可能会导致在做莲花式等体式时膝关节疼痛。由此我们可以想到，如果某人的髂胫束紧张，单纯通过练习瑜伽体式来进

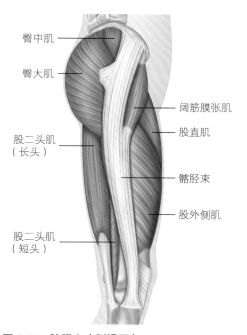

臀中肌

臀大肌

股二头肌
（长头）

阔筋膜张肌

股直肌

髂胫束

股外侧肌

股二头肌
（短头）

图 3.22　髂胫束（侧视图）

行拉伸放松，可能会导致其在进行跑步等活动时又遇到膝关节不稳的麻烦。但这也并不意味着我们需要让自己的髂胫束变得很紧张。我们需要在这之中取得平衡，并且这与你想要从事的活动有关。

学练结合

我们常常听到这样的建议：在弯腰抬重物时要屈膝。这么做有助于将腰部承受的重量分散到腿部。同样的思路也适用于进入或退出瑜伽的站位体式时。在站位前屈式、三角式，以及其他某些类似的站位体式中，屈膝都可以把重量分散到腿部。

分别试试在直腿状态和屈膝状态下进入和退出一些站位体式，比较两者之间的区别。对骶髂关节、腰部或膝关节存在问题的练习者而言，屈膝对在不同体式间进行转换极其有帮助。但是，一旦你已经做出了最终的体式，那么就应该试着伸直膝关节。

膝关节能够提示它周边的关节和其他结构正处于什么状态。你可以做一个简单的下犬式，然后看看你的膝盖的朝向。微微屈膝，然后看看膝盖是朝向正前方，还是朝向内侧或外侧。更好的做法是翘起脚趾，看看这会对你的膝盖产生什么影响。

再试试这样做：双脚分开做一个简单的三角式，不过在上半身屈曲、将要做出这个体式前，先注意膝盖将要朝向哪个方向。它们很有可能会朝向内侧。这时如果稍稍屈膝，你会发现髋关节被

打开了，这样膝盖便能指向正前方了。

做莲花式时膝关节疼痛

在一次教学班上，我问到有关膝关节疼痛的问题。在所有做莲花式的这类动作（腿部屈曲并旋转）时出现膝关节疼痛的人当中，大约 80% 的人表示他们是膝关节内侧疼痛，而 10% ~ 15% 的人为膝关节外侧疼痛，其余的人是沿膝关节中线或膝盖骨（髌骨）周围疼痛。这三个区域的疼痛反映了膝关节受到的不同的压力。

当腿摆成半莲花式或全莲花式的动作时，最常出现膝关节内侧疼痛。在对我的观察结果进行统计之后，我提出了一个工作假说：导致膝关节内侧疼痛最常见的原因是内侧半月板受到压迫。我的意思并不是所有膝关节内侧疼痛全都归咎于半月板，也并不是说，如果你在做半莲花式或全莲花式时感觉膝关节内侧疼痛，就一定意味着你的半月板已经撕裂了，你可能只是刺激到了它。这一部位还有其他结构会发炎或受到刺激，引发膝关节内侧的疼痛，例如，内侧副韧带和跨过膝关节内侧的各种肌肉，甚至是关节囊本身，都有可能受到压迫和刺激。

我之所以首先怀疑内侧半月板受压是膝关节内侧疼痛的病因，依据之一是我曾经听过许多有膝关节内侧疼痛的人的经历。他们在做莲花式时听到了"啪"声，在这之后，膝关节后侧出现肿胀，有时还会听到有规律的"咔吧"声。有的人在最初出现"啪"声后，膝关节还

会发生间歇性的交锁。所有这些都是半月板撕裂的典型症状。为了确认半月板是否撕裂，最好的方式就是去看医生，并进行磁共振成像检查。

我的假说的另一个依据是做莲花式时，如果屈膝和胫骨内旋这两个动作同时发生，大部分的压力就会施加到内侧半月板上。在莲花式中，股骨和胫骨都需要外旋。如果只是胫骨的外旋的能力不足，那么髋关节的外旋还可以进行弥补。但是，如果胫骨和股骨外旋的能力都不足，那么胫骨内旋的幅度就会过大，这会给内侧半月板施加压力。如果这时还要屈膝，那么内侧半月板将承受更大的压力。另外，我们可以想到，如果髋关节紧绷，不能充分外旋，膝关节也会承受着较大的压力。

有两种方式可以应对这一问题。其一是即时的反应：一旦感到疼痛，就把一只手放到大腿上靠近膝盖的位置，另一只手放到小腿肚上。试着用手帮助股骨和胫骨都外旋，如同要通过这样做来让两块骨的端部之间产生空隙（图3.23）。你还可以用瑜伽砖或瑜伽枕把膝部垫高（图 3.24），看看能不能减轻压力或疼痛，这个抬高膝部的方法对缓解膝关节各个位置的疼痛都可能有帮助。其二，长期的解决办法是拉伸限制髋关节外旋的组织（关于拉伸髋关节周围肌肉的具体练习方法，见第 4 章）。

如果你是膝关节外侧疼痛，那么将胫骨和股骨同时向内旋转通常能够减轻疼痛（图 3.25，这与膝关节内侧疼痛时

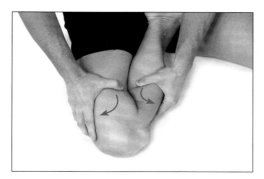

图 3.23　帮助大腿和小腿外旋通常能减轻膝关节内侧的压力

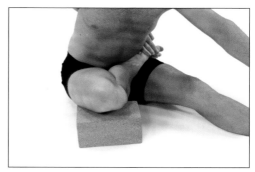

图 3.24　不论压力在膝部的什么位置，抬高膝部通常都能减缓压力

的做法相反）。据我了解，有这个问题的人中很多目前或者曾经是跑步或者自行车爱好者。对此，我提出的工作假说是：紧绷的髂胫束是罪魁祸首。当然也有例外情况，但这是一个好的出发点。紧绷的髂胫束似乎会使旋转的力施加到膝关节上。我之所以假定这种力在本质上是旋转力，是因为当我帮他们将胫骨和股骨内旋后，他们的疼痛就减轻或消失了。另一种方法还是抬高膝盖并用瑜伽砖或瑜伽枕支撑。在莲花式这样的体式中，这个做法几乎总能够减轻膝关节任何部位的疼痛。然而，如果希望长期解决问

题，仍然需要消除髋关节的紧张，并着重处理那些导致髂胫束张力过高的肌肉。记住，髂胫束的强度和灵活性需要取到平衡，尤其是对跑步者和骑行者而言。

如果疼痛贯穿膝关节中线，我通常会首先关注股四头肌。这一肌群牢牢地包裹在髌骨四周，并最终附着到胫骨粗隆上，它们与膝关节的功能（特别是伸膝）紧密相关。当股四头肌出现功能障碍时，膝关节就会缺乏灵活性或力量。为了弄清楚问题的成因和治疗方法，还是需要对个体进行实际的评估。另外，膝关节中线和髌骨周边也可能出现其他一些问题，包括关节炎以及髌骨下方瘢痕组织的形成。

贯穿膝关节中央的疼痛通常出现在坐英雄式中。绝大多数股四头肌紧张的人在练习这个体式时，都会感受到一种贯穿膝关节中线的压力或疼痛。如果你确实存在这样的问题，那么就把骨盆用支撑物垫高，以减小膝关节的屈曲程度。

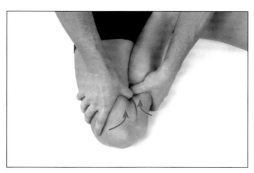

图 3.25　帮助大腿和小腿内旋通常有助于减轻膝关节外侧的压力

膝关节过伸

膝关节过伸是指膝关节过度伸展。这通常是天生的，也就是说，有的人由于骨本身的形状而容易做出这样的姿势。对过伸状态下的膝关节，它维持位置所需的肌肉力量相对较小，这导致关节周围的支持性张力减小或"张拉整体性"缺失，进一步导致膝关节的适应能力被削弱。膝关节失去了对来自上方和下方的变化做出响应的重要能力。此外，这种姿势使后交叉韧带和腘绳肌承受了来自骨的压迫和张力。

在研究膝关节时，我关注的是膝关节在运动过程中产生适应和变化的能力（或能力的缺失）。当我看到有人像机器人一样活动他的腿时，我就会让他把膝关节放松一些，这样可以让相关肌肉发力，重新恢复膝关节的"张拉整体性"；这样还能帮助调整股骨和胫骨的相对位置。反过来，如果有人在保持静态时膝关节太软了（即始终屈膝），我通常会让他把膝关节伸展一些，从而让股四头肌发力，以保持更稳定的膝关节姿势。

即便没有膝关节过伸的问题，你也能很容易地看到膝关节的轻度屈曲如何帮助胫骨和股骨重新调整位置关系。让我们以三角式为例。在开始做三角式时，需要把一条腿伸展，并把身体下压以贴近这条腿，这时你常常会发现这条腿是内旋的。只要看一看你的膝关节，注意它的朝向，就能发现这一点：膝关节在这种情况下会朝向内侧。不过，如果你稍稍屈膝，就会发现它变为朝向正前方了，这样股骨、胫骨和膝关节都能顺应你所做的动作。

髋关节就是骨盆两侧与股骨顶端的球部（即股骨头）的接合处。骨盆上的接合处呈一个较大的凹陷，称作"髋臼"。这一球臼造型的完美接合，使髋关节成为一个强大的关节（图 4.1）。它既具备良好的稳定性，又有很强的活动性。在行走和跑步时，髋关节能产生巨大的力量，推动身体不断前进。在直立时，髋关节支撑着包括脊柱在内的上半身。

仔细观察髋臼，你会注意到它内部的上侧像一个吊顶结构。股骨头接触的是突出的部分。髋臼周缘覆盖的软骨称作"髋臼唇"。这块软骨可以加深髋臼，使股骨与骨盆之间的连接更为稳固。它的作用很像膝关节中的半月板。髋臼唇可能会撕裂，但不是特别常见，除非你是一名舞蹈演员或体操运动员。髋臼唇撕裂通常伴随着髋关节疼痛和咔吧声，与半月板撕裂时的症状相似。

髋关节的运动

髋关节潜在的可活动范围非常大。如图 4.2 所示，它可以向前和向后运动，也就是我们所说的屈曲和伸展；它可以侧向运动，我们称之为外展和内收；它还可以向内和向外旋转，即内旋和外旋。但是，这些运动也会受到约束或限制。

想要了解是什么在限制髋关节的运动，除了考虑内聚性经历，我们还要了解这一关节周围的软组织及其骨骼结构本身。它们也可能限制我们将关节的运动潜力发挥到极致。

髋关节的韧带

髋关节的韧带相当强健和致密。它们位于关节囊外部，并与其结合在一起。如图 4.3 所示，这些韧带中有两条位于髋关节前侧（分别是髂股韧带和耻股韧带），另一条位于髋关节后侧（即坐股韧带）。髋关节的每一个动作都会受限于这三条韧带中的至少一条，这些韧带和关节囊一起使髋部具备了令人难以置信

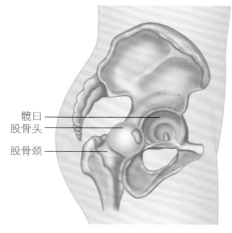

髋臼
股骨头
股骨颈

图 4.1　髋关节

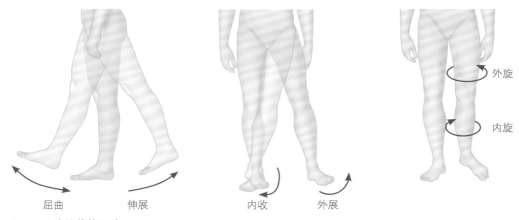

图 4.2　髋关节的运动

屈曲　　　伸展　　　　　内收　　　外展　　　　　外旋　　内旋

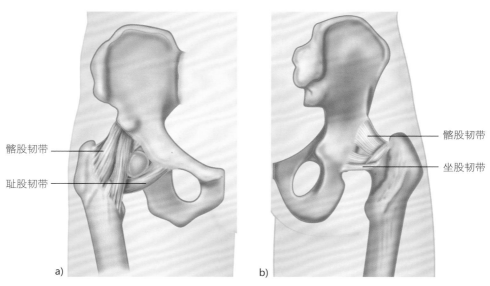

髂股韧带

耻股韧带

髂股韧带

坐股韧带

a)　　　　　　　　　　　　　b)

图 4.3　髋关节周围的韧带。a) 右腿前面观；b) 右腿后面观

的稳定性，支撑着我们大约三分之二的体重！这个关节太稳固了，以至于髋部脱臼非常罕见。即便是在极端的外力作用下，髋关节也只会发生小的分离（即将股骨头拉离骨盆而在关节面之间形成间隙）。

骨的形状和角度

骨的形状和角度有时会限制我们做出某个瑜伽体式。例如，在肘关节处，当骨与骨相互"碰撞"时，你很容易明白这就是关节活动度的极限。而在髋关节处，骨骼之间的压迫对关节活动度的极限的影响就没有那么明显了。根据我的了解，在做前屈式时，想要明确髋关节的骨骼之间是否发生了碰撞的唯一方法，就是在做这个体式的同时拍个 X 线片。

话虽如此，我们还是来了解一些髋关节处骨骼的角度，我们先来看髋臼的两个角。髋臼的第一个角用于衡量髋臼的朝向（是否更向外，或更向下），这个角被称作"中心边缘角"（图 4.4）。男性和女性的骨盆虽然存在差异，但这个角度颇为接近，平均值都是 38°，变化范围均为 22° ~ 42°。

髋臼的第二个角是前倾角，用于衡量髋臼偏向前方的程度（图 4.5）。男性这一角度平均为 18.5°，而女性则为 21.5°。这一角度的增大通常伴随着关节稳定性的下降。不过对瑜伽练习者而言，更大的髋臼前倾角可以使髋关节的活动度更大。

股骨的两个角度在上一章介绍过。

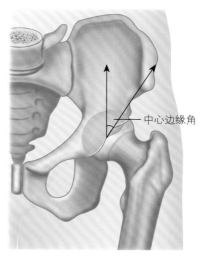

图 4.4　中心边缘角

其中之一是股骨内倾角（颈干角），即股骨干和股骨颈之间的夹角（图 4.6）。在婴儿阶段，这个角大约为 150°；至成年时，它会减小到 125° 左右；而老年人的则一般会减小到 120°。同样，这个角度在不同人之间和两性之间也存在差异——由于女性的骨盆较宽，女性的这一角度通常比男性要小。

另一个角度是股骨头的扭转角。如

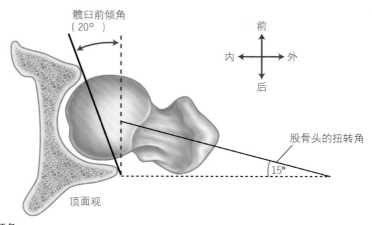

图 4.5　髋臼前倾角

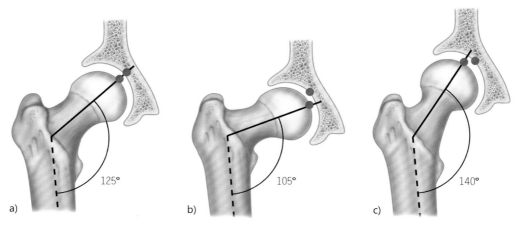

图 4.6　股骨的内倾角（颈干角）。a) 正常情况；b) 髋内翻；c) 髋外翻

果我们把一根股骨平放在桌面上，在它旁边跪下来看，使视线与其长轴平齐，那么我们通常会发现股骨头立起来一个角度，这就是扭转角。这个角度同样也会随着年龄的增加而变化。新生儿股骨头的扭转角约为 40°，在一个人停止生长发育前这个角每年大约减小 1.5°。成年人中，这一角度的平均值为 10° ~ 15°，但不同人的具体值可以为 7° ~ 30° 不等。其个体差异竟然如此之大（图 4.7）！

我们需要关注的有关股骨的最后一个数据是股骨颈的长度。我没有找到关

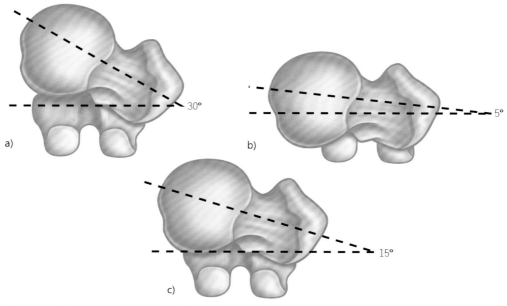

图 4.7　股骨头的扭转角。a) 向前扭转；b) 向后扭转；c) 正常情况

于股骨颈平均长度的确切数据，但可以肯定的是不同的人之间这一长度是存在差异的。你可能因此会说，股骨颈长度的不同会使髋关节外展和内收时，股骨大转子撞击到骨盆的时间因人而异。然而，有些人的股骨颈上会有一个凹痕，叫作"髂骨压迹"，它可容许更大程度的屈髋。

另外，髋关节有两种典型的构型，即 1 型和 2 型，它们代表了个体差异性的极端情况。在 1 型中，股骨头更为饱满，几乎呈一个完全的球形，这导致了更大的内倾角和扭转角；另外，股骨干通常更纤细，骨盆通常较小，这种髋关节的构型见证了更大的关节活动度和更快的运动速度。在 2 型中，骨骼的角度和大小的情况则相反：股骨头更接近一个半球形，内倾角和扭转角都较小；股骨干更为粗壮，骨盆也更大、更宽，这种构型的关节活动度减小了，但是关节更为有力。这一类型被认为是更强有力的构型。

如果我们观察摆成一排的股骨，看看这两种构型的不同表现，以及介于两者之间的那些构型，个体差异就会比较明显地体现出来。我们应该会问"这个人多大年纪？""他们是男性还是女性？""他们在童年参加过哪些运动？""他们来自什么文化？"等。我们应该去思考他们的内聚性经历。

考虑到骨骼的形状和角度间的个体差异，不是每个人在做一个特定的体式时看上去都是一样的。想要让所有人做一样的动作是徒劳的——更不要说这已经完全背离了瑜伽的真谛。

髋关节周围的肌肉

髋关节是一个多轴关节，这意味着它可以绕着多条轴线活动。它不仅能屈曲、伸展、内收、外展和旋转，而且由于其具有球臼的造型，它还可以绕任何轴线完成居于这些基本运动之间的运动。考虑到该关节能够向这么多不同的方向运动，它的周围还必须具有能够把股骨向这些方向拉动的肌肉。髋关节周围的肌肉从各个角度附着在髋关节上，使关节能够有效地运动。如果这些肌肉中任何一块变得紧绷了，关节的活动度就会受到限制。

我们可以用多种方式来描述这些肌肉并将它们分组。我们可以根据位置（前、后、外或内）来描述它们，也可以根据功能对它们进行分类（外展肌、内收肌、屈肌、伸肌、内旋肌或外旋肌）。我们还可以把它们分成肌群（臀肌、内收肌、股四头肌或腘绳肌）来讨论。因为内容复杂，而我们又不希望遗漏髋关节周围的任何一块肌肉，所以我们将组合使用这些描述，内容出现重叠时我会向大家说明。

股四头肌

如上一章中介绍过的，股四头肌位于大腿前侧，这个肌群中的四块肌肉的远端都附着在相同的位置，即髌骨下方的大凸起（胫骨粗隆）处，但它们的近端并不附着在同一位置上。如图 4.8 所示，股内侧肌、股外侧肌和股中间肌仅附着于股骨上，它们的功能是伸膝。股直肌的近端并不附着于股骨上，而是附着在骨盆前侧一个叫作"髂前下棘"的小隆起处。这是一个很大的区别。股直肌不仅能像前三块肌肉那样使膝关节产生运动，而且还能使髋关节产生运动。另外，它还能拉动骨盆使之前倾。股直肌是一块双关节肌，它跨过了膝关节和髋关节。对双关节肌而言，其中一个关节的姿势会影响肌肉张力的大小，从而影响另一个关节的活动能力。

　　股四头肌会限制好几种瑜伽体式。它们会使我们无法完全屈膝，限制我们做出坐英雄式。在某些后弯的体式中，股四头肌会限制我们将骨盆后倾。

腘绳肌

　　腘绳肌的拉丁名"ischiotibialis group"可以译为"坐胫肌群"，该名称完美地体现出这一肌群附着于坐骨和胫骨的特点。和股四头肌一样，腘绳肌也是双关节肌，因此一个关节的姿势会影响肌肉的张力，进而影响肌肉另一端所跨过的关节。

　　腘绳肌中的股二头肌的近端附着于坐骨（坐骨结节），远端与这一肌群中的另外两块肌肉（半腱肌、半膜肌）一起跨过膝关节。半膜肌和半腱肌附着于膝关节内侧。股二头肌附着于膝关节外侧、腓骨的顶端（图 4.9）。

　　腘绳肌有两项主要功能：一是通过将腿部向后牵拉来伸展髋关节，二是可

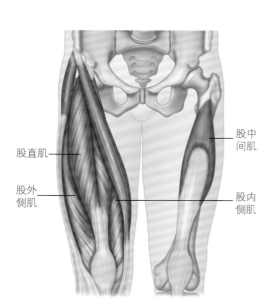

图 4.8　股四头肌

股直肌

股外侧肌

股中间肌

股内侧肌

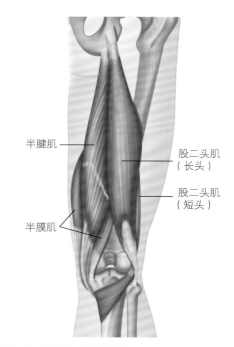

图 4.9　腘绳肌（后面观）

半腱肌

半膜肌

股二头肌（长头）

股二头肌（短头）

以使膝关节屈曲。另外，这个肌群还有两项不为人熟知的功能，即在膝关节屈曲大于或等于 10° 时使其内旋和外旋，以及辅助髋关节内旋和外旋。

最常受到腘绳肌约束的当然是前屈式。如果我们更仔细地观察前屈式，就能看出双关节肌的特性。当我们在前屈式中屈膝时，我们就可以看出，通过改变一个关节（膝关节）处的张力，另一个关节（髋关节）获得了更大的自由度。腘绳肌还会限制我们将骨盆移至前倾位，就像我们有时可以在下犬式中看到的那样：骨盆发生后倾，并且腰部拱起。

腘绳肌触诊

在膝关节后侧，你可以很容易地感受到腘绳肌。你可以在腘绳肌的肌腱尚未跨过膝关节的位置对其进行触诊。如果你想自己体会，可以坐在地上，然后屈膝大约 90°。将手指放在大腿后侧（手指稍稍张开），让两个食指刚刚碰到小腿肚的两侧。现在，轻轻把脚跟顶到地上，你应当能感觉到腘绳肌的肌腱拉紧并顶住了你的手指（图 4.10）。它们出奇地硬，几乎像骨头一样。

在膝关节的后侧中央和靠近内侧的位置，最明显的肌腱是半腱肌肌腱。当你把手指向大腿内侧滑动时，你会触摸到另一条很明显的肌腱——半膜肌肌腱。而位于膝关节另一侧的是股二头肌肌腱，它附着于腓骨头，你可以非常容易地感觉到。现在你已经弄清了这些肌腱在哪儿，如果你的手指还放在大腿后侧，那就可以试试向内或向外旋转小腿，感受一下肌腱的活动。

内收肌

内收肌位于大腿前侧和内侧。顾名思义，这一肌群的主要功能是完成内收动作。除了有内收功能外，它们还属于髋屈肌。另外，尽管存在争议，但内收肌还被认为是髋关节的内旋肌。因此，内收肌协助我们向前方抬腿（屈髋），将腿拉向身体中线（内收），以及使腿向内侧旋转（内旋）。同时，它们限制腿部向后、向外运动以及向外旋转。

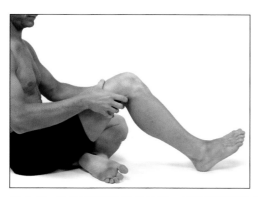
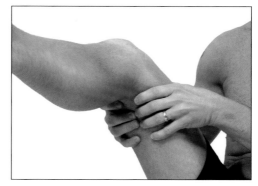

图 4.10 当你将脚跟压向地面时，手指能很明显感受到腘绳肌肌腱

内收肌的近端附着在构成骨盆的耻骨上，远端附着在一条沿股骨后侧向下走行的嵴（即粗线）上。下列肌肉都属于内收肌：长收肌、短收肌、大收肌、耻骨肌和股薄肌（图 4.11）。因为这些肌肉附着在耻骨上，所以它们还会对骨盆的姿势产生影响。它们可以将骨盆前侧向下牵拉，从而使骨盆前倾。这可以发生于骨盆的一侧或两侧。

瑜伽体式中最容易受内收肌约束的是束角式（图 4.12）。这个体式要求我们做出两个和这些肌肉的收缩方向相反的动作。在束角式中，我们需要使股骨（髋关节）外展并外旋，这与内收肌收缩方向相反。腹股沟的紧张会让我们感受到内收肌的限制作用，另外，我们还能看

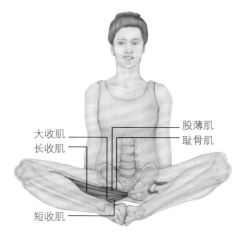

图 4.12　束角式

到或感受到这些肌肉的附着处突出来。

内收肌还会对其他体式造成限制。其中一个是战士二式。你可能无法一下看出来战士二式和内收肌之间的联系，

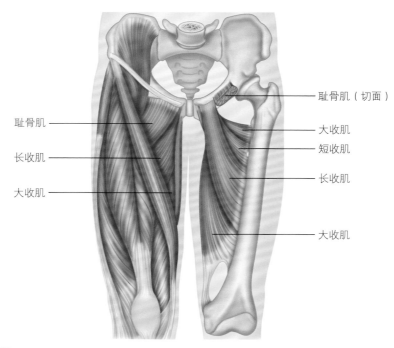

图 4.11　内收肌

但是，如果你细致地观察这个体式，并想象位于前侧的骨盆是什么样子的，你就会发现髋关节相对骨盆同时发生了外展和外旋。瑜伽练习者在做战士二式时常会关注骨盆倾斜的程度有多大。内收肌越紧张，骨盆就越有可能出现前倾（这会让臀部更为突出）。而内收肌拉得越开、柔韧性越好，就越容易保持骨盆的中立位。

另外，内收肌中的大收肌（图 4.13）附着于耻骨支中较低的那一支上，这个附着位置称作"耻骨下支"。如果仔细观察，你就会发现耻骨下支与坐骨相延续，而腘绳肌就是附着于坐骨上。此外，大收肌的附着点很靠后，因此该肌肉最后侧的部分常与腘绳肌共同参与伸髋动作。出于这一原因，大收肌有时被称为"第四腘绳肌"。

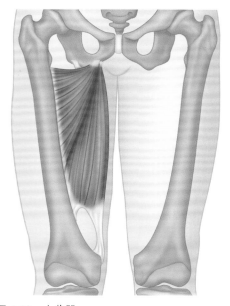

图 4.13　大收肌

臀肌

臀肌（即臀部肌群）与位于髋前侧和内侧的内收肌具有相反的功能。骨盆的外侧和后侧有三块臀肌。多数人对其中最大的一块，也就是臀大肌很熟悉。另外两块较小，且部分被臀大肌所遮盖，其中最小、位置最深的是臀小肌，另一块是臀中肌。正如"臀中肌"的名称提示的，不论就尺寸还是就深度而言，这块肌肉都介于另外两块臀肌之间。

臀肌以整体的形式使髋关节内旋、外旋及外展。它们还能使腿以髋关节为轴屈曲和伸展。这个肌群的不同部分可以做出相反的动作。

首先，让我们把臀小肌和臀中肌放在一起来讨论。它们和肩部的三角肌颇为相似。如果从侧面看，你就会发现它们的纤维一部分附着于骨盆上比较靠近前侧的位置，而另一部分附着的位置靠后（图 4.14）。在股骨上的附着位置反映了它们是把腿向前还是向后牵拉。骨盆上附着位置比较靠前的那些臀肌纤维附着于股骨大转子的前侧，它们可以将股骨向前牵拉和内旋。而附着在骨盆靠后侧位置上的臀肌纤维附着于股骨大转子的后侧，它们将股骨向后牵拉和外旋。

在标准解剖学姿势下，这两块臀肌共同负责使髋关节外展。虽然我们可能意识不到，但我们常常在有规律地收缩这些肌肉。每次向前迈步时，我们都必须使骨盆和躯干相对于腿部保持稳定。在行走时，身体的重力线会从两条腿向

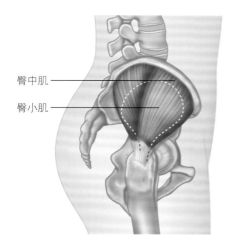

臀中肌 ——

臀小肌 ——

图 4.14　臀中肌和臀小肌

一条承重腿（用于支撑的腿，不是向前迈步的腿）转移（图 4.15）。这时，我们的体重会倾向于将承重腿向身体内侧拉动，使这一侧的髋关节内收。此时，承重腿的臀肌就会收缩，以稳定住髋，从

而避免髋内收。如果这些肌肉不收缩，我们就会摔倒，或者走路时像灵长类动物那样身体左右摆动。虽然髋关节并没有做出实际的外展动作，但你可以认为避免内收相当于产生了外展动作。

臀大肌，顾名思义，就是一块很大的肌肉（图 4.16）。它能使髋关节伸展和外旋。不过，只有在需求比较大的时候，它才会协助完成这些动作。例如，在正常行走时，臀大肌是不收缩的。但是在跑步时它会收缩，以辅助伸髋。你可以在需要臀部发力的瑜伽体式（如后弯体式和战士一式）中看到这一现象。大部分人在用力做后弯体式时都会自然地收缩臀部，从而帮助完成伸髋动作。在战士一式中，臀大肌会限制前腿在髋关节处屈曲，并支撑着身体重量，实际上它还在防止我们的髋部过度下沉。

臀肌在大量行走、跑步、骑自行车

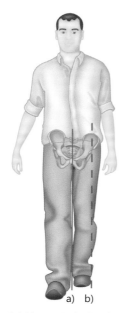

图 4.15　a) 重力线；b) 行走过程中重力线向承重腿偏移

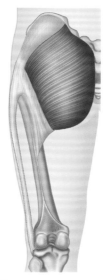

图 4.16　臀大肌

及其他类似运动中往往会变得过于紧张，这会影响到它们对髋关节的作用，导致髋关节完成其他活动时能力受限。这就是为什么你会发现跑步爱好者在做瑜伽时髋部紧张。虽然总有例外情况，但如果你在一堂瑜伽课上让一位普通跑步爱好者席地而坐（这可远比做半莲花式和束角式要简单得多），你很快就会发现他的整个髋部都是紧张的。跑步爱好者在做任何一个这样的姿势时，他们的膝盖普遍会翘起大约45°。

六块深层外旋肌

髋关节的六块深层外旋肌是一组位于臀大肌下方的肌群。它们与臀中肌的最深部和臀小肌处在同一深度。这些肌肉中的大部分不被人们所了解，在这里我把它们按照其从顶部到底部的位置列出来：梨状肌、上孖肌、闭孔内肌、下孖肌、闭孔外肌和股方肌（图4.17）。这六块深层外旋肌的一端附着在骨盆的不

同位置上，另一端附着于股骨大转子的后部。

其中的第一块肌肉——梨状肌是大家最熟悉的。在瑜伽界它已经受到广泛的关注，原因是梨状肌和坐骨神经关系密切，可能导致严重的问题。不过，正因为梨状肌太出名，所以人们经常会把臀部的任何疼痛或问题都和它联系在一起，这样可能会掩盖其他五块深层外旋肌的影响，或者忽略可能导致问题的其他原因。

梨状肌从骨盆后侧的坐骨大切迹穿出，坐落于坐骨神经的正上方。正常情况下，坐骨神经从梨状肌下方发出，然后下行至腿的后侧，在腘绳肌下方穿行，并在膝关节上方分叉，其分支支配小腿。不过，也存在一些变异情况：有极少一部分人，他们的坐骨神经从梨状肌上方走行或是穿过其内部。梨状肌如果过于紧张，可能会压迫坐骨神经，导致疼痛和麻木等感觉。这是导致坐骨神经痛（专

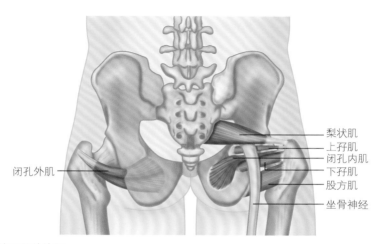

闭孔外肌

梨状肌
上孖肌
闭孔内肌
下孖肌
股方肌
坐骨神经

图 4.17　六块深层外旋肌

业上称作"梨状肌综合征"）的原因之一。坐骨神经痛的另一个主要原因是神经从脊柱的椎骨发出时受到了压迫。

梨状肌的两端分别附着于骶骨和股骨大转子，所以它跨过了（也会影响到）两个关节，即髋关节和骶髂关节。让我们先来看看骶髂关节。

因为梨状肌附着在骶骨的前部（骨盆内侧，图 4.18），并向前延伸到股骨大转子顶部，所以其张力可以将骶骨向前牵拉或使骶骨保持向前的状态。骶髂关节发生的这种运动被称作"仰头"。通常情况下，梨状肌帮助维持骶骨相对于骨盆的位置。你可以把它看作骶髂关节的一块稳定肌。任何时候，只要是骶髂关节的位置出了错或者引起了疼痛，都应该检查一下梨状肌处于什么样的状况。

在标准解剖学姿势下，梨状肌通常被认为可以完成两个动作：髋关节的外旋和外展。因此，在解剖学姿势下做使髋关节内旋和内收动作会拉伸梨状肌

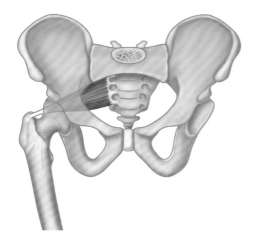

图 4.18　梨状肌附着于骶骨的前部

（以及其他的深层外旋肌）。但是，当髋关节处于屈曲位时，情况却不是这样的。

当髋关节屈曲时，这六块深层外旋肌的方向会发生改变。这时拉伸这些肌肉的是髋关节的外旋动作（而非内旋动作）。想一想鸽子式：在前腿上，髋关节是屈曲且外旋的，所以你能感受到臀部的拉伸。反过来，拉伸这六块深层外旋肌有助于提高髋关节在屈曲位时外旋的能力。这六块深层外旋肌不是独立存在的，其他肌肉，如内收肌和其他所有内旋肌，同样要足够灵活，才能使我们完成这些动作。

腰肌

如果有哪块肌肉是每一个人都应该知道的，那就是腰肌。它是我们体内对身体结构和姿势的维持最为重要的肌肉，对个体的运动方式有着极大的影响。腰肌位于体内深层，处于身体最核心的部位。事实上，它的功能与姿势、运动、平衡、呼吸和能量都有关联。它跨越骨盆，将上半身和下半身连接在一起。在近端和远端附着点之间，它至少跨过了九个关节。如果我们想在运动时动作既有力又柔和，既轻盈又稳健，那么我们就必须关注腰肌。

我们所说的腰肌与三块肌肉有关：腰大肌、腰小肌以及髂肌（图 4.19）。腰大肌，顾名思义相对于腰小肌更大。大约 50% 的人体内存在腰小肌，因为它对于我们的讨论无关紧要，所以后面将不再讲解它。

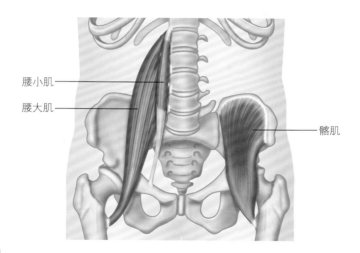

图 4.19　腰肌

第三块肌肉是髂肌。髂肌的功能涉及髂骨。髂肌和腰大肌常常并称为"髂腰肌"。将它们归到一起有两个原因：首先，它们的远端融合在一起，形成一根共用的肌腱，附着在同一处；其次，它们附着的部位相同，且在收缩时会产生同样的动作（髋关节屈曲和外旋）。

附着部位

腰大肌的近端附着在椎骨上。其肌束呈手指状展开，附着于 T^1_{12} 至 L_4 或 L_5 椎骨的外侧。然后它沿着脊柱侧面向下走行并逐渐变细，从耻骨的前侧（非中心位置）"垂下"，然后向后走行并最终附着到股骨小转子上（这是其远端附着点）（图 4.20）。在近端到远端的附着点之间，腰大肌跨过了多个关节：T_{12} ~ L_1 关节、L_1 ~ L_2 关节、L_2 ~ L_3 关节、L_3 ~ L_4 关节、L_4 ~ L_5 关节、L_5 至骶骨关节、骶髂关节、耻骨联合和髋关节。腰大肌共跨过了 9 个关节，这些关节因此可能会受其影响。

髂肌的近端附着在骨盆（髂窝）的内侧（图 4.20）。值得注意的是，肌肉的附着部位并不总是骨骼上的一小块区域，有些肌肉的附着处非常宽，肌肉本身甚至覆盖了那些将其连接到骨骼上的肌腱。这块扁平、宽大的髂肌正是如此。从其近端附着点发出之后，髂肌的肌纤维在向远端走行的过程中还向内侧走行，并逐渐与腰大肌的肌纤维交织在一起，共同附着在股骨上的同一部位（即股骨小转子）。由于这两块肌肉的附着部位相同，因此它们可以使髋关节做出相同的动作。

功能

髂腰肌（腰大肌和髂肌的统称）是强有力的髋屈肌。手抓大脚趾单腿站立式中抬腿抓脚趾的动作，以及船式一类

1　脊柱的胸段缩写为 T（thoracic），腰段缩写为 L（lumbar）。T_{12} 表示第 12 胸椎

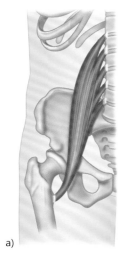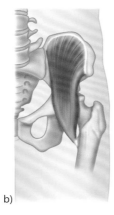

图 4.20　a) 腰大肌的附着部位；b) 髂肌的附着部位

的体式，都会用到髂腰肌。人们通常认为这些体式是由股四头肌和腹肌完成的。这两者确实都发力了，但是股四头肌的作用主要是保持膝关节伸直，而腹肌的作用是稳定骨盆，这样髂腰肌才能使髋关节屈曲。

　　髋关节的外旋和外展也都与髂腰肌有关。不过，这些只是髂腰肌的次要功能，而且有时是我们不需要的。例如，像船式这样的体式需要强有力的髋屈肌来将腿抬起。但当我们激活髂腰肌来屈髋后，由于髂腰肌还是一块强大的外旋肌，腿部通常会想要外旋。因此我们必须有意识地将腿部内旋，以对抗外旋肌的力量。如果我们不动用其他可以产生内旋动作的肌肉，那么髂腰肌的力量就会完全支配我们的动作。

　　如果髂腰肌上半部分的附着处（如 T_{12} ~ L_2 附着处）收缩，那么髂腰肌就会把脊柱的下胸段或上腰段向下和向前牵拉，导致肋骨下部和骨盆之间的距离缩小，造成脊柱屈曲。如果这一肌肉的下半部分及其附着处（如 L_2 ~ L_5 附着处）收缩，它就会将脊柱腰段向下和向前牵拉，导致骨盆前倾和腰椎的曲度变大，你也可以说这是脊柱伸展。

　　髂腰肌影响骶髂关节的能力也许更为重要，但也更难被直观地观察到。上文我们讨论过梨状肌对骶髂关节的影响。而髂腰肌是与梨状肌形成平衡的另一方。如果你从侧面看骨盆，就会发现梨状肌将骶骨和尾骨向前拉向耻骨，从而产生使骶骨仰头的力。髂腰肌则会产生相反的动作。因为髂腰肌在从脊柱向下、向后走行并最终附着到股骨的过程中绕过了耻骨的上方，所以它会通过椎骨将张力施加到骶髂关节上，从而把尾骨向后牵拉，或者说使之远离耻骨。这会导致骶骨顶部向前移动（即骶骨点头）。如果把骶髂关节看成转动轴，而梨状肌和髂腰肌分别位于这个转动轴的两侧（图4.21），这个问题就容易理解了。这两块肌肉维持着脊柱在骶髂关节处的平衡。

　　髂腰肌跨过了身体的重心并分布在重心的两侧。如图 4.22 所示，身体的重心大致位于骶骨顶部（不同个体间由于性别、身高、体重和其他因素的影响会有细微的差别）。过重心的平分线基本上穿过了脊柱的中部。这条重力线在穿过脊柱后，向下穿过骶骨和尾骨的中部；另外，还有一条将身体二等分的水平线穿过骶骨和尾骨。

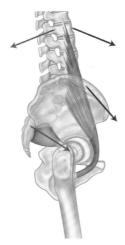

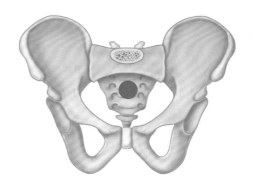

图 4.22　我们身体的重心位于骶骨前侧，靠近其顶部

图 4.21　骶髂关节就像转动轴，髂腰肌和梨状肌帮助维持着脊柱在该处的平衡

髂腰肌分布于上述水平线和重力线形成的交叉点的两侧，并且向上下延伸，所以它对重心所在部位的运动具有重要的影响。如果你想将重心前移或后移，那么由髂腰肌导致的髋关节的屈曲或伸展动作一定会参与其中。即便是侧向运动，也会涉及髋关节的轻度屈曲和稳定。这意味着髂腰肌是控制身体运动的核心所在。练习瑜伽时，我们要么是在保持稳定，要么就是在做出或者退出各种体式。为了维持体式的稳定，距离重心最近的髂腰肌发挥着最重要的作用；而在运动时，髂腰肌的作用在于使运动更有效率。

然而髂腰肌并不单独发挥作用。一个瑜伽体式可以说是结合了移动性、技巧性、灵活性、专注性和整合性。尽管一些体式要求我们使用手臂或腿部的肌肉，但是这些部位都是连接到躯干上的，而躯干需要稳定。在全身都处于运动状态时，我们有时也需要保持躯干稳定。我们如果能有意识地动用重心所在区域的肌肉，就可以极大地提高运动效率。重心所在区域的肌肉是指与重心邻近的能够稳定、控制或发起运动的肌肉，包括重心两侧的髂腰肌、下方的盆底肌和前侧的腹肌。

髂腰肌的能量属性

现在让我们来讨论一下髂腰肌不易被察觉的能量属性。从能量的角度讲，髂腰肌位于 T_{12} 处的近端附着点和位于股骨的远端附着点是非常关键的部位。这些部位是会阴收束法和收腹收束法的关注点。

解剖学上的盆底和脊柱的底部区域代表着我们身体能量学的根。会阴收束法可防止能量从骨盆底部逸散。收腹收束法则具有轻盈的特性，使能量从已建立的根基上扬。高级瑜伽修行者的肢体轻盈灵动，可以完成一连串富有动感的体式，诠释了会阴收束法和收腹收束法的正确应用。我们要学习利用能量，而不仅仅是肢体的力量，来提高自己的瑜伽练习。

每次在教授有关髂腰肌的课程时，我都会让练习者做一些拜日式中的体式，并给予他们明确的指导，告诉他们如何用髂腰肌进行运动。多数人会感到自己的运动更轻盈了，尤其是在前后跳的时候。他们还提到了一种专注感和沉静感。至于如何练习收束法，我们常常要从身体上寻求指引。会阴收束法通常与收缩盆底相关，而与收腹收束法最相关的是髂腰肌。我并不是说你需要收缩髂腰肌来实现收腹收束法，而是说如果收腹收束法能从身体层面表现出来，那么我们最应该关注的就是髂腰肌。

找到你的髂腰肌

让我们试着找到髂腰肌。首先我们用手指来感受它。（警告！如果你是孕妇，或者腹部有任何疾病，包括但不限于结肠炎、便秘、肾病等，请勿进行这一练习。）要想找到髂肌和腰大肌，具体做法如下：两腿伸直坐在地上并放松，然后将双腿稍向外旋，同时膝关节微屈。然后微微屈髋，腹部放松。用你的双手找到骨盆在身体两侧最突出的点（双侧髂前上棘）。然后将手指向骨盆内侧弯，以使指尖尽可能贴近骨盆内侧的骨骼，指尖内压大约 2.5 厘米（图 4.23）。

手指放到位后，抬起一条腿，然后把腿放下，再抬起另一条腿。你应该能感觉到手指下面的组织非常明显地收缩，

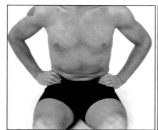
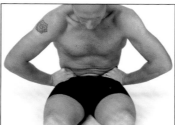
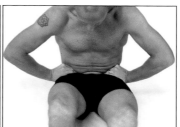
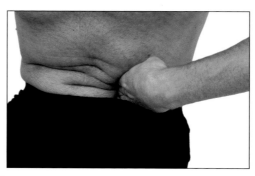

图 4.23　找到你的髂腰肌

这就是髂肌。想找到腰大肌会更难一些。把你的手指从骨盆向脊柱的方向移动，同时保持触诊髂肌时的按压深度。这时抬起一条腿，你应该能感觉到有一条和脊柱平行的线性结构顶到了手指上。让手指跨过这条线从髂前上棘移到脊柱处。如果相应的腿处于轻微抬起的状态，那么你应该能感受到手指翻过了这道线。这就是腰大肌。

学练结合

通过战士一式探索股四头肌

　　股四头肌是膝关节强大的稳定肌，我们在做战士系列的体式（图 4.24）时可以感受到它们的参与。在做战士一式时，大部分人能感受到前腿的股四头肌在强有力地收缩，以防止膝关节进一步屈曲。这是肌肉等长收缩的一个实例。在这个体式中，腿部的肌肉并没有产生真正的运动，而是在避免非期望的运动（即屈膝过度）。股四头肌不是孤立存在的，始终有其他肌肉在帮助它们。在战士一式中，臀肌和腘绳肌（髋伸肌）也在发挥作用，阻止髋关节进一步屈曲。换句话说，这些肌肉在阻止髋部进一步下沉。在这个体式中，股四头肌作用于膝关节的力臂较短，所以在保持体式时比其他肌肉的发力感更为明显。如果你保持任何一种战士体式超过 10 分钟，那不仅是股四头肌，你的臀肌和腘绳肌也都会疲劳。

通过坐英雄式、卧英雄式和站位前屈式探索双关节肌

　　如前文所述，股四头肌和腘绳肌都是双关节肌，这意味着肌肉一端所跨过关节的姿势会影响另一端关节的活动性。这一点在拉伸这两个肌群时表现得特别明显。

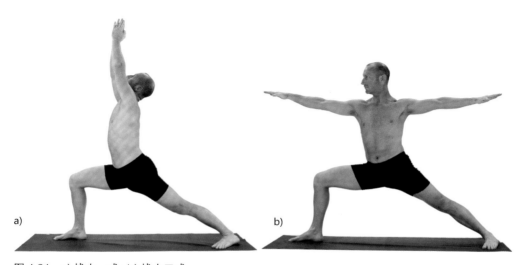

a)　　　　　　　　　　　b)

图 4.24　a) 战士一式；b) 战士二式

收缩股四头肌可以伸展膝关节，反过来，在坐英雄式（图 4.25a）中，膝关节完全屈曲，股四头肌的远端（膝关节端）就会被最大限度地拉伸。如果我往后躺，做一个卧英雄式（图 4.25b），那么就要伸展髋关节了，这意味着股四头肌跨过髋关节并附着在骨盆上的那一部分也会被拉伸。因为在坐英雄式中股四头肌的远端已经伸长了，所以在做卧英雄式的过程中，当我拉伸股四头肌的近端（髋端）时，拉伸感会更为强烈。做卧英雄式给股四头肌施加最大限度的压力，蛙式（图 4.25c）是另一个可以拉伸股四头肌两端的体式。

腘绳肌的功能也是类似的。如果你先拉伸它的一端，那么拉伸其另一端就会变得更困难。一个简单的站位前屈式就能很好地体现这一点，特别是当你的腘绳肌很紧张时。你是否注意到当膝关节伸展时，想要向前完全弯下腰会很困难？而当你的膝关节屈曲时，你就可以让腹部更贴近大腿，也就是让髋关节充分屈曲。

尝试先把膝关节屈曲，把腹部贴到大腿上，然后伸直膝关节。如果你慢慢地做这个动作，你可能会首先感受到膝关节后侧的紧张感，然后这种感觉会均匀地分散到整个腘绳肌上。屈膝状态下做站位前屈式会给腘绳肌的坐骨端施加很大的压力，而在这种状态下尽量伸直

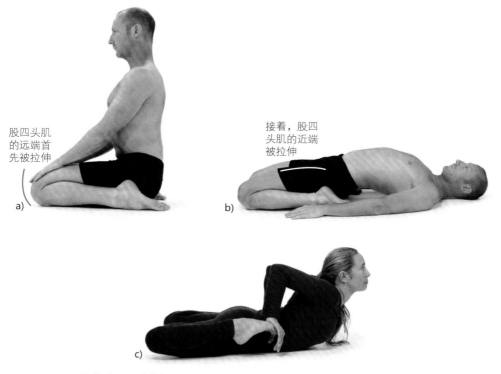

股四头肌的远端首先被拉伸

a)

接着，股四头肌的近端被拉伸

b)

c)

图 4.25 a) 坐英雄式；b) 卧英雄式；c) 蛙式

膝关节，就可以缓解这一压力，膝关节有一点屈曲也没有关系。这是一种可以均衡地分配肌肉两端的压力的方式。

体式练习中的腘绳肌撕裂和坐骨疼痛

坐骨疼痛对瑜伽练习者来说是相当常见的问题。它有时是在长期的练习后出现的，有时则出现在腘绳肌的一次轻微撕裂后。不过，有些时候，坐骨疼痛又与腘绳肌没有任何关系。

我在一次授课时曾遇到一位不久前刚把腘绳肌"拉伤"的练习者，而在近一年后我再次见到她时，她还在遭受着同样的伤痛折磨。她的主要症状是在做前屈式时坐骨（坐骨结节）疼痛。长时间坐着也会令她疼痛，尤其是坐车时。有时疼痛还会沿着腿的背侧向下放射。

常有人说，如果出现腘绳肌撕裂和坐骨疼痛，在练习前屈式时要将膝关节屈曲。这样做是想通过屈曲膝关节，减小腘绳肌的张力。这在理论上听起来很不错，而且有时可能是推荐的做法，但如果腘绳肌发生了撕裂，我通常不会建议练习者这么做。

腘绳肌是双关节肌，改变任何一个关节（膝关节或髋关节）的姿势，都会使承受更多拉伸张力的肌肉端发生改变。如果你在前屈式中屈曲膝关节，使膝关节端腘绳肌的张力减小，那么为保持同样的拉伸张力，腘绳肌的坐骨端的张力就会增大。假设你的腘绳肌在靠近坐骨的地方已经发生了撕裂（通常是轻度撕裂），那么让同一处组织承受更大的张力是不妥的。那我们该怎么办呢？在讲述下面的例子前，我要先声明它可能不会对所有情形、所有人都成立；不过，下述方法已经被证实对一些遭受这种伤痛折磨的练习者是有效的。

当我第二次遇到那位腘绳肌"拉伤"的练习者时，她已经通过屈曲膝关节来做前屈式将近一年了。而她的坐骨疼痛并没有缓解，说明这个方法不适合她。她提到长期坐在车里会让她感到疼痛；在这种姿势下，腘绳肌的远端（膝关节端）受到的压力最大。我轻轻地按压了一会儿她的腘绳肌的远端，从她的表情中我可以看出那块组织存在明显的压痛。我由此判断，这位练习者的腘绳肌的远端过于紧张。这一端的紧张进一步导致腘绳肌整体（尤其是坐骨端）的紧张。

有了这条重要的信息，我想到下面这个方法可能会对她有效。做法非常简单：在做前屈式时，不管是在站位还是在坐位中，保持膝关节伸展，并且前屈的程度要比平时做的小一些。通过保持膝关节伸展，我们就可以平衡腘绳肌两端的张力。我告诉这位练习者，她值得花 2 ~ 3 周的时间试试这个方法，看看有什么效果。

在采用这个方法练习 4 天后，这位练习者的疼痛就减轻了，她在开车时也不再受到疼痛的困扰。她的前屈式也能做得更深入了，而且在这个过程中恐惧感和疼痛感都减轻了。这是一个生动的例子，它让我们看到，通过深入思考身体结构的功能、思考练习者的内聚性经历，思考当前有效和无效的方法，以及尝试一些新的方法，我们能够取得什么样的成果。

内收肌是否限制了你的前屈？

由于其所处的位置，大收肌的一部分在前屈式中会被拉伸，而大收肌的轻微撕裂可能导致坐骨疼痛。这种疼痛通常出现在分腿前屈式中。在这个体式中，我们需要拉伸大收肌，以外展双腿、分开双脚。大收肌的一部分附着于坐骨结节（图 4.26），这一附着部位使其后侧具有与腘绳肌类似的功能，即伸展髋关节（记住，一块肌肉可能具有多种功能。大收肌不仅仅是一块内收肌，它还可以伸髋，并且对髋关节内旋具有辅助作用）。所以当你增大髋关节的屈曲程度时，大收肌会被进一步拉伸。

如果你在做分腿前屈式时感到坐骨疼痛，而双脚并拢时不疼，最有可能的情况就是你的大收肌发生了撕裂。如果情况相反，即双脚并拢做前屈式时感到疼痛，双腿分开时不疼，这可能是腘绳肌发生了撕裂，正如我们前文所讨论的。

假如大收肌撕裂患者采用对腘绳肌撕裂患者的建议，即在做前屈式时保持膝关节伸展，这种做法并不会产生相同的效果，因为大收肌不是双关节肌，它并不跨过膝关节，所以膝关节是屈曲还是伸展并不会直接影响它施加到坐骨上的压力。应该采用其他方式对大收肌进行轻度拉伸，以避免瘢痕组织堆积，分

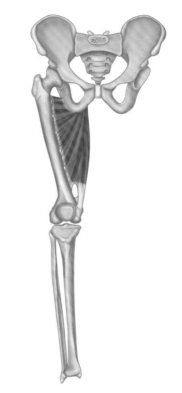

图 4.26 大收肌的附着部位

腿前屈式和其他拉伸大腿内收肌的姿势会有所帮助。

用双鸽式探索六块深层外旋肌

在练习瑜伽时，我会通过双鸽式（有时也称为"方形式"）来拉伸六块深层外旋肌。这也是我常为莲花式预热的方法。而且我发现，当把这个（或其他）体式做的接近最大限度时，我就能够越自然地将压力施加到需要拉伸的组织上。

在我的课堂上，我反复建议大家利用这一方法，以确定哪些肌肉影响着莲花式。结果一再表明，六块深层外旋肌以及臀小肌和臀中肌是限制我们做出莲

花式的关键因素。这些年来，在我的课堂上，已经有许多人仅通过练习双鸽式，就成功地独立做出了莲花式。所以，我建议那些还不能完成莲花式的人应当把双鸽式当作日常练习。即使你已经能做出莲花式，你也仍然会从练习双鸽式中受益。在做完这一体式后再做莲花式，你可能会体会到一种轻松、舒畅的感觉。

跟着我一起练习吧。首先做一个短暂的莲花式。坐在瑜伽垫上，把双腿摆成全莲花式。如果你觉得这很难做到，那么先在一侧做半莲花式，然后再换另一侧。在做莲花式或半莲花式时，注意上面那只脚所放的位置、膝盖骨的指向与躯干的夹角，以及膝关节离地的高度。另外，还要用心体会你的臀部、膝关节、踝关节、双脚和小腿交叉处有什么感觉。感受一下处于这个体式时身体的整体张力。不用保持这个状态很长时间。

现在，开始做双鸽式。如图 4.27a1 所示，把右侧小腿放在左侧之上，让右脚置于左膝上，我们把这叫作第一侧。确保你的脚不要太向内收、太靠近耻骨。你要努力使小腿和垫子的前缘（或地面）平行。很多人会在把小腿摆到正确的位置之后把臀部往前顶，注意不要那样做。你的右膝还有可能会翘起来一点，悬在左脚上面。如果它只是翘起来几厘米，那就不用担心。如果翘起来的幅度比这更大，那么可以把一个毛巾卷或者一个瑜伽砖垫在右脚和脚踝下面（图 4.27b1）。即使这样，那些膝关节有问题的人可能还是会在膝的内侧或外侧感到

疼痛。如果确实是这种情况，那么可以在膝关节下面垫一点东西，把它抬高一点（图 4.27c1）。如果这样做之后，在做下一步时膝关节还是有感觉，那么不要向正前方屈体，而是偏离痛侧一定的角度屈体。

起始姿势确立后，现在开始向前屈体，尽量让胸部碰到小腿（如果碰不到也没关系），并用手去够你前面的地板（图 4.27a2/b2/c2）。如果严格按照指导来做，98% 的人在做这个动作时，上侧腿的同侧臀部会有感觉。一小部分人是另一侧臀部或两侧臀部都会有感觉，这意味着这个人髋关节的内旋肌和（或）外旋肌非常紧张。还有一部分人的臀部没有任何感觉，只是髋部折痕处（或者说腹股沟）会有感觉，而且通常是一种锐痛感。这些人或许应该先拉伸髋屈肌（主要是腰肌）。你可能还会感到内收肌受到限制。

保持向前伸展的姿势约 30 秒，然后恢复到上半身直立的姿势。接下来，将躯干向左转，这样你就会面对着右脚。再次屈体，设法让胸部中间贴到右脚上，同时双手前伸摸地（图 4.27a3/b3/c3）。这个动作应该会增加臀部和六块深层外旋肌的压力。再保持这个动作 30 秒。你可以加大难度，把右手放在右侧大腿中间或者更靠近膝盖的位置，然后把大腿向下压，用手使其外旋，同时胸部和另一只手臂继续向前分别伸向右脚和地面（图 4.27b4/c4）。同样，在这个位置上停留大约 30 秒。右侧完成后，在左侧重复

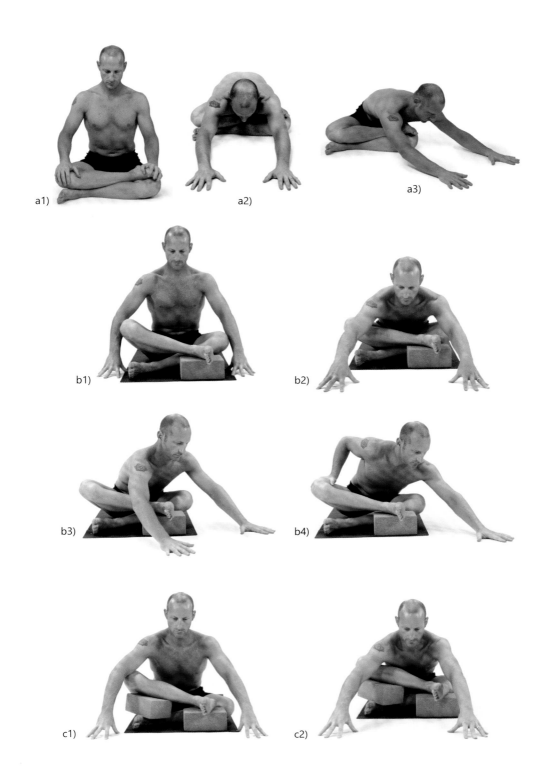

a1)

a2)

a3)

b1)

b2)

b3)

b4)

c1)

c2)

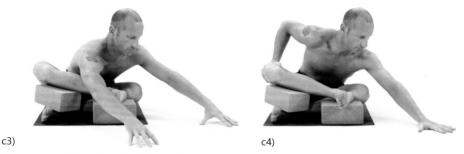

c3)　　　　　　　　　　　　　　c4)

图 4.27　双鸽式。如果需要的话，你还可以将一个瑜伽砖垫在脚和（或）膝关节下方，以免膝关节受到压力或产生疼痛

这一动作。

现在我们已经完成了关于莲花式的测试，了解了自身髋关节的总体张力情况。我们会发现拉伸感主要集中在一个部位上，即臀部。上面的这套拉伸练习对六块深层外旋肌和臀肌施加了压力。现在让我们再做一次莲花式，看看感觉如何。像你原先那样做莲花式或者半莲花式，再一次体会这一体式下腿部的感觉。希望这一次你能感觉更舒服一些。

用"后跳"和"前跳"探索髂腰肌与收束法

有一类动作将身体的运动中心、重心、收束法和髂腰肌这几个概念结合在一起。这类动作包括从站位前屈式向后跳成高位平板式（或四柱支撑式），以及从下犬式向前跳成站位前屈式。这些动作通常会出现在拜日式中。你还能看到有的人在这些动作中通过运用收束法来实现向后"漂浮"。

从功能解剖的角度看，从站位前屈式向后跳成高位平板式是一个伸髋动作，而从下犬式向前跳成站位前屈式则是屈髋动作。在这些动作中，身体的重心在空中前后移动。完成这些动作所必需的是对骨盆的控制，或者更具体地说，是对骶骨处的重心的控制。哪块肌肉最靠近这一区域，并且有能力控制髋关节呢？髂腰肌。

向后跳成高位平板式的动作要求练习者抵抗髋关节处的重力作用，尤其是在着地的时候。这时，髋屈肌（主要是髂腰肌）发生离心收缩，以避免伸髋动作过快或过于剧烈（图 4.28）。肌肉的张力使得髋关节可以有控制地伸展，这样在双脚落地后骨盆才不会向下陷。

相反，当我们从下犬式跳起，骨盆（重心）就必须抬升，并且在空中保持平衡。重心位于骨盆的中心，因此重心与骨盆密切相关。在手臂的支撑下做这个动作时，双腿必须抵抗腘绳肌和其他髋伸肌的作用向内摆。在空中做这个双腿向内摆的动作更难。在这个动作中，髋屈肌发生向心收缩（图 4.29）。而什么是最强壮的髋屈肌？髂腰肌。事实上，瑜伽练习者的动作能够产生"漂浮"的状态，就是与髂腰肌相关的。

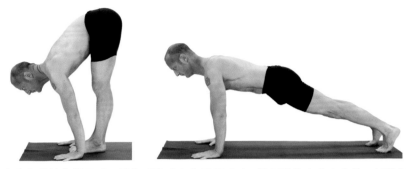

图 4.28　当我们从站位前屈式双腿向后跳成高位平板式时，髂腰肌发生离心收缩，以控制髋关节的运动

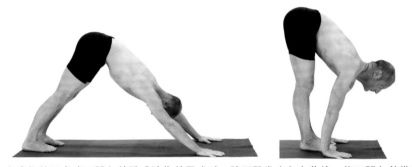

图 4.29　当我们从下犬式双腿向前跳成站位前屈式时，髂腰肌发生向心收缩，将双腿向前带动

在体式练习中探索髂腰肌

　　所有人都总是在问"怎么强化髂腰肌？"或者"怎么拉伸髂腰肌？"。首先，你不应该像强化股四头肌那样强化髂腰肌。髂腰肌可能是对维持身体姿势和结构最重要的一块肌肉。在短时间内改变它的张力（并因而改变所有受其影响的关节的张力）并不是个好主意。这些年来我遇到过一些过分热衷于强化髂腰肌的客户，他们的做法往往招致了麻烦。我的建议是，你和自己的髂腰肌建立良好的工作关系。这意味着你不要总

认为它有什么问题。你可以通过上文所述的拜日式中的"后跳"和"前跳"动作，对髂腰肌形成更清晰的觉知。

　　至于第二个问题"怎么拉伸髂腰肌？"，我的看法是大多数人都需要拉伸这一肌肉，尤其是在训练力量期间或之前。髂腰肌是一块髋屈肌，这意味着任何有力的髋部拉伸动作都会拉伸到髂腰肌。弓步蹲就是一个很好的动作。你还可以在做战士一式时踮起脚跟，或者是在鸽子式中利用后腿来拉伸包括髂腰肌在内的髋屈肌。

第 5 章
骨盆

在拉丁语中，"pelvis"（骨盆）表示"盆"或者"大碗"。这一名称形象地表现了骨盆的形状。骨盆直到青春期才会完全闭合。闭合时，骨盆两侧的骨合为一体。这说明了为什么虽然骨盆看起来只由一块骨构成，但是，事实上我们需要讨论三块骨。

骨盆位于身体的正中央，它是身体的运动中心，也是我们应对重力作用的关键部位。负责行走的髋屈肌既有附着在骨盆上的，也有跨过骨盆附着在其他部位上的（例如，股直肌附着于骨盆上

的髂前下棘处，而腰大肌则跨过骨盆附着于脊柱上）。双腿也悬吊在骨盆这个碗形结构上。骨盆的后侧是呈楔形的骶骨，它被认为是身体的重心所在的位置。骶骨把骨盆的两侧楔牢，构成了脊柱稳定的底座，脊柱在此基础上宛如一棵树那样从骨盆处向上"生长"。脊柱支撑着胸廓，也间接支撑着垂于胸廓两侧的手臂。

许多肌肉起自骨盆，并向上和向下延伸（图 5.1）。竖脊肌（脊柱两侧的粗大肌肉）沿着躯干背侧向上延伸，而腘

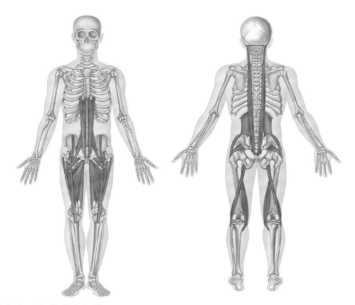

图 5.1　骨盆是众多肌肉的附着部位

绳肌则沿着腿的背侧向下延伸。腹肌、股四头肌和内收肌均位于身体前侧，它们起自骨盆，并向不同方向走行。在身体深部，髂腰肌的一部分附着于骨盆的内侧。

除了解剖学上的中心性以外，瑜伽哲学也强调骨盆的重要性。收束法和主要的能量经络都聚集于这一区域。因而从瑜伽的观点来看，理解和探索这一部位极为重要。

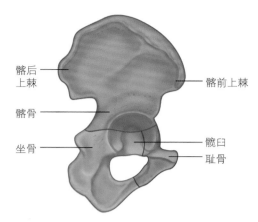

图 5.2　构成骨盆的骨

骨盆的骨骼和体表标志

你常会听到有人用髋来指代骨盆。虽然这是可以理解的，但这种指称相对于我们的讨论来说太概括了。如前文所述，髋关节是指股骨和骨盆所形成的关节。在更口语化的表达中，"髋"这个词可以涵盖整个骨盆以及大腿上部的肌肉和骨骼。有时骨盆的任意一侧都被称作髋骨。而现在，我们会把对骨盆的研究锁定在构成骨盆的骨和软组织上。

骨盆的两侧各有三块合为一体的骨，分别是髂骨、坐骨和耻骨（图 5.2）。髂骨，是骨盆上宽大而平坦的区域，我常说它的形状就像大象的耳朵。耻骨位于身体的前部，与"羞处"有关。坐骨位于髂骨的后下部，是骨盆上与臀部相对应的位置。

这三块骨大致在髋臼的中心处合为一体。股骨头的巨大球形结构也在此处与骨盆接合。骨盆两侧的前部由一块被称为"耻骨联合"的圆盘状软骨连接在一起，后部则通过骶骨连接在一起。骶骨和髂骨的接合处被称为"骶髂关节"。

骨盆前部连接两侧耻骨的耻骨联合在专业上被归为微动关节，它被认为是具有半活动性的关节。它是一块纤维软骨，和脊柱的椎间盘相似，不过该软骨中没有具有流动性的髓核。

骨盆两侧的后下方是坐骨，坐骨上最容易用肉眼看到的部分是坐骨结节。坐骨结节是腘绳肌的附着部位。骨盆的外侧是嵌合股骨头的髋臼，它是髋关节的一部分。

骨盆上有几处重要的骨性体表标志（图 5.3）。你可能听到过的"髋点"就是位于骨盆前侧的两个明显的凸起，其专业术语是"髂前上棘"。

髂前上棘是两侧髂骨前端的凸起，其下方的凸起叫作"髂前下棘"，后者是股四头肌中一个"头"的附着处。骨盆后侧有一个与髂前上棘对应的结构，叫作"髂后上棘"，是髂骨最后端的一个凸起。我们经常把这个凸起与骶髂关节联系起来。髂前上棘和髂后上棘之间的髂

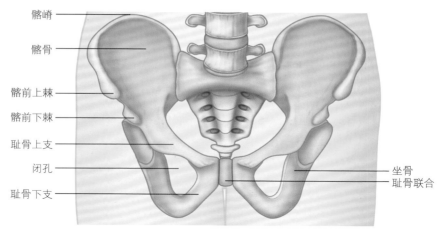

髂嵴

髂骨

髂前上棘

髂前下棘

耻骨上支

闭孔

耻骨下支

坐骨
耻骨联合

图 5.3 骨盆的体表标志

骨上缘叫做"髂嵴"，它位于骨盆两侧的顶部，你能很容易地触摸到。另外，耻骨分为上下两支，即"耻骨上支"和"耻骨下支"。

男女骨盆的差异

男女骨盆之间有一些差异值得一提。骨盆的整体形状、骨盆入口（盆底肌所在处）的形状，以及骨盆倾角的大小在男性和女性之间都存在差异。和男性相比，女性的骨盆通常稍宽，并且髋臼的朝向更偏向前方一些；女性的骨盆入口通常也更圆，使其能进行分娩。

从侧面看骨盆时，我们能看到前文提到的那两个凸起，即位于前部的髂前上棘，和位于后部的髂后上棘。如果我们将这两个点连成一条线，并测量这条线与水平线之间的倾角，我们会发现，在男性中，这个倾角平均为0°；而在女性中，这一倾角平均为15°。这是两个粗略的数值，遗传和张力模式等因素都

会导致髂前上棘和髂后上棘连线的倾角发生变化。

骨盆的运动

骨盆位于股骨头的顶部。如果骨盆产生了运动，髋关节也会产生相应的运动。由于骨盆与骶骨相连，并且位于脊柱下方，因此骨盆的运动还会导致骶骨以及脊柱（主要是腰椎）的运动。

骨盆的运动有前倾、后倾、侧倾和旋转。骨盆前倾时，耻骨会向下移动。当你从侧面观察一个人时，你能最清楚地看到这一点。此时，耻骨的位置下降，腰椎的曲度增大。这很好地体现了骨盆的运动和脊柱的运动之间的关系。骨盆后倾是一个与之相反的动作。从侧面看时，耻骨会抬升，而腰椎的曲度则会减小（图5.4）。

很少有肌肉会被描述成骨盆的"前倾肌"或者"后倾肌"。这主要是因为在现行的解剖学中骨盆通常被视为肌肉附

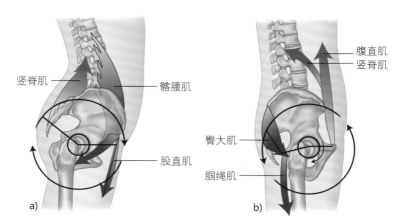

图 5.4　骨盆的倾斜。a) 骨盆前倾；b) 骨盆后倾

着的起点，而非一个中立的附着点。但事实上，为了让骨盆产生运动，那些带动腿部、脊柱和躯干的肌肉的起点和止点要交换位置，你可能还记得我们在肌肉系统部分谈到过这一点。在课堂上，我常常会把骨盆描述成一个滑轮，以说明这一点。滑轮绕着一根轴转动，并且可以朝两个方向转动，具体运动方向取决于外力来自哪一侧。严格来说，骨盆不是一个滑轮，但是它确实能够转动。骨盆这个"滑轮"既可以从上方、也可以从下方被牵拉，也就是说牵拉它的"绳子"既有通向上方的，也有通向下方的，它们分布于骨盆的前后两侧。如果你想象一下这一滑轮结构，你就会明白从滑轮的前下方牵拉与从后上方牵拉会产生相同的转动效果（图 5.5）。

　　我们具体来看使骨盆前倾和后倾的肌肉。有一些附着在骨盆前侧的肌肉是向下延伸的，这些肌肉包括内收肌、股四头肌和髂腰肌。它们可以将耻骨向下拉，从而使骨盆前倾。它们与附着在骨

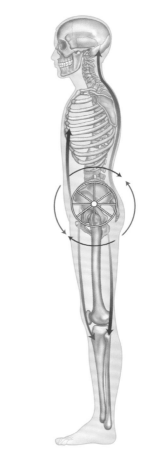

图 5.5　骨盆前下方和后上方的肌肉协同工作，使骨盆前倾；而骨盆后下方和前上方的肌肉协同工作，使骨盆后倾

盆后侧并向上延伸的肌肉具有协同作用，这些肌肉包括竖脊肌和腰方肌，它们会使骨盆前倾，在幻椅式中你会看到它们所发挥的作用。

有一些肌肉位于耻骨的前上方，它们会将骨盆的前侧抬升，从而导致骨盆后倾。这些肌肉就是腹肌，它们全部直接或间接地附着在耻骨上。它们与腘绳肌协同工作。腘绳肌附着在坐骨结节上，并将坐骨向下拉，导致骨盆后倾。

骨盆侧倾或称"提髋"，是骨盆的另一种运动（图 5.6）。在提髋时，我们把自己的一侧髋部向上提向胸廓。虽然在瑜伽练习中我们不常用到这个动作，但在某些体式，如三角式中，肋骨与骨盆间的距离通常会缩短。虽然没有用"提髋"这个词来描述，但我们确实在做这个动作。当骨盆侧倾时，脊柱会自然而然地侧屈。

旋转是骨盆的另一种运动。我们行走时会发生某种程度的骨盆旋转，表现为一侧骨盆绕着该侧股骨向前旋转。在三角扭转式中（图 5.7），当身体右侧做这一体式时，右髋会靠近肋骨，左髋也会降低。因为体式要求骨盆与地面平行，所以我们可以说左侧骨盆向前旋转，或

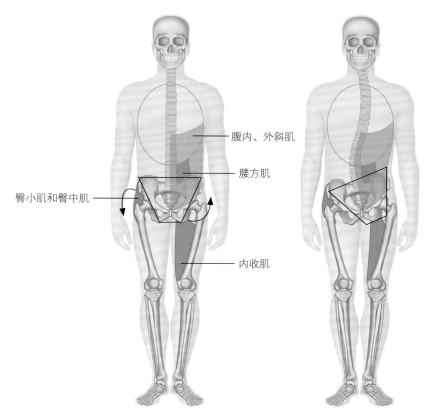

腹内、外斜肌

腰方肌

臀小肌和臀中肌

内收肌

图 5.6　骨盆侧倾及相关的肌肉

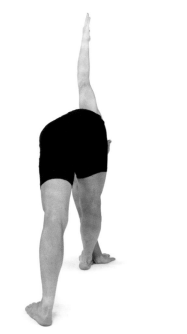

图 5.7 在这个三角扭转式中，左侧骨盆发生了旋转

者说向地面旋转。

身体的中部

骨盆是上半身和下半身的交汇处。双腿从骨盆下方垂下，而脊柱则被支撑于骨盆的上方。所有能带动大腿骨（股骨）的肌肉都附着在骨盆上或跨过骨盆。许多能带动脊柱的肌肉（如腹肌）都附着在骨盆上。

我认为在站立时骨盆是身体的第二基础或者说高位基础（第一基础是双脚）。双脚间接地支持着骨盆。你可以把骨盆想象成一个碗。在这个"碗"下面，有两根"棍子"（双腿）支撑着它。这两根"棍子"之一向前移动，"碗"的姿势就会改变，"碗"就会向一侧倾斜。而任

何影响骨盆姿势的运动也会影响骨盆上方的一切。

骶髂关节

在人类演变为直立行走的过程中，骶骨的位置发生了变化。事实上，骶髂关节是唯一一个能体现出我们变为直立行走的部位。为了维持直立的姿势，这一关节需要致密的韧带将其牢牢固定。如果像变魔术一样把这些韧带拿掉一会儿，我们就会从骶髂关节处开始向前跌倒。有多条韧带位于这个关节的前部（骶髂前韧带、骶棘韧带）和后部（骶结节韧带），它们确保了骶骨和髂骨稳定地连接在一起（图 5.8）。

这一关节的核心是骶骨和髂骨的接触面。骶骨接触面的形状有点像回力镖，可以和相似的髂骨表面相吻合。这一关节面有透明软骨，并且浸润在滑液中，意味着它可以完成一些运动。不过，这个关节被归类为平面关节或者滑动关节。这样的关节通常不能大范围地活动。

骶髂关节的运动

考虑到骶髂关节周围粗大、致密的韧带和其关节面的形状，对普通人来说，骶髂关节至多有几毫米的活动空间。尽管如此，在瑜伽界，人们还是常常会讨论骶髂关节的运动。我觉得那些天生就很柔软的人，其骶髂关节的活动度很可能比一般人要大。有一小部分人这一关节的活动度可能异常地大，而另外一些人的骶髂关节可能根本就不能活动（有

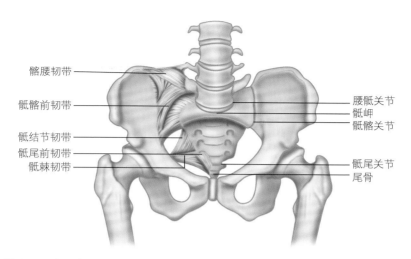

髂腰韧带

骶髂前韧带

骶结节韧带

骶尾前韧带

骶棘韧带

腰骶关节

骶岬

骶髂关节

骶尾关节

尾骨

图 5.8　骨盆和骶髂关节周围的韧带

些人的骶髂关节会融合）。

在解剖学界，关于骶髂关节如何产生运动、是何种类型的运动以及运动的幅度有多大的巨大争议仍未停息。我个人认为这一争议仍在持续是因为个体差异的存在，以及这个关节在我们一生中都在不断地变化。假使你能看到我 10 岁时骶髂关节的运动，再和现在 40 岁的时候比较，你就会看到其中的差别。

骶髂关节的运动被称作"点头"和"仰头"。两者分别指骶骨在骨盆两侧之间的前倾和后倾。骶骨顶部相对于骨盆

向前和向下运动时，我们将其称作"点头"。仰头是与之相反的运动，也就是骶骨顶部相对于骨盆向后和向下运动（图5.9）。需要说明的是，我们现在说的是骶骨和髂骨之间的相对运动，不包括骨盆的倾斜。点头和仰头都可以与骨盆的倾斜同时发生，但是其中一种运动的出现并不意味着另一种运动也会出现。这可能会让人感到困惑。记住，点头和仰头只发生于骶髂关节本身。如果骶骨保持不动，而骨盆在骶髂关节处向前倾斜，那么这就是骶髂关节的仰头。类似地，

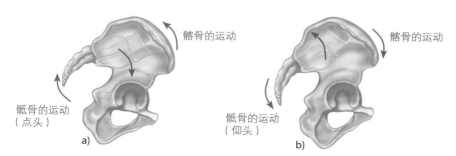

髂骨的运动

骶骨的运动
（点头）

a)

髂骨的运动

骶骨的运动
（仰头）

b)

图 5.9　a) 骶骨顶部相对骨盆向前运动是点头；b) 骶骨顶部相对骨盆向后运动就是仰头

如果骨盆保持固定，而骶骨顶部向后和向下倾斜，那么这同样也是仰头。

我从来没有听说过哪块肌肉被叫作点头肌或者仰头肌。骶髂关节的运动是被动的，但这并不意味着没有肌肉对这个关节产生影响。我们将要讨论到，腰肌和梨状肌会影响骶骨在骨盆两侧之间的位置。那么我说的"被动"是什么意思？这是指骶髂关节的运动是由这一关节之外产生的力引发的。这些外力有哪些呢？首先是重力；其次是运动过程中产生的力的积聚。不只骨盆的运动会影响骶髂关节，与髋关节及腰椎相连的身体各部分所发生的相互关联的运动也会影响骶髂关节。当我们的脊柱或髋关节的活动度达到极限时，压力就会被施加到骶髂关节上。

让我们进行如下的想象，以更好地了解骶髂关节的运动。想象一个骨盆上竖着一根脊柱，没有手臂、双腿，但有胸廓和颅骨。从侧面观察，你能看到腰椎和胸椎的曲度。此时如果把骨盆和脊柱放在地上，使脊柱直立并与地面垂直。让我们假设地面神奇般地抓住了坐骨，骨盆不能做任何运动，这时，一条重力线会穿过脊柱和骶骨。即使没有别的东西把脊柱扶直，当它顺着重力线立起时，它也不会向前或向后倒。它将会保持平衡。现在，假设脊柱的主体移动到重力线的前方，骶髂关节会发生什么运动？假设骶髂关节周围没有韧带，那么脊柱就会从骶髂关节处向前倒塌。这是因为，当脊柱的重心发生前移时，重力会迫使

椎骨的前侧变短，同时其影响会一直向下传递至骶髂关节。随着每一块椎骨都进一步向前移动，这会在脊柱前方施加更大的重量。脊柱上的最后一个关节就是骶髂关节。如果其上方的所有椎骨都向前移动了，那么这个关节也会随之向前移动。

我个人感觉不到骶髂关节的任何运动，但我了解的一些练习者可以确切地感受到。这表明他们属于关节活动性超强的一类人，天生就特别柔软，他们在练习中往往需要进行强化和稳定性练习。他们几乎总是在深度后弯的体式（如鸽子式）中感受到这个关节的运动。如果他们把鸽子式伸展到能够感受到骶髂关节运动的程度，他们就会感受到这个关节的运动仿佛会使身体后弯的程度更大。这时，骶骨顶部随着脊柱的运动发生了仰头，相对于骨盆的两侧向后倾斜了。但是，我并不会让练习者去尝试这个动作，因为持续进行这种尝试会加重不稳定性，还可能引发新的问题。在"学练结合"这一部分我们会更详细地讨论与这一关节相关的前屈和后弯动作。

盆底肌

盆底肌的作用是充当膈膜，这一位于盆底的膈膜与其上方的呼吸膈的位置正好相对。这两层膈膜有效地构成了我们腹腔的底面和顶面，并在某种意义上调节着其内部压力的大小。

会阴肌是最浅层的盆底肌，它包括会阴深横肌、球海绵体肌和坐骨海绵体

肌。它们很薄且难以辨认，但它们确实为盆底提供了支撑。不过，它们不是真正用来帮助稳定这一区域的肌肉。在瑜伽中讨论到盆底时，我们实际针对的是肛提肌，有时也会提到耻尾肌。肛提肌顾名思义就是提起肛门的肌肉，而耻尾肌则是肛提肌群的一部分。这一肌群的其他肌肉包括髂尾肌、耻骨直肠肌（图5.10）。

将盆底肌看作一个整体来了解其功能，有利于我们研究动态的身体。盆底肌是我们内脏真正的支持系统。当这些肌发力时，收缩不仅限于盆底的这些肌肉本身，下腹部也会有相应的肌肉响应。试一试，收缩你的盆底肌。你应该会感觉到，就在耻骨的上方、你的下腹部，有肌肉在协同收缩。

骶髂关节也会受到盆底肌的影响。肛提肌中的主要部分耻尾肌连接着耻骨和尾骨，而它也附着在骶骨上，因此这一肌肉的张力会对尾骨和骶骨产生影响，而这两块骨都与骨盆形成关节。如果某块肌肉的收缩会让骶骨发生仰头，那么

这块肌肉就是耻尾肌，但很少有人把这列为耻尾肌的功能之一。

这里，我要提到一个突破性的内容：耻尾肌的张力可以为骶髂关节和脊柱提供稳定性。因此，我们收缩盆底肌（包括耻尾肌）会给脊柱带来稳定效应。另外，腹肌也可以起到稳定脊柱的作用。

学练结合

骨盆对足部的适应

如前文所述，骨盆是身体的高位基础或者说第二基础，尤其是在站立的瑜伽体式中。在这些体式中，第一基础是我们的双脚，双脚的姿势会影响骨盆的姿势。另外，其他因素也会对二者的关系造成影响。其中最重要的因素是髋关节前侧、后侧和两侧肌肉的张力。髋关节周围的肌肉越灵活，骨盆相对于双脚的位置的适应能力就越强。

观察某个站立体式（如三角式或三角扭转式）的进入过程，我们就能看出

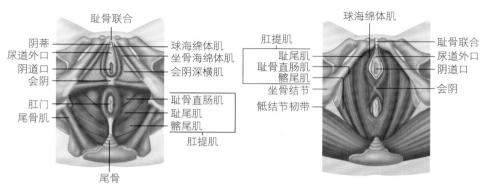

会阴的第三层（女性）

会阴的第二层（女性）

图 5.10　盆底肌

骨盆和双脚之间的关系。如图 5.11 所示，当我的双脚处于三个不同的状态时，骨盆的姿势也在发生改变。由于个体间髋部张力的不同，脚的位置对骨盆的影响可能不尽相同。

此外，如果骨盆的姿势没有顺应双脚的姿势，脊柱就需要进行代偿。如果脊柱发生了偏移，头部也会因此偏移。渐渐地，所有结构都不得不调整自身的姿势。即便是在一个简单的前屈式中，骨盆的姿势也决定着脊柱将会呈直线还是会屈曲。如果骨盆不能在股骨头处自如地转动（通常这是由于腘绳肌过度紧张），那么脊柱就有可能在前屈式中受到牵连。

骨盆倾斜的调整

在讨论骨盆倾斜时，我们经常会关注骨盆和脊柱之间的关系。在坐位前屈式中，腘绳肌过度紧张常常导致骨盆后倾，进而导致腰部（腰椎）姿势不正确。在做下犬式时，如果腰部是弓起的，骨盆应该就是后倾的，这也与腘绳肌过度紧张有关（图 5.12）。很多时候，如果练习者通过屈膝来减小腘绳肌的张力，骨盆的后倾幅度就会减小。也可以这么说，屈膝的动作增大了骨盆的前倾幅度。

我们常常需要弄明白的就是哪些肌肉在限制我们做出某个特定的动作。比如，如果在做坐位前屈式或者下犬式时想让骨盆前倾的幅度更大，我们就需要确定是什么肌肉在阻碍骨盆前倾。在这个例子里，正是那些导致骨盆后倾的肌肉，也就是腹肌和腘绳肌阻碍了骨盆前倾。当我观察做下犬式会弓背的练习者时，我几乎总是会发现他们的腹肌和腘绳肌是紧绷的。

再举一个相反的例子，我们来看需要增加骨盆后倾幅度的体式。除了考虑那些引发骨盆后倾的肌肉之外，我们还应当去考虑那些限制或阻碍骨盆后倾的肌肉。如果我们在做卧英雄式时，背部明显地向上屈曲。为了消除这一屈曲，我们需要让骨盆后倾。为了做到这一点，

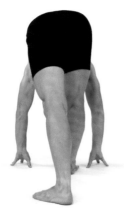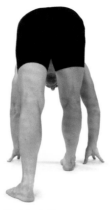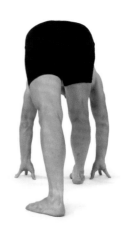

图 5.11　改变双脚的姿势会影响其上方的骨盆和脊柱

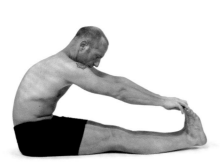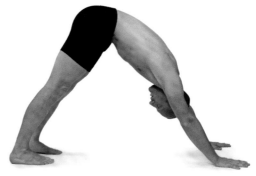

图 5.12　在坐位前屈式和下犬式中，腘绳肌过度紧张常导致骨盆后倾

腹肌和腘绳肌需要收缩，同时"前倾肌"则应放松。这些"前倾肌"包括髂腰肌、内收肌、股四头肌以及腰部的其他相关肌肉。

瑜伽体式中骶髂关节的运动

骶髂关节与前屈式

在前屈式中，当髋关节运动到一定程度时，骨盆会无法继续围绕股骨头转动。这是受到了腘绳肌张力的限制，骨盆遭到腘绳肌的阻碍、不能向前转动。事实上，腘绳肌的张力会使骨盆后倾。同时，在前屈式中，脊柱位于骨盆之前，且脊柱连接着骶骨。这时骶髂关节就可能发生点头的运动。

骶髂关节与后弯体式

我们来看一种与上面相反的情况。在做轮式这种后弯体式时，骨盆是悬空的，双手和双脚通过撑住地面将其抬起。髋屈肌就像前屈式中的腘绳肌那样被拉伸。随着它们的张力逐渐增大，它们会将骨盆朝前倾的方向牵拉。而此时，脊柱则向反方向运动（即向后弯），骶髂关节处就会发生仰头运动。

怎么减轻骶髂关节处的压力呢？可以让骨盆与骶骨朝向同一方向运动。在瑜伽中，我们常常会被教导要"收尾骨"，但我个人认为，大多数人在听到这一建议后的做法是收紧臀部。这样做，他们实际上增大了髋关节的张力，增大了髋屈肌的压力。这反而会增大骶髂关节的压力。我并不是说"收尾骨"的这一意图是错误的，不过我认为大多数人还没有能力去完成这个复杂的动作。

收缩盆底肌这一动作能对尾骨施加张力，将其拉向耻骨。假设这些非常薄的肌肉可以带动骶髂关节，那么它们所产生的运动将会是仰头。这些肌肉本身的力量很可能不足以胜过骶髂关节周围致密的韧带。然而，如果你在脊柱和（或）髋关节接近活动度极限时收缩这些肌肉，或许可以增大骶髂关节的活动度。

骶髂关节功能障碍

人们之所以熟悉骶髂关节，更多是因为其功能障碍，而不是其功能。当人们感到这个关节疼痛时，就会想要了解更多关于它的知识。有几个因素可能与骶髂关节的功能障碍相关，包括结构性因素、性别、是否生育过、脊柱和髋关节的灵活性，以及运动的类型。

结构性因素是导致骶髂关节功能障碍的因素之一。如果骨盆的一侧比另一侧低或高，那么外力或身体内部的压力就会影响骶髂关节的两侧。由于骶骨被推挤到一侧并且发生倾斜，为了校正这种异常状态，脊柱会形成一个与骶骨倾斜方向相反的屈曲。这可能导致脊柱侧弯，或成为造成脊柱侧弯的部分原因。

另外，与男性相比，女性发生骶髂关节功能障碍的可能性要高得多，尤其是孕妇。在孕期，体内会释放让骨盆周围韧带变松弛的激素，以便于分娩。这时，被粗壮的韧带维系在一起的骶髂关节的活动度就会比正常情况下更大。这种活动度的增大对分娩是有利的，但如果韧带被过度拉伸，那么在分娩之后，它们可能就无法恢复其"正常"的张力。如果出现这种情况，那么在孕期增大的关节活动度就会保持下来，导致这些女性发生骶髂关节疼痛的风险更高。

骶髂关节功能障碍可以导致多个部位疼痛，不只限于其自身所处的部位。由它引起的疼痛可以沿着腿前侧和后侧向下放射，也可以向上放射至腰部。对所有这些情况，进行准确的评估是寻找解决方案的关键。

最有可能引发骶髂关节疼痛的体式是扭转体式，其次是前屈体式和后弯体式。骶髂关节处于一条小运动链的中间。它的功能障碍在一定程度上是由其附近的两个关节——髋关节和腰关节[1]所导致的。腰椎这一段脊柱可以轻松地前后运动（屈曲和伸展），但不太擅长转动。

在很多扭转体式，如圣哲玛里琪三式或半鱼王式中，腰椎会最大限度地转动，而你会发现髋关节是不动的，骨盆会被拉向与扭转方向相反的方向，这样就能将扭转力有效地传递到专司扭转的脊柱胸段。但是假如骶髂关节由于某种原因（如韧带松弛）有功能异常，那么这种扭转就可能刺激骶髂关节。

如果你的骶髂关节有间歇性疼痛，你可以采取一些措施来缓解疼痛。在练习那些会给这一关节施加压力的体式时，如果可能的话，让髋关节去承担较多的负荷。例如，如果你在做一个坐位扭转式，那么就让髋关节承担更多的扭转；不要让腰椎过度扭转，否则会给骶髂关节施加更大的压力。

能量学解剖：收束法

收束法或许是阿斯汤伽练习中最难领会的一点了。在多年的练习中，我对

1　为了便于讨论，我把腰椎整体视作一个关节，因为它们的功能和运动是结合在一起的。——作者注

收束法的理解是在变化的，相信你也会是一样的。我在这里分享一下我的心得，或许会对你有所启发。

作为一名瑜伽解剖学老师，我力求将能量系统微妙而深奥的特性与解剖学术语相匹配。但我希望你不要因此将收束法完全理解为一个解剖学上的实物。我认为收束法既有物理属性，又有能量属性。就像我们的整个身体一样：客观存在、有能量、有情感、有精神、有思想——我们具有上述所有这些属性。

会阴收束法

为了研究会阴收束法，我们需要讨论的对应的身体结构是盆底肌。前文提到，这层位于躯干"容器"底部的组织网实际上是一层膈膜。骨盆底部的开口大致呈圆形，被一层层薄薄的肌肉和筋膜所覆盖，这些肌肉组织层形成了一个类似"蹦床"的结构。

盆底肌的收缩通常和会阴收束法联系在一起。但关于在会阴收束法练习中我们应该收缩盆底肌的中部还是后部，目前存在着很大的争议。我不会深入讨论这个话题，但我要说，我的恩师斯里·K.帕塔比·乔伊斯（阿斯汤伽瑜伽之父）总是说要控制肛门。我读过的《哈他瑜伽之光》的译本也有多处提到了同样的事情。也就是说，我们在会阴收束法练习中关注的大致就是盆底肌中的肛提肌（提起肛门的肌肉）或者耻尾肌（肛提肌的主要部分）。

我把收缩盆底肌视为通向会阴收束状态的途径。物理上的肌肉收缩完成了两件事情。第一，它使我们与会阴收束法之间产生了意念上的联系。似乎我们的普拉那（prana，表示"能量"）会依从意念而行。所以如果你在想着身上的某一部分，那么你就是在往那个部位输送能量。第二，盆底肌中的耻尾肌的收缩可以刺激能量中心，防止能量经由盆底逸散或向下流动，从而达到会阴收束状态。

当盆底肌收缩时，身体会发生变化。这些变化与核心肌群的描述相吻合。关于核心肌群到底是什么存在着争议。盆底区域几乎总是争议的焦点之一。盆底肌是脊柱的基础。它们填充着骨盆底部的圆形开口。

耻尾肌可以帮助稳定骨盆和脊柱，想象一下你非常用力地收缩耻尾肌，以至于尾骨都快要碰到耻骨了（事实上这是不可能的）。此时骶骨也会向耻骨靠近，骶髂关节就会发生仰头运动。脊柱就会在骶髂关节上方向后倾倒。相反，如果耻尾肌完全放松，没有张力维持骶骨的稳定，那么竖立的脊柱就可能会向前倾倒。

当然，其他一些肌肉和韧带也帮助维持着骨盆的整体性和脊柱的稳定性。这里需要强调的是，耻尾肌是这一切的根基。所以说它在会阴收束法中发挥着作用也就不足为奇了。

你应该还记得收缩盆底肌时会发生什么：下腹部也会同时收缩。不同的人对此的感觉会有细微的差异，有的人甚至会感觉到骨盆顶部和肋骨之间的背部区域（腰部）也在收缩。这多半是因为腹横肌（最深层的腹肌）的收缩，因为它与腰椎相连。

还有一个因素影响着无形的会阴收束法与有形的盆底肌之间的联系。那就是呼吸，你甚至可以说，在瑜伽里，呼吸是无形与有形之间的根本联系。从无形这一层面上讲，呼吸就是普拉那，或者说是生命力，它给了我们能量，赋予我们的肉身以生命的活力。从有形这一角度去思考，普拉那是以氧气分子的形式呈现的。这些氧气分子滋养和维持着我们所有的神经、肌肉和骨骼，身体的一切都依赖于它们。

当负责呼吸的膈肌（位于胸腔和腹腔之间）收缩时，它会对腹腔内容物产生压迫作用，并对盆底肌施加向下的压力。如果不加限制，它还会使腹部鼓起。你可以自己试一试。闭上眼睛，深呼吸。吸气越深，腹部的活动幅度就越大，施加到盆底肌上的压力也越大。

上方负责呼吸的膈肌会给下方的耻尾肌施加压力。收缩耻尾肌不仅可以避免下行的能量逸散，还能抵抗上方的压力，避免耻尾肌在呼吸时向下移动，从而维持身体的稳定。这就是会阴收束法在无形的能量层面和有形的身体层面所发挥的作用。

收腹收束法

如何知道一个人是否在使用收束法？你可以通过他的动作去观察。当一个人练习瑜伽时，你能从他的动作中看出会阴收束法和收腹收束法的特性。使用会阴收束法的人所做的体式具有稳定性，而收腹收束法的原文"uddiyana"具有向上飞扬之意，在练习时，它常常会让人觉得整体看上去很轻松，还特别轻盈。许多人都知道高级的瑜伽修行者在练习时能表现出"漂浮"的效果，这体现出他们对收腹收束法的运用和控制能力。从肌肉层面上看，我们必须有足够的力量来达到这种状态。但要想让自己看上去轻松自如，我们还需要无形的力量支持。

我们先明确一点，在呼吸的同时达到完全的收腹收束状态是不可能的。只有在练习呼吸控制法并达到自然屏息状态（kumbhaka）时才能达到完全的收腹收束状态。在练习体式时进行的收腹收束法练习会让人达到一种半收腹收束状态。不过，不管怎样，我们要明白我们的头脑和意图总是领先于身体的。

虽然在收腹收束法练习中我们会收缩腹肌，但从功能解剖的角度上讲，这一点还远远不足以解释我们所感受到的肢体轻盈的感觉。我们还需要寻找另一块肌肉，它的功能可以让我们在练习中显得轻盈。虽然它并不能让我们直接达到收腹收束的状态，但它能成为收腹收束法在身体层面的代表，还能支持并反映出收腹收束法在能量层面的特性。这块肌肉我认为是髂腰肌。

髂腰肌是最强壮的髋屈肌。屈髋是人体基本的动作之一，是我们实现向前行走的必要条件。行走时，我们实际上是在控制身体重心，使其向前移动。从本质上讲，所有类型的运动都是控制身体重心的体现（想想舞者优雅的舞步，或者足球运动员犀利的变向）。髂腰肌所处的位置决定了该由它完成控制身体重心的功能。如前文所述，身体的重心位于骶骨顶部的附近，而髂腰肌是位于身体重心两侧的（每侧各一块）、逐渐变细的、呈管状的肌肉组织。它与重心所在区域的控制密切相关——在我看来，重心所在区域是身体的功能核心。

在前跳、后跳或把身体撑起来做手倒立式时，你就是在控制身体重心相对于身体基础的位置（在这些情况下，身体的基础就是双手）。简而言之，学习控制收束法就是学习与你身体的重心建立物理上和能量上的联系。有意识地并能有效地运用髂腰肌似乎可以让人进入收腹收束的状态，从而感受到一种轻盈且受控制的身体向上飞扬之感。至少你应该能感觉到轻盈感在逐渐产生，而这种感觉还会随着不断练习而强化。

我们已经知道，在拜日式中向前和向后跳，可以让我们与髂腰肌建立直接的联系，在这样的动作中，髂腰肌发挥着控制身体重心的功能（见第 91 页）。再加上手部和肩部给身体提供一个稳定的基础，你就能做出一个看上去既稳健、又轻盈的缓慢而受控制的动作。髂腰肌的这一功能与腹肌及盆底肌的功能密切相关。会阴收束法和收腹收束法也是一样的，它们之间存在着相互联系，共同发挥着作用。下面，我们来探讨有关收束法的另一个重要因素：呼吸。

呼吸与收束法

呼吸孕育了收束法。以正确的方式呼吸是实现收束状态的必要途径。呼吸与我们对体内能量的控制和运用有着直接的关系。在瑜伽哲学里，我们通过对呼吸的控制来生发体内的能量并与之进行交互。

关于什么是瑜伽中正确的呼吸方式，目前存在着许多争议。较为古典的瑜伽类型，如希瓦难陀瑜伽，用的是腹式呼吸。一些新兴的瑜伽类型会在呼吸时保持收腹。还有一些瑜伽类型并不太关注呼吸。我目前对呼吸方法的理解，受到我作为一名阿斯汤伽瑜伽练习者所采用的方法及所获经验的影响。我并不是说阿斯汤伽瑜伽里用的呼吸方式就是唯一正确的方式，我是把这种呼吸方式视作发挥练习功效的一种技巧，而瑜伽中有许多的技巧。

让我们来看看能不能用解剖学术语把会阴收束法、收腹收束法和呼吸联系在一起。会阴收束法，又叫"根锁"，它和盆底肌有关，其目的是防止能量从躯干的底部向下逸散。收腹收束法也被称为"上扬能量法"，可以解释我们在高级瑜伽练习者的练习中所看到的那种轻盈感。而呼吸用的主要肌肉是膈肌。

膈肌的形状与体内其他所有肌肉都不一样，有点像一个圆屋顶。在附着方式上，膈肌也是独一无二的。多数肌肉是从一块骨连接到另一块骨上，并会使这两块骨发生相对运动。而膈肌的后部附着在脊柱上，其他部分则以环形附着于胸廓底部，并一直延伸到胸骨底部的剑突处。其肌纤维呈上下走行，并附着在"圆屋顶"的顶部被称作"中心腱"的部位（图 5.13）。当膈肌收缩时，这些肌纤维会缩短，两端会相互靠近。膈肌有两种发挥作用的方式，从而导致了不同的呼吸方式。理解这两种方式对我们从解剖学上理解会阴收束法和收腹收束法是如何作用的，以及它们对躯干所产生的物理效应非常重要。

当我们吸气时，膈肌会收缩，其顶部会下降。在其顶部下降的过程中，它会牵拉环绕肺部的结缔组织囊。如此一来，胸腔中就会产生负压，肺部得以充盈。另外，膈肌的下降也可以将腹腔内容物向下推，迫使腹部随之下降。让我们深吸气，试着做几次让腹部向外突出的呼吸（腹式呼吸）。深吸气时首先是腹部向外突出，在吸气快要结束时，胸腔才会充盈。此外，在吸气快结束时，你可能会感觉到盆底区有轻微的压力，因为此处发生了拉伸或者受到了腹腔内容物向下的推压。

不同于上述呼吸方式的方式之一是在呼吸的同时收紧盆底肌，这样当压力从收缩的膈肌向下传导时，躯干底部的组织就不会被向下推挤。这正是会阴收束法的目的所在！它可以避免能量或气体向下流动。

另一种方式是在呼吸的同时把下腹部往里收并且保持住，不论是在吸气还是呼气时。如果你在收腹的同时吸口气，你很快就能注意到吸入的气流立即进入了胸腔。此时，膈肌不能再向下推压，并且腹部也受到限制不能向外突出。力量的方向被调转了，转而向上传到胸腔内。这不就是收腹收束法的目的吗？把能量、呼吸或普拉那向上引导。

如果我们在呼吸时保持收腹，膈肌

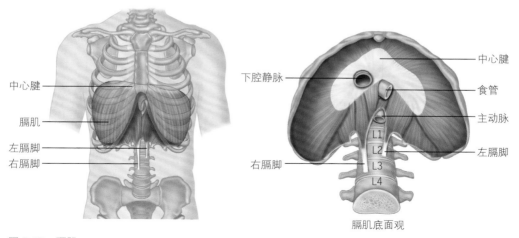

中心腱
膈肌
左膈脚
右膈脚

下腔静脉
右膈脚
L1
L2
L3
L4

中心腱
食管
主动脉
左膈脚

膈肌底面观

图 5.13　膈肌

就会被迫产生另一种运动。不同于平常吸气时膈肌顶部下降的运动，收腹时，腹腔内容物会使膈肌顶部的位置保持不变。于是膈肌纤维会被迫把最下部的肋骨往上拉。肋骨相对于我们腹腔底部不是平行的，而是向下倾斜的。随着膈肌以这种方式收缩，肋骨的前部会抬升，从而扩大了胸腔空间。空间扩大产生了负压，空气随之涌入。

在体式练习中使身体达到会阴收束法和收腹收束法的状态，会改变我们呼吸的方式。这种物理上的改变似乎也能反映出收束法在能量层面的意图，其中之一就是让我们获得一个焦点，借此在练习中支撑身体。另外，从宏观的身体的角度看，我们在运用收束法时，也会收缩与身体核心相关的肌肉，这可以帮助我们整合运动，同时稳定脊柱。因此，练好收束法对我们的体式练习会产生重要的影响。

呼吸的限制因素

除了和收束法的相互联系之外，我们还需要提到影响呼吸的另一个重要因素——肋骨。我们有十二对肋骨。最下方的两对肋骨被称作"浮肋"，它们不像其他肋骨那样通过软骨与胸骨相连。每一对肋骨都和一块胸椎相连，但它们与脊柱的关系可不仅仅是连在一起那么简单。它们给脊柱提供支撑，增强了脊柱的稳定性。

在上下两根肋骨之间有三层肌肉：肋间外肌、肋间内肌和肋间最内肌。这三层肌肉可以辅助呼吸，尤其是在需要进行用力吸气和呼气时（例如，在锻炼过程中，心血管系统承受着较大的负荷时）。如果这些肌肉过于紧张，它们就会限制肋骨间的运动。就像其他所有肌肉一样，我们希望肋间肌的灵活性和力量能达到平衡。在练习时，你可以观察当这些肌肉受到压力时会发生什么。

你觉得在什么类型的体式中呼吸最困难？对我来说是后弯体式和扭转体式。初学者肯定会在练习这两类体式时感到难以呼吸。这是因为在后弯体式和扭转体式中，压力都会被施加到肋骨和肋骨之间的肌肉上，使它们处于拉伸状态。拉伸肌肉会增大其张力，这样，肋骨之间要相互分离就会变得更为困难。如果你不能使肋骨彼此分离，那么在胸廓内的肺又怎么能充盈呢？

瑜伽总是会告诉我们需要关注什么，以及需要加强什么。它会让我们达到舒适区的边界，然后在这个边界探索，诱使这一边界向外拓宽一些，这样我们就能从中受益。在扭转体式中进行呼吸就会让我们到达舒适区的边界，而变化会发生在这个边界上。当我们的感知能力到达一个边界，我们保持着呼吸进入那种状态，然后再尝试呼吸，我们的身体组织就会发生改变。

第 6 章
脊柱

脊柱是一个迷人的结构。在练习瑜伽时，为了让自己在瑜伽垫上有效地运动，我们需要花很多时间和精力去寻找身体的中心，而脊柱是身体的中心线。

我的好朋友弗兰常会提到阿利斯泰尔·希勒《圣谕：帕坦伽利瑜伽经》中的一句话："瑜伽，归结到底，是关于神经系统的。"脊柱正是容纳神经系统的重要部位。脊柱的健康和灵活性会在不知不觉中对我们的体式练习产生影响。在日常生活中，脊柱同样发挥着非常重要的功能，比如它能让我们坐直，并且长时间保持这种姿势。

为了让大家了解脊柱，我们还是像前几章那样将其分解来学习。我们将从结构、运动、肌肉、功能，以及在瑜伽练习中可能遇到的功能障碍等方面去研究它。这些不同的方面共同构成了脊柱这个神奇的结构。

构成脊柱的骨骼

人体一共有 24 块椎骨（如果考虑骶骨和尾骨的话，那就是 33 块）：颈椎有 7 块，胸椎有 12 块，腰椎有 5 块。再往下就是骶骨，通常有 5 块。然后是尾骨，通常有 4 块。我之所以强调"通常"，是因为这些区域有可能多出 1 块椎骨。

椎骨的结构

棘突

棘突是椎骨向后突出的部分（图 6.1）。当我们从背后摸自己的脊柱时，就能在皮下感觉到这个结构。它是一个供肌肉附着的部位，另外，它还影响着椎骨的活动能力。

横突

这是椎骨向两侧突出的部分，椎骨两侧各有一个横突。我们只能在脊柱的颈段和腰段的外侧摸到它们。

椎体

这是椎骨前侧的部分，它们之间夹着椎间盘。所有椎骨的椎体都是用来承重的。

椎孔

椎体的后面是椎孔。它是由锥体、横突和棘突共同围成的包绕着脊髓的孔洞。椎体和横突之间是连续的，这个连续性的结构向后延伸形成棘突，它们共同形成了这个环状的骨性结构，即椎孔。

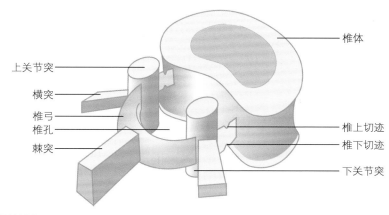

上关节突
横突
椎弓
椎孔
棘突

椎体
椎上切迹
椎下切迹
下关节突

图 6.1　椎骨的结构

从整体视角看脊柱结构

　　脊柱的结构使其就像一件卓越的设计品。脊柱由堆叠在一起的矮圆柱状的椎骨和其间的盘状软骨（即椎间盘）构成（图 6.2）。这些内含液体的盘状软骨是脊柱结构中真正神奇的地方。它们具有减震作用，并通过维持椎骨间的间隙，使脊柱产生运动。这些间隙的存在也使椎骨之间能够容纳从脊髓发出的、用于支配组织和器官的神经。

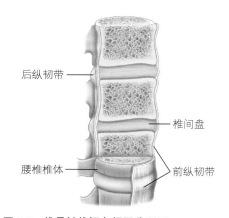

后纵韧带
椎间盘
腰椎椎体
前纵韧带

图 6.2　椎骨被椎间盘相互分隔开

　　如上文所述，椎骨前部是椎体，呈短圆柱状，中部是圆环状的椎孔，保护着走行在其中的至关重要的脊髓。椎骨侧面的横突和后面的棘突为肌肉提供了附着点，它们还能容许或限制某些方向的运动。

　　椎骨之间在两处形成关节：一处在前方，被称为"前椎间关节"；另一处位于后方，被称为"小平面关节"，也被称为"关节突关节"或"后椎间关节"。每节椎骨后部的底面和顶面各有两个平整的小关节面，即两个上关节突和两个下关节突（图 6.3），相邻的两节椎骨通过上、下关节突相连，会形成两个小平面关节。这些小平面关节属于滑动关节或平面关节，它们的关节面容许发生任意方向的运动，但构成该关节的每块骨只能移动较小的距离。

脊柱结构的张拉整体性

　　脊柱是一个能够清晰地体现张拉整体性的结构，其中椎骨是受压构件，椎

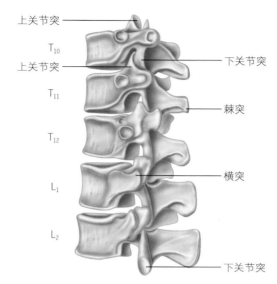

图 6.3　T$_{10}$ ~ L$_2$ 段脊柱的结构示意图（侧面观）

上关节突

T$_{10}$

上关节突

下关节突

T$_{11}$

棘突

T$_{12}$

横突

L$_1$

L$_2$

下关节突

骨周围的肌肉（肌筋膜）是张力构件。脊柱以及椎间盘的健康，与椎骨周围的肌肉对其施加的压力有着密切的关系。张力的不平衡会增加椎骨受到的压力。

图 6.4 展示了一个类似脊柱的张拉整体模型。这种模型结构的基本特点是，处于上方的受压构件（即模型中的火柴棍，可以想象成椎骨）向下伸出一个支撑杆，一直伸向了其下方受压构件向上伸出的两个支撑杆之下，并且有一个张力构件（即模型中的绳子，可以想象成肌筋膜）将两者连接在一起。不管是在哪种张拉整体模型中，受压构件都是相互交叉并且与张力构件连接在一起的。你既可以在模型中，也可以在解剖示意图中看到这种排列结构。

每节椎骨都有两个向两侧突出的受压构件，即横突。另外，还有一个受压构件从椎骨后部向正后方伸出，即棘突。

所有这些向外突出的部分都和最深层的肌肉组织相互作用，产生张拉整体性。

与脊柱关联的肌肉中最深层的是回旋肌，它起自横突，止于上方椎骨的棘突（图 6.5a）。如果我们把来自其他部位

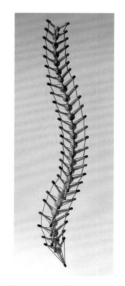

图 6.4　类似脊柱的张拉整体模型

（比如肋骨）并附着在棘突上的其他肌肉考虑在内（图 6.5b），我们就可以想象到每一节椎骨都是悬吊在一张张力网中的。如果我们从整体来看，那么整根脊柱就是被悬吊在张力网中的，其受到的力绝不只是椎骨及椎间盘之间的相互挤压。

脊柱的这种张拉整体性对我们理解那些可能施加在椎骨上的不平衡的压力非常关键。在思考椎间盘的问题时，我们不能忽视一种可能性，即这些椎间盘和椎骨所处的张力网可能会影响压力是如何被施加和分布在这些结构上的。这些组织中长期作用的张力模式可能会导致椎骨受到不平衡的压力，并使位于椎骨间的椎间盘也受到不平衡的压力。

脊柱的曲线对结构的强化作用

在标准解剖学姿势下，从前方看去，脊柱是一个柱状结构。从这个角度看，它就是一系列呈直线排列的、将骨盆与颅骨连接在一起的骨。但是如果我们从侧面去看，就会有很不一样的发现。严格来讲，脊柱并不是一个柱状结构，因为整条脊柱存在着自然的曲线（图 6.6）。这些曲线很重要，它们使得整个脊柱结构的强度比排列成一个圆柱体时高了 10 倍。这些曲线可以分为先天曲线和后天曲线。先天曲线也被称为"后凸曲线"，包括胸椎和骶骨的曲线。它们之所以被称为"先天曲线"，是因为它们是胎儿在母亲体内形成的。而虽然我们体内有腰椎和颈椎的后天曲线的遗传密码，但这

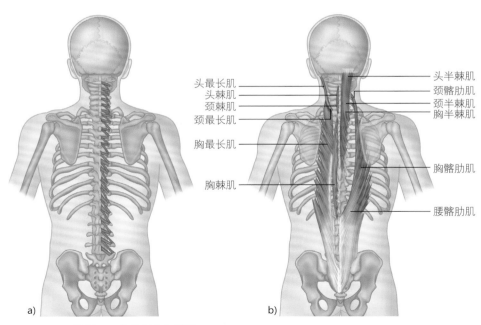

图 6.5　a) 回旋肌；b) 半棘肌和竖脊肌

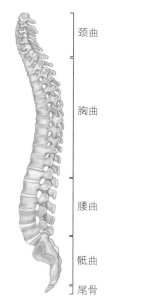

图 6.6　脊柱的侧面观

些曲线真正形成于婴儿开始抬头和弓背时。后天曲线也被称作"前凸曲线",是在活动所产生的组织张力作用下形成的。由此我们可以认为,在生长发育过程中,我们的生活经历进一步强化了遗传密码的效应。

足弓也存在类似的情况。你也可以认为足弓(主要指内侧弓)是一种后天曲线,因为它并不是新生儿天生就有的结构。它的形成需要有活动的刺激来强化固有的遗传密码的效应。所以我常常说我们生下来都是扁平足。足弓是在我们开始学会爬行和用脚趾推压地面后才逐渐形成的。

脊柱:身体的核心

脊柱是身体真正的核心。它是位于身体最深层、正中央的结构。各种各样的结构都与脊柱直接或间接相连,这些结构包括肋骨、肺、心脏、膈肌、盆底肌、髂腰肌,以及其他器官或肌肉。所有这些结构都与位于中心的"帐篷支撑杆"(脊柱)有着共生关系:它们依赖于脊柱以获得一定程度的稳定性和强度;与此同时,它们就像帐篷上的帆布一样,也反过来增加了支撑杆的稳定性和强度——帆布的张力帮助强化了整个结构。

在理想情况下,脊柱会将身体等分为左右两侧。然而实际情况表明,很少有人能够在行走、说话和进行其他活动时使脊柱维持完美的张拉整体结构。由于连接和包围脊柱的张力构件(即肌筋膜)太多了,这些组织一旦出现不平衡,就会牵拉中央的"支撑杆",使其排列变得不整齐。由此导致的不平衡可能会影响到许多其他结构。

除了肌筋膜之外,骨骼结构同样会牵拉脊柱,导致其结构失衡。例如,如果骨盆不平衡,它就会对骶骨施加压力,迫使其发生一定角度的倾斜。出现这种情况时,脊柱自然会去试图修正其自身的姿势,以使头部和双眼保持水平。

腰椎的结构与运动

腰椎共有 5 块椎骨,最后一块椎骨(即第五腰椎,L_5)位于骶骨的上方。如果我们注意一下椎骨的大小,就会发现脊柱底部的椎骨比上面的椎骨要大很多。与颈椎的椎骨相比,腰椎的椎骨更宽、更厚,这体现出腰椎承重的功能特性。越靠近脊柱底部,椎骨就越大,以支撑其上方的椎骨。

从腰椎到颈椎，棘突的形状和大小也在发生改变。在腰椎处，棘突之间的空隙较大，每个棘突也较大且形状较为圆润；在胸椎处，棘突稍向下倾斜；而在颈椎处，棘突则变得很小（图 6.7）。这些差异在一定程度上影响着脊柱不同节段是适合运动，还是运动受限。

另外，腰椎椎骨的小平面关节（由上下关节突形成的关节，见第 112 页）明显不同于胸椎和颈椎。在腰椎，小平面关节的关节面基本上是和身体的矢状面平行的。这使得腰椎的活动度更大。在腰椎进行屈曲或伸展的运动时，这些关节面可以发生较大范围的同向或相向的滑动。这使得腰椎能够完成我们所期望的屈曲和伸展动作。但是，如果我们想要旋转腰椎，这些关节面就会相互碰撞、相互压迫，不能再发生相对滑动。

腰椎还可以侧屈。在做这个动作时，小平面关节的关节面朝向使得关节面间可以发生滑动。而当肋骨遇到骨盆顶部时，腰椎将无法继续侧屈。你可以自己去感受：把手指戳到最下面的肋骨和骨盆之间，然后向体侧弯腰，这样你的手指就会被压到。

在多数人身上，腰部的曲线看上去比腰椎曲线要平很多，这是因为厚实的肌肉填充了弯曲的部分。事实上，腰椎的曲度很大，这一曲度使得第四和第五腰椎（L_4 和 L_5）的顶部几乎垂直于地面。L_4 和 L_5 的倾斜角度实在太大了，事实上它们的后部存在着额外连接到骨盆的韧带。这些韧带被称作"髂腰韧带"，它们是使这些椎骨保持稳定的额外因素。

胸椎的结构与运动

胸椎共有 12 块椎骨，就椎骨的大小而言，第十二胸椎和第一腰椎的差异并不那么显著，然而，第十二胸椎和第一胸椎的大小则存在明显的差异。胸椎在功能上不同于腰椎，其承重的功能减弱，

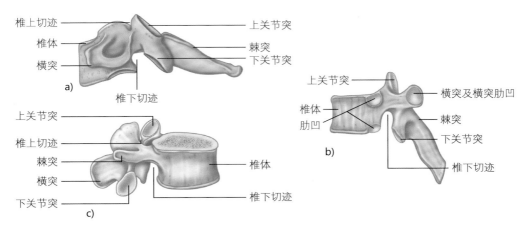

图 6.7　椎骨的大小差异。a) 第五颈椎（C_5）的侧面观；b) 第六胸椎（T_6）的侧面观；c) 第三腰椎（L_3）的侧面观

这使得胸椎的椎骨不需要像腰椎的那么大。另外，胸椎的总长度大致是腰椎和颈椎长度的两倍。各个椎间关节处发生的微小运动组合在一起，使得脊柱的整体活动度比每个单独的椎间关节要大很多。这一点对于胸椎最为明显。有些动作从结构上看似乎是不能发生的；但是由于这些微小运动的叠加，胸椎整体也可以进行较大幅度的运动。简单地讲，让我们假定每两节椎骨之间平均只能发生 1° 的屈曲，如果将此数值乘以 12，那么整个胸椎的活动度就能达到 12°。

让我们来看看胸椎的棘突，你能顺着自己后背摸到它们，留心感受一下它们的形状和排列的变化。靠近胸椎底部的棘突比腰椎的棘突要稍长一些；且它们并非从椎骨后方水平伸出，而是略向下方伸出。沿着胸椎继续向上，在中部，棘突向下倾斜的幅度越来越大，它们之间的间隙也变得很小（图 6.8）。再往上，棘突的长度又略有缩短，它们之间的间

隙又变大了。在胸椎的顶部，棘突的倾斜角度和在胸椎底部的差不多。胸椎棘突的这种特点能在一定程度上体现胸椎可以发生什么方向的运动。

另一个只存在于胸椎的因素也影响着这段脊柱的功能。每一块胸椎的椎骨都和一对肋骨相连，椎骨的两侧各连接着一根肋骨。位于最下方的是两对浮肋。如前文所述，之所以叫作"浮肋"，是因为它们不像另外十对肋骨那样与位于身体前侧的胸骨相连。

上方的十对肋骨从与胸椎的连接处开始，向前延伸、包裹胸腔，并通过肋软骨与胸骨直接或间接相连，从而构成胸廓（图 6.9）。我们需要记住这一点，因为它对于我们思考胸椎的活动方式很重要。另外，由于胸廓保护着重要器官——心脏和肺，所以它必须十分坚固。

前文提到，在腰椎，小平面关节的关节面基本上是和身体的矢状面平行的。但这种关节面的朝向从第十二胸椎起有

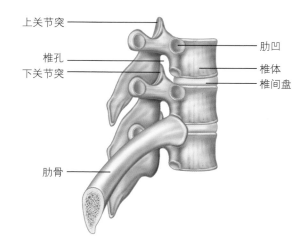

图 6.8　胸椎示意图

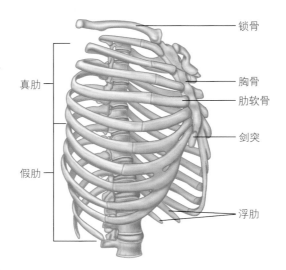

图 6.9　肋骨和胸骨

图中标注：锁骨、真肋、胸骨、肋软骨、剑突、假肋、浮肋

了变化。第十二胸椎底部的两个小平面关节的关节面因为要与腰椎的小平面关节的关节面对接，所以仍然平行于身体的矢状面，但其顶部的两个小平面关节的关节面的方向就彻底改变了，不再平行于身体的矢状面，而是变得与背部（即冠状面）大致平行。这导致胸椎和腰椎在功能上存在巨大的差异（图 6.10）。

当腰椎做前向或后向运动（即屈曲或伸展）时，其小平面关节可以轻松地发生相对滑动。但如果让胸椎也做同样的动作，其小平面关节就不能相对滑动，而是会彼此撞击，因此活动的幅度很小。不过，胸椎之间还是能发生一些相对运动，这个区域可能比你一开始所想象的要灵活一些。

除了小平面关节的关节面朝向不同之外，我们还要记住胸椎的棘突是朝下的，而且几乎能彼此接触。由于小平面关节的朝向和棘突间的相互挤压，想要

拉伸胸椎是很困难的。而在接近胸椎顶部的位置，棘突间的间隙又变大了，而且小平面关节的关节面朝向也发生了变化，从而使相应的脊柱节段能够进行更大幅度的运动。在颈椎处，小平面关节的关节面朝向呈现出连续性变化，而不是像腰椎与胸椎间的那种突然的转变。

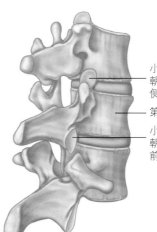

图中标注：小平面关节的关节面朝向使椎骨能够进行侧向运动、第十二胸椎（T_{12}）、小平面关节的关节面朝向使椎骨能够进行前向和后向运动

图 6.10　小平面关节的关节面朝向的变化与脊柱的相应节段所能发生的运动相适应

我们继续来看胸椎的其他运动。如前文所述，胸椎的小平面关节和一部分棘突都会限制胸椎的伸展。而在胸椎屈曲时，虽然棘突的走向并非最适于屈曲，但它们本身不会过于限制这个动作。限制胸椎屈曲的主要因素是身体前侧的胸骨。如果胸椎屈曲幅度过大，胸骨就会承受很大的压力，过度的压迫会让你呼吸困难，还可能对你的心脏施加过大的压力。

胸椎最擅长的运动是旋转（内旋和外旋）。胸椎小平面关节的关节面朝向和棘突都不会限制这种转动。不过小平面关节本身和肋骨却会对旋转产生限制作用。小平面关节本质上属于滑膜关节，这意味着它们具有由结缔组织构成的关节囊。这些小关节囊会限制关节的旋转。而肋骨扭转所产生的力也会给胸椎施加压力。另外，肋骨之间的薄层肋间肌如果过度紧张的话，也会限制胸椎的转动。

最后，胸椎还能进行一项重要的运动，即侧屈。小平面关节对这一动作的限制非常小或几乎没有。限制这个动作的主要因素是肋骨。在身体弯向的那一侧，肋骨之间最终会相互挤压或撞击，而对侧肋间肌的柔韧性则影响着另一侧的肋骨间可以分离到什么程度。

颈椎的结构与运动

从胸椎中部开始到颈椎，小平面关节的关节面朝向慢慢变得接近水平。除了第六和第七颈椎外，颈椎的棘突明显地缩短，其间的间隙因此而增大。这使得颈椎可以进行伸展运动。除了最上方的两块颈椎（C_1 和 C_2）外，其他颈椎的横突都变窄了。这些横突的另一个重要变化是，其中的横突孔有动脉穿行而过（图 6.11），并最终为大脑供给血液。与腰椎相比，颈椎的椎骨明显要小很多。颈椎需要依赖于胸椎这一坚实的基础，才可以稳固地支撑起头部。

颈椎的运动不会受到太多的限制。尽管在屈曲和伸展时，颈椎的活动度肯定是有限的，但这种屈伸运动基本不受其他因素的限制。其旋转也不会受到骨质结构的限制，而侧屈对颈椎而言也很

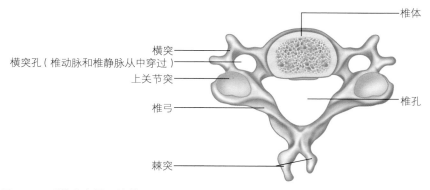

椎体
横突
横突孔（椎动脉和椎静脉从中穿过）
上关节突
椎弓
椎孔
棘突

图 6.11　颈椎和小平面关节

轻松。

颈椎最显著的变化发生在第一颈椎和第二颈椎之间。在这里简单地介绍一下。第一颈椎又被称作"寰椎"，仔细观察后你就会发现，这块椎骨的基部更宽，从而可以支撑颅骨。寰椎与其上方的枕骨相连，构成寰枕关节（图 6.12），支撑着头部。寰枕关节使颅骨可以向前后和两侧倾斜，但旋转在这个关节处是受限的。

第二颈椎叫作"枢椎"，它上面有一个小的凸起，叫作"齿突"。齿突向上伸出至寰椎中央。这个凸起使颅骨能够进行很大范围的旋转运动。如果我们想要单独研究颅骨的旋转运动，那么我们就要去研究 C_1 和 C_2 构成的寰枢关节。

脊柱周围的肌肉

脊柱周围的肌肉相当复杂，不过我们可以根据肌肉的深度和在脊柱上的位置对它们进行分类。这些肌肉中，无论是那些最小的、起点和止点均附着在同一节椎骨上的肌肉，还是那些最粗大的、跨过多节椎骨的肌肉，它们的功能都是使脊柱保持直立。这可不是一项轻松的任务。

脊柱后肌群

那些直接附着于脊柱的最深层的肌肉是脊柱后肌群中体积最小的。前文提到过，这些肌肉和椎骨相互作用，形成了脊柱的张拉整体结构。首先要介绍的最深层肌肉是回旋肌（见第 114 页图 6.5a），它又分为长回旋肌和短回旋肌，它们起自椎骨的横突，另一端连接到上方椎骨的棘突上。这种排列方式使受压构件（椎骨）产生了张拉整体结构所必需的交叉式。

腰方肌（图 6.13）也位于最深层，它在脊柱的侧面，从骨盆顶部向上连接到最下方的肋骨和腰椎的横突上。虽然腰方肌确实能够辅助脊柱的伸展和侧屈，但多数情况下它的主要功能是作为稳定肌，将骨盆、脊柱和胸廓连接到一起。

比回旋肌和腰方肌更浅一层的脊柱后肌群包括多裂肌和半棘肌（图 6.14）。

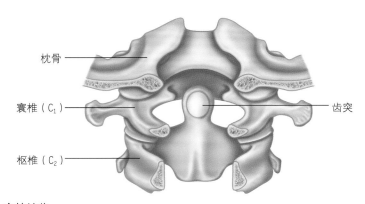

枕骨

寰椎（C_1）⸻⸻ 齿突

枢椎（C_2）

图 6.12　寰枕关节

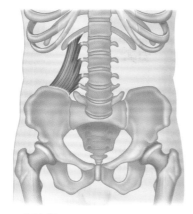

图 6.13　腰方肌

它们跨过多个脊柱节段。每块多裂肌跨过 2～4 节椎骨，并且腰椎的多裂肌特别粗大。半棘肌在胸椎和颈椎都有附着处，发挥着保持脊柱直立的作用。

　　最浅层的脊柱后肌群是竖脊肌，其名称暗示了它们的功能。竖脊肌由三块肌肉组成，分别是棘肌、最长肌和髂肋肌（图 6.14b）。这个肌群的跨度比其深层的协同肌还要大，从骶骨向上一直延续到颈椎。它们在某些部位至少跨过了四节椎骨。靠外侧的最长肌和髂肋肌，实际上附着到了肋骨上，并以肋骨作为力臂来使脊柱伸展。

　　我们在做后弯体式，如蝗虫式及其变式时，竖脊肌的作用并不是维持脊柱竖直，而是使脊柱伸展，在我们面朝下时将身体从地面抬起。在这类体式中，竖脊肌与腹肌的作用是相对抗的。腹肌的张力会限制我们进一步伸展脊柱，与此同时，竖脊肌又和腹肌共同维持着脊柱的稳定。腹肌可以使脊柱产生运动，但是它们只有远程作用，或者说通过较为间接的联系而产生作用。

腹肌

　　构成腹腔的组织也影响着脊柱。腹腔前部的肌肉就是腹肌。腹肌分为三层。

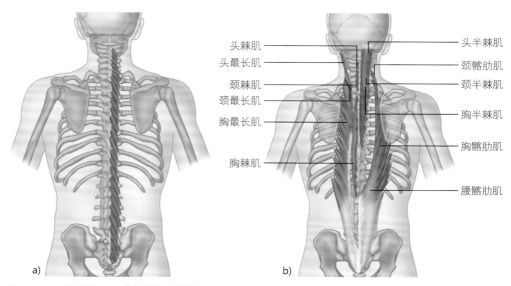

头棘肌
头最长肌
颈棘肌
颈最长肌
胸最长肌
胸棘肌

头半棘肌
颈髂肋肌
颈半棘肌
胸半棘肌
胸髂肋肌
腰髂肋肌

a)　　　　b)

图 6.14　a) 多裂肌；b) 半棘肌和竖脊肌

最外层的是腹外斜肌，位于腹内斜肌之上，这两层肌肉下面是腹横肌。这三层肌肉呈束带状覆盖在腹部的外侧，并在身体前侧与腹直肌相连，而腹直肌正是通常所说的"六块腹肌"（图 6.15）。

从整体上讲，腹肌沿胸廓底部走行，并通过胸腰筋膜与后方的腰椎横突相连。然后它们下行至骨盆顶部，沿着髂嵴走行并最终与腹股沟韧带相连。腹肌构成了腹腔的前壁和外侧壁，另外由于其附着的位置，它们还与躯干的稳定性和运动相关，它们能起到稳定和带动脊柱的作用。

腹肌的三层肌肉都能将肋骨向下拉向耻骨，从而帮助脊柱屈曲。腹内、外斜肌位于身体侧面，它们能协助把肋骨从侧面拉向骨盆（即脊柱侧屈）。腹内、外斜肌的肌纤维走行方向还使其能帮助脊柱旋转。不过，你可能知道，如果一块肌肉可以产生一个动作，它也能限制一个动作。腹肌会抵抗脊柱的伸展，就像在蝗虫式中那样。此外，它们还会限制脊柱的侧屈和旋转。

腹肌还能使骨盆产生运动。它的这个功能经常被遗忘。如果胸廓足够稳定，那么耻骨就可以被腹肌向上提起，骨盆会因此发生后倾。在做幻椅式或战士二式时，我们经常被要求这么做。

对维持骨盆与脊柱的相对位置，腹肌也发挥着相当重要的作用。试着做一个简单的平板式，并坚持一分钟左右。你不仅会感到全身的肌肉都在用力，而且很快，你就会特别明显地感受到腹肌的发力。它们在稳定躯干（脊柱），并防止臀部（骨盆）下陷。再思考一下船式，这个动作要求屈髋。为了做出屈髋的动作，我们要通过收缩腹肌来稳定骨盆。不论是站位体式、坐位体式还是倾斜体式，许多体式都依赖腹肌来维持骨盆和脊柱之间的某种位置关系。

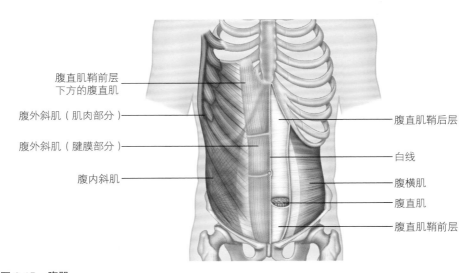

腹直肌鞘前层下方的腹直肌

腹外斜肌（肌肉部分）

腹外斜肌（腱膜部分）

腹内斜肌

腹直肌鞘后层

白线

腹横肌

腹直肌

腹直肌鞘前层

图 6.15　腹肌

腹肌还作为辅助呼吸肌,在呼吸过程中扮演着重要角色。因为它们构成了腹腔,所以其张力的轻微变化就会影响腹腔内的压力,比如当我们咳嗽或者用力呼气时。腹肌的收缩会对腹腔施加压力,从而将膈肌向上顶,挤压肺部,从而将肺内的气体排出。

脊柱的韧带

无论在哪种类型的关节中,韧带都能起到稳定、支撑关节,以及容许或者限制运动的作用。脊柱上的关节也是如此。不过,脊柱上的关节又有其特殊之处,不同于一般的关节,脊柱的关节呈一长列排列,脊柱的主要韧带通常会纵向跨过整个脊柱,来为这些关节提供稳定和支撑(图 6.16)。

这些韧带中我首先要介绍的、也是最坚韧的是前纵韧带。这条韧带厚而致密,附着在脊柱的前侧,其纤维与椎骨和椎间盘上的其他结缔组织交织在一起。它从骶骨底部一直向上延伸至颅骨。当脊柱屈曲时,这一韧带会放松并略有缩短。而当脊柱伸展(比如在后弯体式中)时,这条韧带会被拉紧,从而避免椎骨过度分离。

与前纵韧带相对的是后纵韧带。这条韧带位于椎骨后部的椎孔内。脊柱后侧的空间不如前侧大,所以这条韧带比前纵韧带窄很多。它同样也跨过整个脊柱,附着在各节椎骨和椎间盘上。它的功能与前纵韧带的相反。后纵韧带在后弯体式中会缩短,而当脊柱屈曲时则会被拉紧。这两条韧带共同把椎间盘夹紧,对避免椎间盘突出起到一定的作用。还有一条韧带叫作“黄韧带”,它同样沿着椎骨后侧的椎孔走行。由于其所处的位置,黄韧带和后纵韧带发挥着协同作用。

还有两条韧带分别叫作“棘上韧带”和“棘间韧带”。棘上韧带位于棘突的上方,这条粗大的条索状结缔组织将各个椎骨的棘突连在一起。棘间韧带走行于棘突之间,其大小在脊柱的不同节段中存在着差异。这两条韧带都会限制脊柱的屈曲。

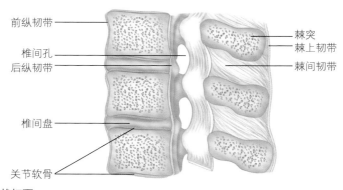

前纵韧带
椎间孔
后纵韧带
椎间盘
关节软骨
棘突
棘上韧带
棘间韧带

图 6.16 脊柱的矢状切面

椎间盘

椎间盘是一个独特的结构，每一块椎间盘都由两个单独的部分，即髓核和纤维环构成。髓核是液态的，但它不同于关节滑液，也不是由滑液膜分泌的。它是胚胎时期脊索结构的残留物。脊索是脊柱形成过程中的初始结构。另外，纤维环是一种软骨环。

髓核外侧被纤维环围绕着，液态的髓核会对其外侧的软骨环施加压力。椎间盘内的液体越多，施加的压力就越大，也就是软骨壁受到的向外的支撑力就越大（图 6.17）。这意味着脊柱越强健，越不容易受到运动伤害。那么，椎间盘内的液体什么时候最多呢？答案是在早晨。这是因为一种叫作"椎间盘吸渗"的机制。虽然软骨环围绕在髓核的侧面，但是髓核的上下方并没有软骨，只有椎骨。椎骨是由松质骨构成的，其结构特点是疏松多孔。白天我们进行日常活动时，椎骨会反复受到挤压，压力会施加到椎

间盘上，其内的液体便会慢慢渗入椎骨中。而当我们睡觉时，椎间盘上的压力解除了，液体就会反渗回椎间盘内。

纤维环是由多层纤维软骨环构成的，每一层软骨环的纤维走向都与其内部一层纤维的走向垂直。这种层叠结构可以强化椎间盘的强度，使其能更好地支持及适应不同方向的运动。在朝不同方向运动时，髓核周围软骨层的排布方向会发生变化，以维持椎间盘的强度（图 6.18）。

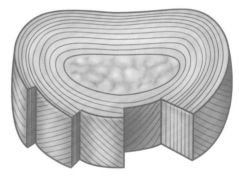

图 6.18　在朝不同方向运动时，髓核周围软骨层的排布方向会发生变化，以维持椎间盘的强度

椎间盘的功能

椎间盘在脊柱中发挥着多种功能，其中之一是作为保护神经根的衬垫层。由脊柱内部发出的神经根需要两块椎骨间保持一定的间隙（图 6.19）。如果间隙不够大，那么椎骨就可能会压迫神经根，从而可能导致该神经传导路径上产生异常感觉（通常是疼痛）。

椎间盘的另一个功能是使脊柱产生运动。由于椎间盘中没有硬的组织来妨

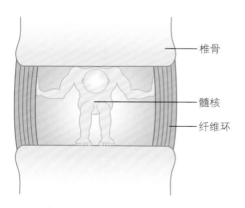

图 6.17　椎间盘内部的液体朝各个方向向外施加力的作用

椎骨

髓核

纤维环

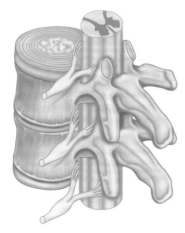

图 6.19　从椎骨之间的间隙发出的神经根

碍前椎间关节和小平面关节的运动，所以它可以使脊柱朝任意方向活动。

最后，椎间盘还有一个非常奇妙的作用，它会对周围组织施加作用力，从而维持脊柱结构的张拉整体性及其功能。椎间盘会对上下两侧椎骨施加向上和向下的压力，与此同时，脊柱的韧带和肌肉都会把椎骨相互拉紧。就这样，椎间盘自然地向外推，而韧带和肌肉本能地向内拉。这种对抗性的作用力可以避免脊柱整体结构变形。

椎间盘损伤

椎间盘损伤有三种基本类型：膨出、突出和破裂（图 6.20）。它们非常常见，并且经常导致背部、臀部、腿部、头部、颈部、肩部和沿手臂直达指尖的疼痛或其他异常感觉。症状出现的部位可以提示脊柱上发生问题的部位。

椎间盘膨出

当椎间盘受到压迫时，膨出就可能发生。在两块椎骨的压力作用下，髓核和纤维环被挤向一侧或向各个方向膨出。关于椎间盘膨出是否会引发疼痛，目前存在着争议。如果仅仅是椎间盘膨出的话，并不一定会引发疼痛。一个人很可能存在椎间盘膨出多年，但还能正常活动，甚至完全没有觉察到问题。椎间盘受到的外力与椎间盘从椎骨处膨出的程度决定了是否会产生疼痛。

椎间盘膨出引发的疼痛经常是由靠近椎间盘的神经根导致的。如果椎间盘膨出的程度较为严重，压迫到神经根，该神经支配区域就会产生异常感觉。某些因素可能会诱发椎间盘对神经根的压迫，包括遗传、肥胖、椎间盘退变、衰老和肌肉紧张。如果膨出是由肌肉紧张所致，正确地练习瑜伽体式就有可能消除疼痛，因为体式练习可以平衡肌肉的

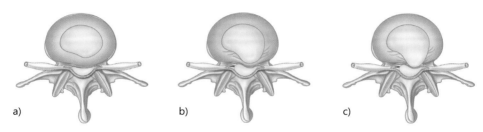

图 6.20　椎间盘损伤的类型。a) 膨出；b) 突出（内部液体向一个方向强力挤压）；c) 破裂（液体漏出）

张力，减小椎间盘受到的压力。

椎间盘突出

椎间盘突出时，椎间盘的某一区域是薄弱的，髓核将该区域过度向外挤压。椎间盘突出和膨出的区别就在于，椎间盘突出时，突出的区域薄弱，或者软骨纤维有可能已经发生了撕裂。导致这种问题的原因包括椎间盘自身的结构因素、腰背部的肌肉张力不平衡、抬起重物、椎间盘退变和长期过度使用等。

假设你想抬起一个重物，而又没有恰当地屈膝。你可能会绷紧肌肉，还可能会屏住呼吸。我们会很自然地这样做，以帮助稳定脊柱。接下来，当你试着抬起这个重物时，你突然感到疼痛，接着便倒在地上不能动弹。你的腰部不能伸直，很痛，这种痛还可能放射到腿部。身体前方每承受 1 千克的重量，就相当于给腰椎施加大约 3 千克的重量。所以抬起质量大约为 15 千克的箱子，就相当于给你的腰椎施加了大约 45 千克的重量。在肌肉努力承受负荷的同时，椎骨和周围的组织也在努力让你的背部保持直立姿态。由于张力和运动的共同作用过于强大，椎间盘前部受到了压迫，髓核会对纤维环施加压力，使纤维环被向外挤出并压迫到神经根。

假设你刚刚发生了椎间盘突出。机体会感受到损伤并进入"锁定"状态。当发生某些损伤时，机体通常的反应是像夹板那样固定住受损部位，使其不能再进行运动。这是一种保护机制。不幸

的是，这种固定效应会导致疼痛和组织紧张，从而使周围组织持续对椎骨施压并维持椎间盘突出的状态。这常常是人们"闪着腰"之后要卧床好几天的原因。如果几天之后这种固定效应还在持续，被夹紧的组织就会开始出现供血不足。

椎间盘的某些区域更容易发生突出。前文提到，纵贯脊柱前侧和后侧的前纵韧带和后纵韧带将椎间盘夹在了中间。由于这两条韧带的阻力，椎间盘不容易向前方和后方突出，而侧方就容易受到伤害。向后推挤髓核的压力可能稍稍偏向某一侧，导致该侧突出。不幸的是，神经根正是从两块椎骨之间的侧方发出的。这就是椎间盘突出总是会导致各种疼痛的原因。如果椎间盘向侧方突出，并且程度足够严重，它就会压迫到神经或其周围包绕的髓鞘，引发一些异常感觉，例如麻木、疼痛、肌肉萎缩，长期的压迫还会导致神经损伤。

椎间盘突出常导致腰背痛，产生这种问题时，椎间盘突出的幅度往往较大，很可能压迫到神经根。但不是所有的椎间盘突出都会导致腰背痛。情况可能是这样的：我们感到腰背痛，然后去看医生，并拍了 X 线片或者做了磁共振成像检查，结果提示存在一些问题，可能是相邻椎骨的间隙变窄。也有可能磁共振结果确认存在椎间盘突出。那么这一定就是导致疼痛的直接原因吗？可能是，但也可能不是。唯一的确认方法是把此次的磁共振成像检查结果和疼痛发生之前的磁共振成像检查结果相比较。我想

说的是，我们并不能认为椎间盘突出一定直接导致腰背痛，椎间盘突出的检查结果也可能提示腰背部的肌肉张力不平衡，而这种肌张力问题可能是导致腰背痛的直接原因。换言之，椎间盘突出可能是身体组织过度紧张的一个症状，这种紧张在导致疼痛的同时，使椎骨受到压迫，并迫使椎间盘向薄弱的区域突出。

椎间盘破裂

椎间盘破裂所导致的问题更为严重。它常常导致极度的疼痛。椎间盘破裂可能是由椎间盘突出发展而来的，也有可能是在没有椎间盘突出的情况下直接发生的。

当椎间盘破裂时，纤维环或者椎间盘本身由外壁至中心部位发生撕裂。由于中心部位是髓核所在之处，因此液体会从椎间盘内漏出，这会导致椎骨的间隙缩小。椎间盘的功能由此受到损害，导致神经根受到椎间盘和椎骨的压迫。

由于椎骨间隙缩小和神经根受压，椎间盘破裂常常需要通过手术治疗。医生可能会在椎骨上打上金属钉，从而将两节椎骨连接在一起（椎骨融合），以维持椎骨间隙。当椎骨间隙得以恢复后，神经根受到的压迫就减轻了。椎间盘破裂的最终挽救措施是椎间盘置换。根据情况的不同，椎骨间可能会植入不同类型的椎间盘假体。一些椎间盘假体具有相对简单的结构，另一些则可以活动，从而适应施加在脊柱上的压力。

椎骨融合的问题是，这样会在贯穿脊柱的运动链中形成扭结。如果这条运动链的中间有两个这种不能活动的扭结，脊柱中就会产生一个新的压力堆积点。那些接受过椎骨融合术的患者常常存在融合处上方的椎间盘功能障碍。比如融合处上方的椎间盘可能突出或破裂，因而也需要被置换，并与其上方的椎骨融合。有时这个过程会重复好几次。

学练结合

感受脊柱

如果可以的话，找一个同伴一起做下面的练习。我们要做的是触摸和感受脊柱上最容易摸到的部分。让你的同伴双手撑地跪在地上，你将手指分开，从他的腰椎开始，用你的指尖触摸他的脊柱上突出的棘突。让你的同伴做脊柱的各种运动——屈曲、伸展、侧屈和旋转。你应当能感觉到指尖下的棘突在活动，并由此判断内部椎间关节的运动情况。把手往上挪到胸椎，然后进行同样的操作。注意体会脊柱不同节段活动的差异。

将髋关节和脊柱的运动相关联

现在让我们来专门感受一下髋关节和脊柱之间相互关联的运动。首先，在站立姿态下慢慢地将一条腿向后抬，即伸展髋关节，调动身体内部的知觉来感受腿部抬到什么程度时脊柱会开始运动。然后，试试在屈曲髋关节的过程中能不能同样感受到这种临界点。接下来做外展髋关节的动作。你可能会感觉到骨盆的运动——这是个好消息，说明你的脊柱也在运动。

感受脊柱的"流动"

我要向大家介绍一种我在自身练习中使用的意向法，它对我理解整合性运动非常有帮助。我们都希望拥有一条强健而灵活的脊柱，并和脊柱上的每一部分建立联系。拜日式能让我们很好地体会将脊柱各个部分的运动相整合的意向。当你做拜日式时，试着感受脊柱在前后运动中的起伏。你可以试着把动作放松一些，或者可以加大动作幅度，看看你能不能由此估计出脊柱中哪些部分在动，而哪些部分没有动。然后你便可以对那些不太容易动的区域给予更多的关注。

体会扭转体式

下次练习时，认真体会你是怎么做扭转体式的。闭上双眼，感受身体在发生什么变化，同时心里要想着如下问题：当我扭转身体时，髋关节移动了吗？如果髋关节移动了，移动的幅度有多大？我的扭转体式是从腰椎发起的吗？扭转是不是大部分发生在胸椎？根据这些问题中的一部分或者全部所对应的实际情况，你要用与平常不同的方式来探索扭转体式。如果你平时主要依靠腰椎来实现扭转，那么尝试一下能不能依靠胸椎；或者如果你主要依靠胸椎扭转，那么就尝试如何通过腰椎实现扭转。也许你可以通过增强骨盆的稳定性来实现，或者你注意到你需要增强骨盆的灵活性。

后弯体式

如果没有提到后弯体式，那么任何关于脊柱的讨论都不能算完整。后弯体式容易让人感觉只和背部或脊柱有关。但是我们必须还要考虑身体哪些部分也需要打开，才能让脊柱在做后弯体式时更舒适。

我看到过有人在做后弯体式时会将双手往脚上摸，抓住脚踝，甚至抓到膝盖或者更高的部位。一边看着这样的"超级后弯体式"（图 6.21），一边绞尽脑汁地用我的解剖学思维进行思考总是很有意思的一件事。我会问自己这样的问题："她的那些椎骨此时是怎样的？棘突不会在后弯到一定程度时碰到一起吗？"通过观察和思考，我得到了答案。尽管演示者的脊柱非常灵活且能够大幅度地屈曲，但是在达到一定程度后脊柱就不再继续屈曲了，而此时骨盆开始移动。当

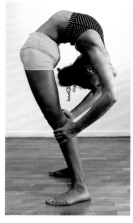

图 6.21　注意耻骨的朝向。图片由亚历山德罗·西吉斯蒙迪提供，所有权归其所有。模特为拉鲁珈·格拉泽

脊柱的活动度达到极限后，骨盆就必须在股骨上方发生旋转，才能做出这些"超级后弯体式"。这个动作是骨盆后倾和髋关节伸展的组合。在这种后弯体式中，耻骨比中立位更加朝向上方，而此时双腿基本是处在中立位的，这意味着骨盆随着脊柱的后弯而改变了其自身的姿势。

上述发现促使我去思考下面这个问题：哪些组织会限制骨盆以这种方式运动？答案很简单，就是那些让骨盆前倾的肌肉，它们同时也是屈髋的肌肉。这些肌肉包括内收肌、股四头肌和髂腰肌。想到这些之后，我不再去想需要收缩哪些肌肉来做出这个动作，而是去思考需要放松哪些肌肉才能做出这个动作。

当我们把身体向上顶起，做出轮式或其他后弯体式时，脊柱便进入了伸展状态，这时我们还需要努力伸展髋关节。这个动作会自然地拉伸到髋屈肌，而这些肌肉基本上也是引起骨盆前倾的肌肉。我们会发现这个地方有个难点。随着髋关节的伸展，髋屈肌由于需要被拉长而处于紧张状态，而并非由于收缩而紧张。于是其张力会牵拉骨盆前侧，使骨盆前倾。于是，你在做后弯体式时越是努力把髋部往上顶，绷紧的髋屈肌就会越强力地牵拉耻骨前部，使骨盆前倾（图 6.22）。在所有导致人们做后弯体式时腰部出现压迫感的原因中，这或许占到了 80%。髋屈肌越紧张，它们引起骨盆前倾的幅度就越大。骨盆前倾的幅度越大，脊柱的下半段就需要更大幅度地屈曲。如果髋屈肌处于相对放松的状态，

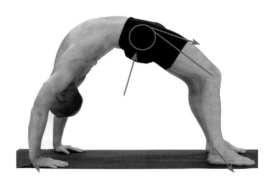

图 6.22　如果髋屈肌处于紧张状态，那么当我做后弯体式时，身体越往上顶，它们的牵拉作用就越会让我的骨盆前倾

那么骨盆就没那么容易发生前倾。如果髋屈肌不对骨盆产生限制作用，那么骨盆就可以更轻松地后倾，这样脊柱应付起来就会容易得多。

我通过关注做后弯体式之前髋屈肌的状态来测试我上面的这套理论。我会问自己这样的问题：我至少要做到什么程度才会有效果？我怎么能确定腰部受到的压力和髋屈肌存在直接的关系？我做了一些尝试来检验我的假设。首先我做了一个后弯体式，以感受髋屈肌的张力和腰部的压力。然后我做了一个坐英雄式来拉伸髋屈肌（图 6.23a），这个动作会拉伸股四头肌的近膝端。接下来我又做了一个改良过的卧英雄式，以增大髋屈肌近髋端的压力（图 6.23b）。然后我把自己的髋部往上顶，继续给髋屈肌的近髋端增加压力。猜猜后来发生了什么？当我起身做下一个后弯体式时，腰部的压迫感减轻了。

后弯体式还有很多种热身方式。你应该通过亲身尝试来确定腰部的压迫感

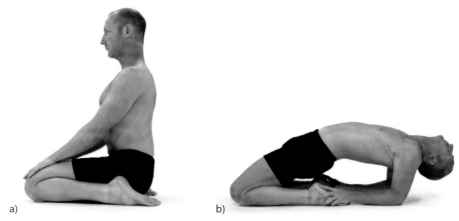

图 6.23　先做坐英雄式，然后向后倒下并把髋部抬起可以拉伸髋屈肌（尤其是股四头肌）。a）坐英雄式；b）卧英雄式

在多大程度上是受髋屈肌的影响，这可以让你更明确地知道要将自己的能量集中在何处。

脊柱的功能障碍

脊柱结构复杂，多种疾病和损伤都可能与脊柱相关，因此清楚地了解实际受影响的结构是什么（是椎间盘、神经，还是椎骨），以及最常见的疾病有哪些，会对我们有所帮助。我并不希望你去给任何人做诊断，我希望的是你能更充分地理解（或至少是听说过）一些与脊柱相关的较为常见的疾病，这样你就能更自信地应对存在这些问题的人，或者把他们介绍给在这方面更有资质的人。

椎间盘功能障碍

在上文中，我们已经讨论过椎间盘膨出、突出和破裂的情况。一般而言，脊柱屈曲会给脊柱前部施加更大的压力，进而使椎间盘受到压力，使内部的液体被向后推挤并从本来就脆弱的一侧被挤出。因此，过度向前弓背、屈曲脊柱会加重椎间盘突出，或引发更多问题。

在瑜伽练习中，要想针对每个人需要做什么给出具体的建议是很困难的。首先要做的是花些时间来对存在这些问题的人做一个有效的评估。

对存在椎间盘问题的练习者，我通常会让他们保持脊柱伸直。我甚至会让他们增大腰部的曲度，并在做前屈体式时前屈幅度小一些。我发现后弯体式可以缓解脊柱前部的疼痛，所以我可能会给这些练习者设计一个练习序列，其中包含简单的后弯体式。

如果某位练习者曾接受过椎骨融合术，我会尽量避免让他们做先向一个方向大幅度移动、再向另一个方向移动的体式，因为这样的来回运动会让融合处上方和下方的椎骨承受较大的压力。

坐骨神经痛

坐骨神经痛常与椎间盘问题和腰部疼痛有关。患者可能感到臀部和（或）腿部后侧疼痛。疼痛通常有两种来源。首先，坐骨神经痛可能源自脊柱问题。如果有某个结构（比如某块骨或者椎间盘）压迫到了神经根，那么患者就会出现坐骨神经痛。假如是这种情况，患者就会在坐骨神经经过的某处（包括臀部和腿部后侧）出现疼痛或其他异常感觉。其次，坐骨神经痛也可能源于梨状肌（位于臀部，股骨的六块深层外旋肌之一）。如果梨状肌紧张并压迫到坐骨神经，它也会使臀部和腿部后侧产生疼痛或其他异常感觉。

针对以上两种病因，坐骨神经痛有两种截然不同的应对方案，一种是要恢复脊柱的平衡性，另一种是要设法放松臀部的软组织，尤其是梨状肌。如果磁共振成像检查结果提示神经根受到某一结构的压迫，那么关注点就应该放在脊柱上。如果检查结果表明脊柱本身没有问题，那么你要考虑可能是梨状肌的问题，并由此来实施下一步的方案。

有一个简单的方法可以区分病因是脊柱上的神经根受压还是梨状肌紧张。让患者双腿伸直仰卧，让其抬起臀部或腰背部疼痛侧的那条腿，并保持膝关节伸直。虽然这种诊断方法不完全准确，不过那些脊柱存在神经根受压的患者通常只能把腿抬离地面30~60厘米的高度。在抬腿时，坐骨神经会被牵拉。如果某

块骨或者椎间盘压迫了神经，那么患者在把腿抬到这个高度时就会感到尖锐的疼痛。如果是这种情况，那么你可以试着让患者重塑腰椎的曲度。

如果患者可以把腿抬到超过60厘米的高度且没有明显的不适感，那么压迫更有可能来源于梨状肌。这种情况下，练习鸽子式或其他拉伸梨状肌的体式是比较合适的。

腰背痛

腰背痛是一种相当常见的问题，在45 ~ 64岁的人群中发生率最高。导致腰背痛的原因很多，而且每个人的情况都不尽相同，受到很多因素的影响，这些因素包括日常体态、肌肉紧张、心理压力、缺乏锻炼、过度锻炼、工作特点或陈年伤病等。除了要明确患病的根本原因外，更困难的是要为患者提供一份明确的解决方案，从而帮助其理解并最终消除疼痛。运用瑜伽来实现这一点很有挑战性，这需要对解剖学和体式的效果有充分的了解。

为了解决腰背痛患者的问题，我们首先应该花些时间对其进行恰当的评估，了解患者的生活史，并研究他们的具体问题。下文提供这方面的一些内容，可以帮助读者理解超出常规讨论范围的其他腰背痛的成因。

我通常会对不同的人进行观察，并分辨造成疼痛的主要原因是体态变形、椎间盘问题，还是综合性的生活压力。虽然很多时候造成疼痛的原因是这三者

的结合，但我不会对所有存在腰背痛问题的患者给出相同的建议，而是会尽量找出是哪一类原因占主导地位。这可以帮助确定患者应该和不应该做哪些体式。

体态变形的问题来源于重复性的动作或者习惯性的行为模式，例如久坐或者瘫坐。这些高度重复性的动作导致身体前面、后面或侧面的力量和灵活性失衡，特定部位或全身肌肉的不平衡正是导致体态变形的原因。相应的问题包括脊柱侧凸、双腿不等长、骨盆不平（一侧旋前或旋后），以及由髋屈肌紧张导致的脊柱明显前凸。

腰背部疼痛的人常常会被建议去强化核心肌群的力量，特别是腹横肌的力量。对那些没有腰背部疼痛的人而言，强化腹肌可以有效增强腹肌对脊柱的支持力；但对那些由某些原因引发腰背痛的人而言，这样的做法可能适得其反。例如，在椎间盘突出的情况下做仰卧起坐或者髂腰肌强化练习会加剧病情。核心肌群的力量练习不应成为解决腰背部疼痛的万能药（它们本来也不是用来解决这些问题的）。

为减轻体态变形引起的腰背痛，更好的方法是练习瑜伽体式，因为这可以帮助全身实现力量与灵活性的平衡。

我给存在腰背痛的人提得最多的建议是重塑腰椎的曲度、拉伸髋屈肌和更多地练习后弯体式。之所以有这样的建议，是因为大多数人在日常生活中会长时间维持一种姿势——坐。数小时的坐姿常常会导致髋屈肌紧张，还会导致脊柱前部受到压迫，而后者会导致腰椎的曲度变小，最终可能引发椎间盘突出。

所以经常久坐的人需要注重放松身体前侧的组织。那些做后弯体式时身体看上去就像张咖啡桌一样僵硬的练习者就属于这类人。他们的表现反映出身体前侧的组织可以变得多么紧张，活动受限可以达到何种程度。这些练习者可以从靠着长枕做被动的、有辅助的后弯体式开始练习。另一些人或许可以练习更高难度的体式，比如骆驼式和轮式，具体取决于他们的整体健康状况和力量水平。瑜伽老师需要决定让练习者从什么难度开始练起，还必须要考虑不同的人在生活中正在经受什么类型的压力（可以回顾关于内聚性经历的内容）。充分的证据表明，身体的疼痛与压力和精神创伤有关。

另外，在面对患有腰背痛的练习者时，我会让他们从普适性的体式开始练习。在这个过程中我会观察、倾听和回应他们练习不同体式时的陈述与感觉，然后逐渐缩小练习体式的选择范围。瑜伽老师要根据练习者的病情和具体情况的需要来探究和调整练习方法。

第7章
上肢与下肢

在本章的开始，我要先对标准解剖学姿势的概念进行一点创新。我们通常所说的标准解剖学姿势是双脚打开与肩同宽站立，且掌心朝前。这个姿势是解剖学术语和动作命名的基础，但我认为它存在局限性，尤其是在讨论处于运动状态下的身体时，因为它总是假定我们是以这种姿势站立并开始运动的。

通过对上肢和下肢功能相似性的研究，我认为我们可以从另一个视角来看待标准解剖学姿势。为了体现上肢和下肢的功能有多么相似，我仰卧在地上来给大家演示一下：同时屈曲膝关节和肘关节，几乎像是准备做后弯体式一样，除了手是反过来指向背离头部的方向的。从这个姿势中我们更容易看出，其实上肢和下肢就是彼此的镜像。事实上，从

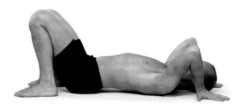

图 7.1　从功能性的角度，这是一个仰卧位下的标准解剖学姿势

功能性的角度，我认为这可以看作一个仰卧位下的标准解剖学姿势（图 7.1）

如果我同时伸直左手和左腿，你会发现这两个动作是极为相似的。另外，让肘关节和膝关节同时相向移动也会产生一种镜像效应（图 7.2）。下面让我们来看看这种镜像效应是否体现在骨骼系统中的相应结构中。

如果留心观察，你会发现上肢和下肢的骨骼结构在许多方面惊人地相似。

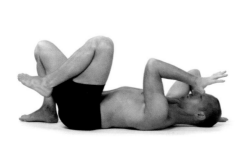
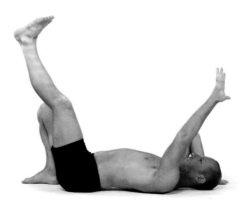

图 7.2　上肢和下肢的运动互为镜像

我们从四肢的基部开始讲起。足部由 26 块骨构成，即 14 块趾骨、5 块跖骨和 7 块跗骨；手部由 27 块骨构成，即 14 块指骨、5 块掌骨和 8 块腕骨。踝关节可以屈曲、伸展、外展和内收，而腕关节也可以进行这些运动。

继续往上，小腿和前臂都是由 2 块骨构成，膝关节和肘关节都是屈戌关节，甚至肘关节尖端（即鹰嘴）都与髌骨存在一定的相似性。另外，一旦屈曲大于或等于 10°，膝关节就可以向任一方向旋转，而桡骨和尺骨之间也能发生相对转动。

再往上来比较股骨和肱骨，我们会发现两者都是长骨，并且其顶部末端均为球窝关节，这种关节具备很大的活动性。不过股骨头处的关节窝比肱骨头处要深得多。股骨是用于承重和运动的，而肩关节的功能则在于可自由活动（图 7.3）。

上肢和下肢骨骼结构的相似性还不止于此。如果把一块肩胛骨和骨盆的一侧进行比较，你就会发现它们都是扁平的不规则骨。如果进一步比较锁骨和耻骨，你就会发现它们的形状和功能同样非常相似。这两块骨分别在前方把肩胛骨和骨盆带连接起来：两块锁骨连接到胸骨上，而两块耻骨则在耻骨联合处相

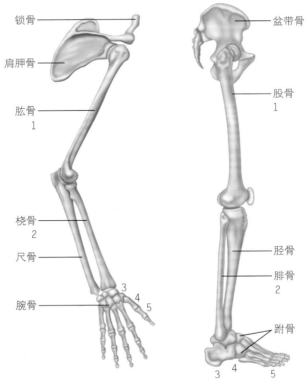

图 7.3　注意观察上肢和下肢的相似之处

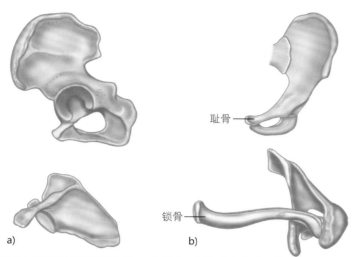

耻骨

锁骨

a)　　　　　　　　b)

图 7.4　图中显示了上下肢的更多相似之处。a）骨盆一侧与肩胛骨的比较；b）耻骨与锁骨的比较

接合（图 7.4）。

除了骨性结构上的这些显而易见的相似性以外，上肢和下肢的肌肉也存在一些相似之处。前臂的屈肌要比前臂伸肌大得多。前臂屈肌和粗大的小腿后肌群类似，后者可以使踝关节产生运动，而且要比其拮抗肌大很多。大腿上有股四头肌，它分为四部分；而在上臂与之相对应的则是肱三头肌，它分为三部分（图 7.5）。

此外，这两块肌肉都各有一条连接相应关节（分别是膝关节和肘关节）的肌腱，而且都用于伸展这些关节。且两者中都有一块跨关节的肌肉：在股四头

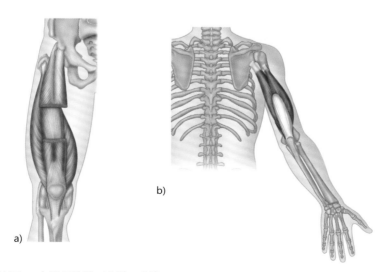

b)

a)

图 7.5　对比图。a）股四头肌；b) 肱三头肌

肌中，股直肌跨过了髋关节；而肱三头肌的长头则跨过了肩关节。这两块肌肉都跨过了其上方的关节，并且能带动相应关节做出相似的动作。股直肌可以把腿抬向躯干，肱三头肌的长头也能把上臂拉向躯干。但是在以标准解剖学姿势作为参考时，这两个动作是"相反的动作"。然而从新的解剖学视角来看，这两个动作是相似的，两者都是朝向躯干的运动。

股骨的另一侧是腘绳肌，这是一个由三块肌肉组成的肌群，其中的股二头肌有一个只跨过膝关节的短头。手臂上有肱二头肌，由两部分组成。肱二头肌的下方是肱肌，它和股二头肌的短头比较相似，因为肱肌只跨过肘关节（图7.6）。

腘绳肌（除了股二头肌短头之外）影响着髋关节，可以伸展髋关节。肱二头肌则跨过肩关节，并辅助屈曲肩关节。收缩肱二头肌屈曲肩关节的手臂动作，和收缩腘绳肌产生的腿部动作互为镜像动作，两块肌肉都会牵拉相应肢体，使之远离躯干。

髋关节周围的臀肌也对应着肩关节的类似结构。三角肌是肩关节的主要外展肌，而臀小肌和臀中肌则是髋关节的外展肌（图7.7）。另外，臀肌和三角肌的前部都可以向前牵拉相应肢体并使之内旋；它们的后部肌束则都发挥着伸展和外旋肢体的功能。

就连冈下肌和小圆肌（肩袖肌中的两块肌肉）也能让我联想到髋关节处的六块深层外旋肌（图7.8）。肩胛下肌（也是肩袖肌中的一部分）在肩胛骨处的附着部位和方式与髂肌在骨盆内的情况也是类似的（图7.9）。

了解这些相似性可以帮助我们加深

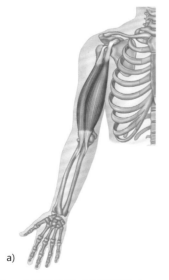
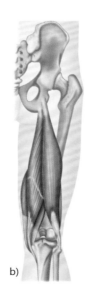

a)　　　　　　　　b)

图 7.6　对比图。a) 肱二头肌；b) 腘绳肌

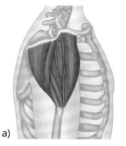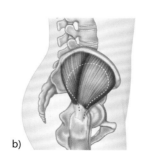

图 7.7　对比图。a) 三角肌；b) 臀小肌和臀中肌

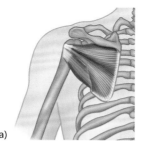

图 7.8　对比图。a) 冈下肌和小圆肌；b) 六块深层外旋肌

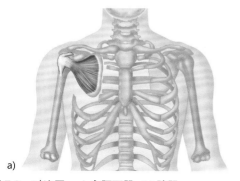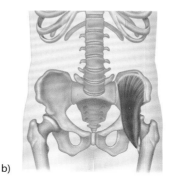

图 7.9　对比图。a) 肩胛下肌；b) 髂肌

对上肢和下肢的理解。最强壮、最重要的下半身运动肌是髂腰肌。那么上半身有与之等效的肌肉吗？我们无法找出一块能完全与髂腰肌对应的肌肉，不过如果仔细观察肩胛带，你就会发现，这个部位在结构和功能上还是不乏与髂腰肌的相似之处，可供我们进行比较。在讨论上半身的"髂腰肌"前，让我们先来了解一下肩胛带的解剖结构及其周围一些软组织的分布情况。

肩胛带的结构

　　肩胛带不等同于肩关节，它是一个肩关节复合体，由三块骨连接而成，它们分别为肱骨、肩胛骨和锁骨（肩关节的构成中不包括锁骨）。肩胛带的运动比骨盆带的运动复杂得多，因为肩胛骨和锁骨并没有像骨盆那样，通过骶骨连接到稳定的脊柱上。肩胛骨是位于脊柱两侧的独立结构；锁骨虽然与胸骨相连（这和耻骨有几分相似），不过和位于骨盆处的耻骨相比，它们的活动更为自由。事实上，正是这些骨各自的运动共同造就了肩胛带的运动功能。

锁骨的一端连接着胸骨，构成胸锁关节（图 7.10）。这是肩胛带中唯一一处和身体中央的中轴骨相连的部位。胸锁关节间有一块小的软骨盘，可以帮助减轻作用在该部位的压力。锁骨的另一端位于肩部，连接于肩胛骨上的肩峰处。在这个连接处，锁骨和肩胛骨被韧带固定在一起，这个关节叫作肩锁关节（图 7.11），我们在肩部上方摸到的凸起处就是这个关节。这个关节不可能产生大幅度的运动。如果其周围的韧带撕裂了，肩关节就会脱臼。

我们来进一步了解一下肩胛骨的细节（图 7.12）。肩胛骨本身并不是平铺在背部的，考虑到胸廓是接近弧形的结构，与其相关的肩胛骨的走向其实与身体平

面大致成 45°。

我们总认为肩胛骨是背部的一部分，因此当练习者在身体前侧摸到肩胛骨时，他们常常感到很惊讶。锁骨外侧端的下方有一个鸟嘴状凸起，叫作"喙突"，它是肩胛骨的一部分。如果顺着锁骨下缘摸向肩部，你会发现有一个轻微的凹陷处。喙突就是位于该凹陷处外侧的小的骨性凸起。它摸起来通常有点软，因为上面附着了三块不同的肌肉。

肩胛骨的肩峰结构就像从肱骨上方伸出来的一个架子样的凸起。顺着肩峰摸到肩胛骨的后侧，你会摸到肩胛冈。肩胛冈是一个骨嵴结构，其走行方向几乎和地面相平行，只是其内侧较外侧稍微向下倾斜。把一只手放在另一侧的肩膀上并上下摸，你就能比较容易地感觉到这一点。

肩胛骨的顶部和底部有两个点，分别叫作"上角"和"下角"。两者之间为内侧缘。肩胛骨的外缘称作"外侧缘"。外侧缘的顶端、肩峰的下方为关节盂，这是肱骨头嵌入的凹陷处，这个关节叫作"盂肱关节"（图 7.13），它是一个球窝关节，是肩关节更为专业的叫法。

由于肱骨与肩胛骨相连，所以它也

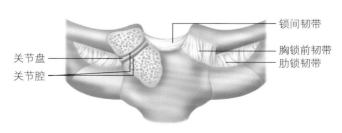

图 7.10　胸锁关节

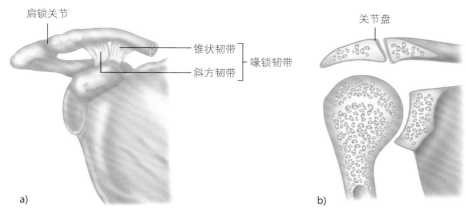

图 7.11 肩锁关节。a) 前面观；b) 冠状切面

与躯干大致成 45°。把手放回到锁骨下方的喙突这个位置，然后一直往外侧摸，最后摸到的就是肱骨。

肩胛带的运动

肱骨的运动

肩关节的运动和髋关节的运动是镜像对称的。肩关节可以屈曲、伸展、外展、内收、内旋和外旋。这些动作很简单。而当肱骨的运动达到肩关节这个球窝关节的活动度极限时，它就会带动肩胛骨一起运动。也就是说，在你把手举过头顶的过程中，肱骨首先是在肩关节处运动，直到达到肩关节的活动度极限；当肱骨头撞击到其上方像架子一样的肩峰时，带动肩胛骨的肌肉就会接管，拉动手臂来完成剩余的举过头顶的动作。不过，在肩关节的活动度极限之前，这种转换并不会发生。

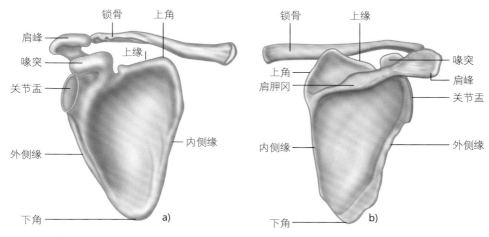

图 7.12 锁骨和肩胛骨。a) 右侧肩胛骨的前面观；b) 右侧肩胛骨的后面观

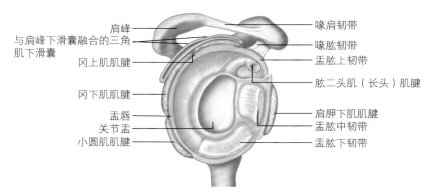

图 7.13　盂肱关节（右臂，外侧观）

对普通人而言，肱骨只能在肩关节处外展 90°。如果你把一只手放在另一侧肩上并向下压，然后将被压的一侧的手臂侧举（外展），你会发现你只能把那一侧手臂侧举到差不多和地面平行的位置。向前举，结果也是一样的。因为当你继续上抬手臂时，肱骨和肩峰会撞在一起（图 7.14）。这是正常情况，而且也不会让你感到疼痛，除非出现了其他一些问题。有一些方法可以让肩关节在肩峰受到撞击前外展或屈曲的幅度稍大一些。如果你在外展或者屈曲肩关节前把

肱骨外旋，那么通常这两个动作的幅度就能够再增大 2°～5°。而如果你尽量把肱骨内旋，那么该关节的活动度通常会减小 2°～5°。

肩胛骨的运动

当肩胛骨运动时，肱骨必须与其共同运动，因为它们是连在一起的。肩胛骨有六种运动方式（图 7.15）：它的上下运动分别被称作"上提"和"下降"；它可以向胸廓前侧移动，这个动作被称作"前伸"；它也可以向后移动，使两块肩

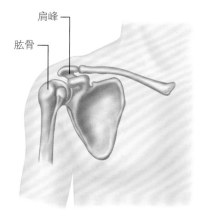

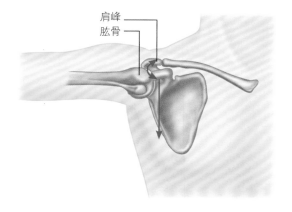

图 7.14　外展手臂解剖示意图

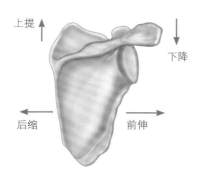
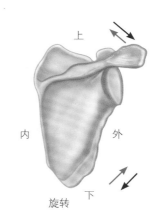

图 7.15　肩胛骨的运动

胛骨相互靠近，这个动作被称作"后缩"；肩胛骨还可以向上和向下转动，即"上旋"和"下旋"。肩胛骨的上旋和下旋可以用不同的方法来判定。肩胛骨底部的尖端被称作"下角"。当下角向外、向上运动时，肩胛骨就是在上旋。另一种判定方法是看肱骨头嵌入的陷窝"关节盂"。当关节盂朝上时，肩胛骨就是在上旋；而当它朝下时，肩胛骨就是在下旋。

　　肩胛骨还有一种运动方式值得我们讨论。这种运动方式在解剖学书籍中不常被提及，但是在瑜伽中我们能看到这个动作。它就是肩胛骨的侧倾。我们能在瑜伽的高位平板式中看到这个动作，有时在四柱支撑式中也会看到。当肩胛骨发生侧倾时，其内侧缘会从皮下突出，而不再是向下靠近胸廓。

锁骨的运动

　　大多数情况下，锁骨都随着肩胛骨运动——上提、下降、前伸和后缩。另外锁骨本身还可以旋转，旋转的幅度不

会特别大，但足以让你把手放到背后（就像反向祈祷式中那样，图 7.16）。这时锁骨是以其自身的轴线为轴向下、向前旋转。因为锁骨发生了这个方向上的旋转，所以它必须还要能够旋转回去（图 7.17）。

　　当所有这些骨和关节的运动叠加在一起时，我们的肩关节复合体就会具有令人难以置信的活动度。在手臂外

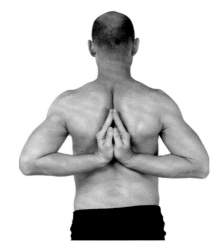

图 7.16　反向祈祷式需要锁骨、肩胛骨和肱骨共同运动来完成

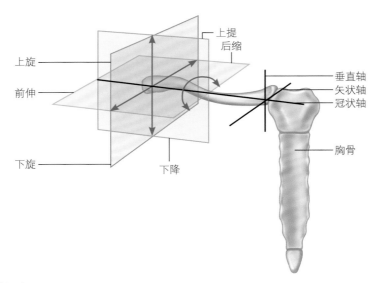

图 7.17　锁骨的运动

展 90°的情况下，手掌几乎可以旋转 360°（图 7.18）。

骨骼形状的个体差异对运动的影响

正如我们在讨论身体其他球窝关节（髋关节）时提到的那样，不同人的骨骼形状是有差异的。构成肩关节的两块骨（肩胛骨和肱骨）在形状上存在着个体差异。另外，我们的肱骨天生就存在着自然的扭转。

肩胛骨有三种类型（图 7.19）。解剖学家在描述这三种类型的时候特别强调肩峰的特征。Ⅰ型的肩峰位于关节盂后方，虽然肩峰的形状是直的，但其走行方向和关节盂之间有一个夹角。在Ⅱ型肩胛骨中，肩峰在关节盂上方出现了弯曲。Ⅲ型的肩峰具有和Ⅱ型一样的弯曲之处，且其肩峰前侧的一部分稍稍向下形成弯钩状。除了关注肩峰形状上的差异，我们还可以关注，在这三种类型中，肩峰分别伸出关节盂多远。肩峰有时明

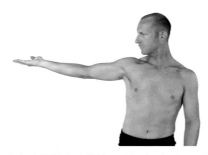
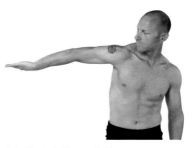

图 7.18　所有这些骨和关节的运动组合到一起之后，我们的手臂就可以旋转近 360°

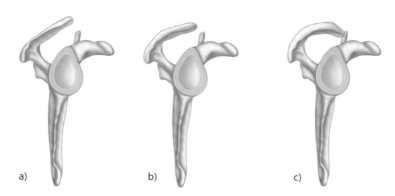

图 7.19　三种类型的肩胛骨。a) Ⅰ型，较平直，约占 17%；b) Ⅱ型，卷曲状，约占 43%；c) Ⅲ型，弯钩状，约占 40%

显突出于关节窝上方，而有时则突出不明显。

如果把这些不同的造型特点组合起来，情况就会变得更为复杂。如果肩峰的形状比较像Ⅰ型，但是却不怎么突出，那么肱骨在肩关节处进行外展或者屈曲时就会有较大的活动空间。如果肩峰的形状比较像Ⅲ型，且肩峰从肱骨上方明显突出，那么肱骨在肩关节处的外展和屈曲就会较为受限。当然，这些都是较为极端的情况。最常见的类型是Ⅱ型，且肩峰突出的程度适中，所以肱骨在肩关节处外展和屈曲的平均活动度均为 90°。那些肩峰形态属于Ⅰ型的人，可以在肩胛骨不动的情况下将肩关节完全外展和屈曲。

肩关节周围的肌肉

使肱骨运动的肌肉

附着于肩关节、使肱骨产生运动的肌肉有两层。较浅层的是一些较大的肌肉，如胸大肌和背阔肌，更深层的是肩袖（肌群）。我把肩袖称作肩部的动态稳定肌，因为它们弥补了肩关节在结构稳定性方面的缺陷，增强了肩关节的稳定性。与此同时，肩袖也有助于肩关节的灵活性，因为肩袖是由肌肉构成的，而肌肉比髋关节周围那些致密的韧带具有更大的弹性。

肩袖

肩袖由四块肌肉构成，分别为冈上肌、冈下肌、小圆肌和肩胛下肌（图7.20）。这些肌肉全部连接着一条共同的肌腱，就像包裹在肱骨上部的衬衫袖口一样，因此得名"肩袖"。不幸的是，这些肌肉经常发生撕裂，而它们撕裂的发生率体现出机体的运动高度依赖于这一肌群。

这四块肌肉中，我们先从冈上肌说起。其中的"冈"指的是肩胛冈。肩胛冈上方的区域叫作"冈上窝"，冈上肌填充了这一凹陷处，然后向外走行至肱

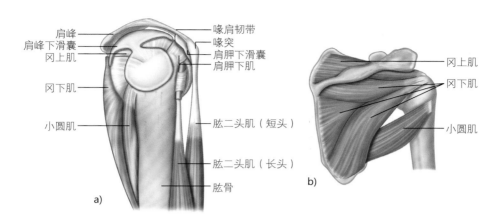

图 7.20 肩袖肌群示意图。a) 外侧面观；b) 后面观

骨头顶部。在此过程中，冈上肌在肩峰下方走行，穿过肩峰和肱骨顶部之间的空隙。由于处在这样的位置上，所以冈上肌的运动可以引发肱骨外展。我说的是"引发"，是因为它只能把手臂外展到10°左右。然后比冈上肌庞大得多的三角肌可以在此基础上完成后续的动作。

冈上肌是最常发生撕裂的两块肩袖肌之一。这种损伤常发生于用单侧手臂提起重物时。这个动作要求手臂在提起重物的同时稍微外展。在这之前，冈上肌肌腱可能已经因为一些因素（比如各类体育活动或年龄）变得薄弱。由于这块肌肉行经肩峰下一个相对狭窄的间隙，如果平时肩关节存在过度使用及肿胀的情况，这块肌肉就会在肩峰下受到挤压，进而有可能发展成肩峰下撞击综合征。

还有一些结构和因素让这条狭窄的通道变得更复杂。在冈上肌肌腱上方和一条韧带的下方有一个充满液体的囊状结构（即滑囊）。这个滑囊可能会发炎。该部位还有可能形成骨刺，刺激滑囊而导致滑囊炎，从而使冈上肌肌腱受到的压力进一步增大。这可能会引发肩关节的前方及侧方疼痛。

虽然瑜伽中反复进行的承重动作可能导致肩关节问题，但是那些动作不太可能使冈上肌撕裂。冈下肌似乎更容易由于练习瑜伽体式而发生功能障碍。冈下肌功能障碍较常见于流瑜伽练习者。

冈下肌位于肩胛冈下方的冈下窝内。这块肌肉较为宽大，覆盖着肩胛骨表面的很大一部分。在皮肤之下、肩胛骨的下三分之二处就是这块肌肉。其肌腱向外走行并附着于肱骨头的后侧。冈下肌是肱骨的外旋肌，它与肱骨的另外两块外旋肌，即三角肌后部和小圆肌，协同工作。肱骨的旋转可能导致冈下肌撕裂。棒球投手的这块肌肉经常出现问题。当投手将球投出后，冈下肌会发生离心收缩，总长度增加，以使手臂减速，同时它会限制肱骨的内旋。瑜伽中的许多需要双手或手臂结合的体式都要求肱骨内旋。比如当我们双手合十在身后摆出反向祈祷式，以及在圣哲玛里琪三式中做出手臂结合动作时，肱骨都是处于内旋状态。

如前文所说，小圆肌是和冈下肌协同工作的。实际上它看起来像是从冈下肌中分离出来的一部分（图 7.20b）。小圆肌的一端附着在肩胛骨底部的下角上，并向上附着于冈下肌的下方。它也参与了肱骨的外旋。

在比较上肢和下肢的过程中，冈下肌和小圆肌让我联想起髋关节的六块深层外旋肌。当我们想要外旋肩关节时，常常会感到外旋受限。因为只有这三块较小的肌肉可以提供外旋的力，它们必须要抵抗肩关节周围那些体积较大、也更强壮的肌肉（如胸大肌、背阔肌、大圆肌、三角肌前部和肩胛下肌）的限制。我们会在第 2 部分讨论后弯体式中的手臂动作时更详细地介绍这一点。

使肱骨运动的浅层肌肉

使肱骨运动的浅层肌肉（胸大肌、背阔肌、大圆肌、三角肌前部）较肩袖更为强壮。胸大肌位于胸部的前侧，一端附着于锁骨和胸骨，并向下附着于肋骨。在靠近肱骨侧，其宽大的表面逐渐聚拢，附着于肱骨大结节嵴（图 7.21）。在不同的运动状态下，胸大肌可以作为肱骨的屈肌或伸肌。它还是强壮的肱骨内旋肌。

宽大的背阔肌位于身体背部。它起自胸腰筋膜（下端附着于骶骨并广泛分布于腰骶区的一块腱膜），其起始处的附

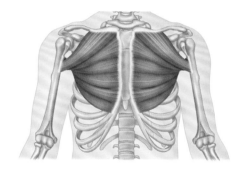

图 7.21　胸大肌

着面非常宽。然后它一直向上连接着各个椎骨的棘突，直到大约第六胸椎的位置。背阔肌还附着到下部肋骨（第 9 ~ 12 肋）上，然后向上连接于肱骨的小结节嵴，在此过程中，它通常会覆盖肩胛骨下角（图 7.22）。

背阔肌有时又被称作"游泳者的肌肉"，因为经常游泳的人背阔肌常常很发达。背阔肌是一块强壮的肱骨内旋肌、伸肌和内收肌——这些都是游泳需要的。肱骨的内收（如引体向上的动作）通常与背阔肌的力量最为相关。

大圆肌像是背阔肌的"小助手"，协

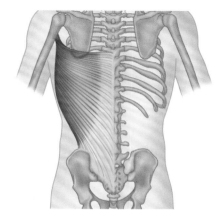

图 7.22　背阔肌

助背阔肌完成肱骨的内收和内旋。虽然体积很小，但大圆肌相当厚实、致密，这使得它非常强壮。其两端分别附着于肩胛骨底部和肱骨的小结节嵴（图7.23）。

三角肌是一组很小但很强壮的肌群。它们相当于肩部的"臀肌"。它们的一端附着于锁骨的外侧、肩峰和肩胛冈的外侧，基本上是从前到后包裹着肩关节的上部。在另一端，三角肌的肌纤维汇聚在一起并附着于肱骨的三角肌粗隆，这是靠近肱骨中点的一个可以在体表摸到的隆起（图7.24）。三角肌分为三部分——三角肌前部、中部和后部。三角肌前部协助肩关节的屈曲和内旋。后部则与之相反，辅助肩关节的伸展和外旋。中部则在前部和后部的协助下负责外展肩关节。

以上这些肌肉共同参与肩关节的运动。而在后文中我们将会特别关注背阔

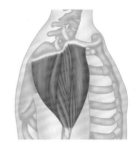

图 7.24　三角肌的外侧面观

肌。不过在此之前，我们还要了解一下使肩胛骨运动的那些肌肉。

使肩胛骨运动的肌肉

对覆盖着上背部很大一部分的斜方肌，大多数人都很熟悉。斜方肌分为上、中、下三部分。上斜方肌和下斜方肌可以分别使肩胛骨上提和下降。另外，这三部分都会参与肩胛骨的上旋。

其他肌肉也可以使肩胛骨运动。菱形肌位于两块肩胛骨之间。这块肌肉可以协助肩胛骨下旋和后缩，其厚度比多

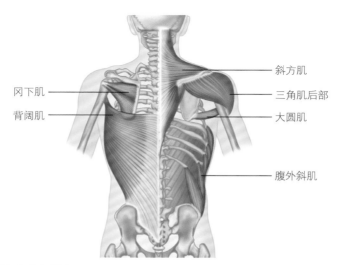

图 7.23　浅层的背部和肩部肌肉

冈下肌
背阔肌

斜方肌
三角肌后部
大圆肌

腹外斜肌

数人想象的要薄。还有肩胛提肌，它是肩胛骨的下旋肌和上提肌。胸小肌位于胸廓前侧，一端连接着喙突。它是肩胛骨的下旋肌和下降肌，但很少有人对其有所了解（图 7.25）。

另外，还有一块肌肉是我必须要提到的，那就是前锯肌。前锯肌的得名是由于其肌束呈锯齿状附着在肩胛骨前方的肋骨侧面。从这个附着处发出后，前锯肌向后延伸，穿过肩胛骨和胸廓之间，并连接于肩胛骨的内侧缘。由于其走行特点，前锯肌可以使肩胛骨前伸和上旋。它的绰号叫作"拳击手的肌肉"，因为曲臂挥拳向上直击的动作（上勾拳）需要肩胛骨上旋和前伸的组合。另外，我们在好几个要求上半身发力的瑜伽体式中都需要肩胛骨的这个动作组合。如果你

的手做出下犬式、手倒立式、头倒立式、孔雀起舞式或后弯体式中的相应动作，此时你会发现自己的肩胛骨处于前伸和上旋状态。

前锯肌的一个特别之处在于，它还是一块强壮的肩胛骨稳定肌。如果前锯肌发生功能障碍并且力量太弱（可能由神经损伤所致），你就会出现"翼状肩胛"。存在这种症状的人，其肩胛骨的内侧缘会从背部突出。在做手臂平衡体式时，我们常要尽量避免出现翼状肩胛的状态。在高位平板式和四柱支撑式中，我们的肩胛骨也很容易从背部突出。那么什么结构能让它们一直贴在胸廓上？还是前锯肌。

下面是一个关于前锯肌的典型例子，它告诉我们肌肉产生运动有时会和我们

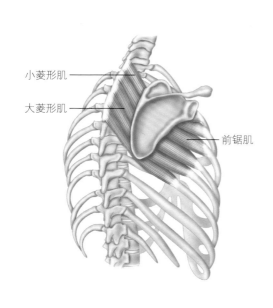

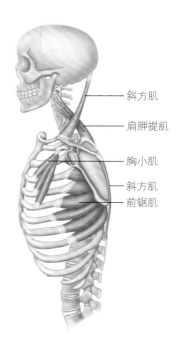

图 7.25　使肩胛骨运动的肌肉

的期望相反。

假设我正在做高位平板式，并且肩胛骨从背部突出。我可能首先考虑如何能让自己的肩胛骨以某种特定的方式运动，以下降到原位，但实际却非如此。我的肩胛骨相对于地面实际上是固定的，因为它们位于肱骨头的上方，而肱骨头则向下通过我的双手连接到地面上。这使得肩胛骨除了可能进行一定程度的旋转外，很难发生其他运动。为了使肩胛骨回位到和胸廓相贴的位置，我会想要让前锯肌发力。由于肩胛骨被固定，所以前锯肌发力所做出的动作是从肩胛骨之间把胸廓向上提（图 7.26）。躯干和肩胛骨的位置关系导致需要发生运动的结构是胸廓，而并非肩胛骨。上文提到，前锯肌可以使肩胛骨前伸。而在这个例子中，前锯肌移动的却是胸廓，这样就相当于把前锯肌的通常认为的起点和止点进行了互换。

定义上半身的"髂腰肌"

现在让我们把两块肌肉的功能结合在一起来定义上半身的"髂腰肌"。虽然前锯肌和髂腰肌并不匹配，但增加一块肌肉将会支持我的观点。首先要思考的一点是，我应该根据哪些要素来定义上半身的"髂腰肌"？这些要素包括肌肉的大小、位置、力量、功能和受到的阻力。从大小和功能考虑，上半身的"髂腰肌"的跨度应当很大，而且应该是一块强壮的肩关节伸肌。肩关节的伸展相当于髋关节的屈曲，因为两者都是将肢体向躯干牵拉的动作。最符合这一系列要求的是背阔肌。如上文所述，这块肌肉的跨度很广。它起自连接于骶骨的腰胸筋膜，沿着脊柱一直向上连接到肱骨上。它将骶骨、骨盆与肱骨连接在一起，就像腰大肌那样。髂腰肌将躯干和股骨连接在一起，而背阔肌将躯干和肱骨连接在一起。

我们通常认为背阔肌产生的最有力的动作是使肩关节内收。在标准解剖学姿势下，这是完全正确的（比如在引体向上中）。但是，如果前锯肌先发力，使肩胛骨前伸，在这种状态下，再让背阔肌做出同样强有力的动作，那么该动作现在就变成肩关节的伸展了。在肩胛骨

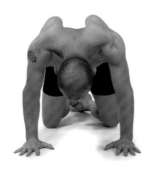
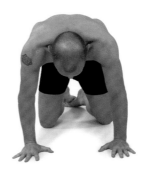

图 7.26 在这个动作中，前锯肌发力是使两侧肩胛骨之间的躯干部分被向上提，而非使肩胛骨前伸

前伸的状态下，背阔肌成了最强壮的肩关节伸肌。这也意味着对肩关节的屈曲而言，它成了最强壮的拮抗肌。也就说说，前锯肌和背阔肌的共同作用充当了上半身的"髂腰肌"

这和髂腰肌在某些体式（如后弯体式）中受到限制的情况是互为镜像的（图 7.27）。在后弯体式中，髂腰肌会限制骨盆的抬升，或者说髋关节的伸展。在此处，背阔肌则会拮抗肩关节的屈曲。在第 2 部分中我们会更详细地说明这一点。

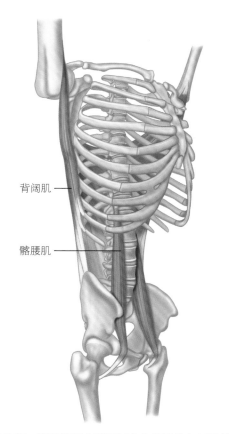

图 7.27 这两块肌肉都可以产生将肢体向躯干前侧牵拉的有力动作

背阔肌

髂腰肌

学练结合

在体式练习中，我们可以关注是肩关节本身还是肩胛骨在运动。在活动手臂的时候，留意一下肩胛骨在手臂活动到什么位置时开始参与进来。例如，如果你把左手放在右肩上并按住不让右肩动，然后试着让手臂外展（把手臂侧举），你就会发现手臂在侧举到大约 90° 时便会停止。（少数人可能存在例外。）

现在，让我们用类似四柱支撑式的体式进一步探索肩胛骨。为了便于探究，做这个体式时请把原本的四柱支撑式稍做改变，即双膝跪地，然后俯身做出四柱支撑式，这样肩部承受的负荷较小。然后分别把肩胛骨朝耳朵方向顶、向下压，以及向前伸，最后向躯干中央挤压两块肩胛骨。为什么要这么做？因为做这些极端的动作可以帮助你找到它们的"中间地带"，你还可能从中找到让自己最舒适的姿势（图 7.28）。

你还可以用下犬式来探索肩胛骨的不同位置。在练习下犬式时，我们常被要求在外旋上臂的同时内旋前臂。这样的动作完全没有问题，但你要留意这种动作在多大程度上是由肩胛骨本身的运动完成的，以及该动作受到肩胛骨支持的力量有多大。

做一个双膝跪地的下犬式（基本上是婴儿式），向后坐到自己的脚跟上。将肘关节屈曲，使其顶住地面。此时你是否能感受到前锯肌的收缩？在这个动作中，前锯肌会使肩胛骨前伸。接下来做

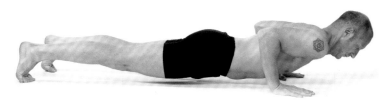

图 7.28　在做四柱支撑式时尝试不同的肩胛骨姿势，从而找到适合你的体式

一个膝关节伸展的下犬式，肘关节仍然屈曲并让它们从肩胛骨处伸向地面。你能否感觉到前锯肌在发生同样的收缩？尝试保持这种收缩，然后伸直手臂。

肩关节疼痛和四柱支撑式

　　肩关节经常处于活动状态，想要弄明白导致肩关节疼痛的原因很困难。出于某些原因，人们常常认为四柱支撑式会导致肩关节疼痛。但事实并非如此，往往是你的练习方式导致了疼痛。

　　观察标准的四柱支撑式时，我们会发现肩关节不会超出其正常的活动度。但是，为了让肩关节最充分地发挥功能，其他结构必须保持稳定，这样肱骨才能有效地运动。"有效"意味着相应的运动不会使控制这一关节的肌肉过度疲劳或紧张。人们对四柱支撑式争论得最多的就是那对肩胛骨该往哪儿放。在你要求别人将其肩胛骨保持在某一位置之前，你首先要了解一个更重要的问题，那就是他们是不是真的有足够的力量来做出那样的动作。如果他们没有足够的力量，那么他们的肩关节该如何去应对这样的任务，又会承受怎样的压力？

　　如果你看到有些人在做四柱支撑式时肩关节的姿势不正确，这并不是肩关节本身的问题，而是因为肩胛骨没有保持在恰当的位置上。这要么是因为稳定肩胛骨的肌肉不够强壮，要么就是因为他们没有建立起正确的动作模式来保持正确的姿势。

　　做四柱支撑式时，肩胛骨位置不当可能导致肩关节多处的肌肉（肩袖肌群和肱二头肌）发生拉伤。同时我们还要关注其他方面，包括肩关节和双手的位置关系。肩关节的前缘超出双手前缘越多，肩关节就越有可能出现肌肉拉伤，这是因为上半身的重心相对于双手的支撑位置超前太多，使双手支撑变得困难。想象一下，把一个约 9 千克的重物从肩关节的正上方直接举起，应该不成什么问题；但如果把重物往前移动几厘米，重力对肩关节的作用效果就会发生变化，举起就会变得有些困难。所以在做四柱支撑式时，不要听从"让肘关节置于腕关节正上方"的指令，这会让肩的前缘超过手的前缘。对大部分人而言，肘关节应该位于腕关节稍后方。这能使胸部的中心点以及身体的重心更靠近双手的连线。另外，这样也能避免腕关节过度屈曲，从而避免损伤。

以上这些都只是把四柱支撑式当作一个独立的体式来考虑的。实际情况会更为复杂。如果一位练习者在做四柱支撑式时感到肩关节疼痛，老师还应该观察他在接下来通常会做的上犬式中的表现。我常常看到有人在做四柱支撑式时用脚趾将身体往前推且肩向前顶。在向上犬式转换的过程中，他们的肩通常会相对手超前太多。这种姿势会产生一系列的影响：它会对腕关节造成很大的压力；而且，当练习者想要做出上犬式中的后弯动作时，这种姿势常常还会使腰背部紧张；此外，由于不恰当的发力，臀部也可能会过度紧张；最后，这种姿势还会给肩关节施加很大的负荷。

练习过多也会损害肩关节的健康，还会引发许多其他部位的问题。如果练习的是风格繁多的流瑜伽中的一种，这一问题就会尤为明显。根据初学者的个人情况和他们所练习的瑜伽流派，老师可能需要适当地降低四柱支撑式的练习难度。

对初学者而言，有两种基本的方法可以降低四柱支撑式的难度。第一种是在躯干下降形成四柱支撑式之前先双膝跪地。第二种是让双手的间距比做传统的四柱支撑式时稍宽一些，并将两侧肘关节远离身体。这可以让强壮的胸大肌发力。初学者的肘关节常常会向外突出，因为他们的肱三头肌不够强壮，单单依靠肱三头肌不能让他们稳定地将身体下降。将肘关节远离身体可以增大胸大肌的力矩，而增大双手的间距则可以减小腕关节的压力。在肱三头肌的力量增加到足够大之前，这是一种临时性的措施。

如果练习者感到肩关节疼痛，请花一点时间仔细观察一下他们的具体情况。不要只是因为他们做的动作看起来不对，就让他们换一种方式去做；要发现其中更主要的问题。观察他们肩的前缘与手的前端之间的距离，同时还要考虑他们练习时通常的强项和弱项，以及他们当前的练习量是否过大。导致肩关节疼痛的原因有很多。我经常会在冈下肌发现触发点。这块肌肉的触发点会导致肩关节前方和侧方产生强烈的疼痛，并会蔓延至肱二头肌和手臂的其他部分。

在四柱支撑式、上犬式、下犬式中，肩袖肌群承受着很大的负荷。如果你在练习时前跳、后跳或穿梭跳（双腿从双手之间跳过），它们承受的负荷会更大。这些动态稳定肌控制着肱骨头在肩关节窝（关节盂）内的转动方向。由于承担着这些工作，肩袖肌群很容易变得过于紧张，从而导致触发点的形成。

第 8 章
手、腕和肘

我们讲过，腿部可以被视作一条运动链，连接着踝关节、膝关节和髋关节。我们发现上肢也存在着相似的动态结构。在手臂的运动链中，手和腕关节位于其中一端，肘关节居中，而肩关节则位于另一端。上肢各个关节或结构间的相互适应能力甚至比腿部各结构间的适应能力更强。在运动功能方面，上肢与下肢有两处显著的差异。

第一，前臂的旋转方式与小腿不同。在前臂中，旋转发生在两个关节上。前臂的两块骨（桡骨和尺骨）在肘关节和腕关节相互接触，发生在这两个关节的运动被称作前臂的"旋前"和"旋后"。手会连带发生旋前和旋后。如果你还记得的话，小腿的旋转只发生于一个关节，即膝关节。

第二个明显的差异存在于两条运动链的近端。对于腿部，我们把髋关节视作运动链的近端，会单独关注髋关节的活动性。然而手臂的情况却更为复杂。我们当然会考虑肩关节本身，但我们还要把肩胛骨和肩胛带的活动性一并考虑在内。手部姿势的改变不仅会影响肩关节，还会影响肩胛骨的运动，进而影响整个肩胛带。

在手臂和腿部，居于中间的关节（即肘关节和膝关节）在屈曲时可以使运动链的两端都产生运动。肘关节的屈曲会影响肩胛带以及手和腕关节。在那些把手放在地上的体式（如四柱支撑式、上犬式、下犬式）中，或者用手承重的手臂平衡体式中，这一点尤为突出。比如如果你正在做下犬式且肘关节处于屈曲状态，那么手臂的其余部分就会受到影响。你的腕关节必须屈曲并改变形状，以适应从肘关节到手之间的角度变化。如果肘关节在屈曲的同时指向身体外侧，那么腕关节外侧的屈曲角度会更大。在肩这一端，屈肘会导致肩关节姿势的改变，以适应肘关节和肱骨头之间的角度变化。此时，肩胛骨总会产生相应的运动，或者你至少需要调动躯干来稳定肩胛骨。

手

手是一个神奇的结构。此时此刻，正是手的精细动作技能和复杂的结构让我能飞快地敲击键盘。手部的软组织和关节能够与大脑共同工作。多年的神经肌肉训练让我可以不看键盘就能打字。指尖有很多感受器，可以让我察觉纹理和形状的细微变化。即使是身体上最轻微的紧张状态，按摩治疗师也可以通过手部触诊探查出来。然后，通过手指进行按摩治疗，患者便可以解除这种紧张状态。

上肢的结构和功能可以让手呈现几乎所有我们想实现的姿势。回想一下上一章中的图 7.18，我们先将手臂外展且掌心向上（手臂外旋），然后把手往另一个方向旋转（即内旋），便可以再次使手掌达到掌心向上的状态。肩胛骨的运动、肩关节的旋转，加上前臂的旋转，让我们的手可以旋转 360°。

在练习体式时，我们用双手来获得支撑以及转移身体的重心，此时手发挥着类似脚的功能。我们可以把手和脚的结构进行对照。手部也有弓形结构，虽然，它们不像三个足弓那样齐整，但它们可以形成足弓无法形成的形状。仔细观察，你会发现，不管你多么用力地用手按压地面，手掌中央有一部分都不会塌陷下去。这是手最明显的弓形结构，同时也是与足弓最像的部分。

在手臂平衡体式中，双手是身体的基础，如同站立体式中的双脚。当双手着地时，我们也可以进行激发根能量的练习。在第 2 章中，我们结合足弓讨论了会阴收束法和收腹收束法，以及这些收束法可以使身体具有什么样的特性。我们也可以将手放在瑜伽垫上，用类似的意向使身体产生同样的特性。这一点很容易被运用到下犬式、四柱支撑式、上犬式和任何一个手臂平衡体式中。在大多数要求双手承重的体式中，这种意向所产生的特性可以激活我们上半身的

"髂腰肌"。

手和腕关节的结构和功能

在"上肢与下肢"一章中，我们曾提到，手部有二十七块骨（图 8.1）。除了大拇指之外，每根手指上有三根指骨（即构成手指的骨），而大拇指只有两根指骨。握拳时，手指的指骨间关节（即指骨之间的关节）和掌指关节（掌骨和指骨所形成的关节）屈曲；而手指伸展时，手部即可恢复到标准解剖学姿势。手指还可以通过外展和内收来远离或者靠近手的中心线，即中指。或许这就是在做把双手放在地面上的体式时，我们要让中指指向正前方的原因。手和腕关节的运动是相互协调的，两者共用许多相同的肌肉。这使得手和腕关节既可以独立运动，也可以共同运动。腕关节可以朝四个方向运动（图 8.2）。当腕关节屈曲时，掌心以腕关节为轴从标准解剖学姿势起向前移动。伸展则是与之相反的动作，可以让手回到标准解剖学姿势。（严格来说，我们把上犬式中腕关节的姿势叫作"过伸"）。腕关节还能侧向运动。当腕关节外展时，手朝向小指运动，这个动作也被称为"尺偏"；腕关节内收时，手朝向拇指运动，这个动作也被称为"桡偏"。当手处于自然状态或休息位时，腕关节呈轻微内收状态。

手和腕关节周围的肌肉

使手和腕关节产生运动的肌肉有些复杂。虽然手本身有一些小的肌肉，但

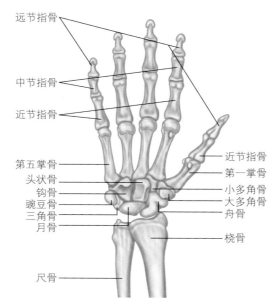

远节指骨

中节指骨

近节指骨

第五掌骨
头状骨
钩骨
豌豆骨
三角骨
月骨

尺骨

近节指骨
第一掌骨
小多角骨
大多角骨
舟骨

桡骨

图 8.1　手和腕关节的结构

是那些使手和腕关节产生运动的较为强大的肌肉大部分位于前臂。这一点与足和小腿肌肉的关系类似。

另外，前臂的肌肉和小腿的肌肉之间还存在其他相似性。在这两个部位，大块的肌肉都会发出条索状的肌腱，并借助这些肌腱跨过主要的关节（腕关节和踝关节），然后，肌腱会连接到肢端各处，以活动肢体的最末端（手指和脚趾）。这样大块的肌肉就不会妨碍关节的运动。

屈肌

屈肌位于前臂的前侧（或者说掌侧），它们比位于前臂后侧的伸肌更大、更粗壮，也更有力。它们相当于庞大的小腿后肌群。以下这些肌肉的名称就可以反映出它们各自的功能：指屈肌、尺侧腕屈肌和桡侧腕屈肌（图 8.3）。它们

都是屈肌，分别能活动手指、使腕骨向尺侧运动和使腕骨向桡侧运动。

这些肌肉（包括一些我没有提到名字的肌肉）的肌腱在穿过腕管后附着到手掌和手指的骨骼上，并在这些部位发挥功能。而在另一端，这些肌肉连接到肘关节上方、肱骨最下端内侧叫作"肱骨内上髁"的隆起处或其附近。

有一种腕关节的姿势可以让屈肌发挥最大的力量。如果你屈腕，也就是让掌心弯向前臂，并试着在这种动作下握拳，你会发现很困难。（就算能够握拳，这样的拳头也没有太大的力量。）但是如果你将腕关节稍稍伸展，就会发现屈肌的力量变得特别强大，你就能紧紧地握住拳头。也就是说，腕关节伸展（或过伸）可以增大屈肌的力量。

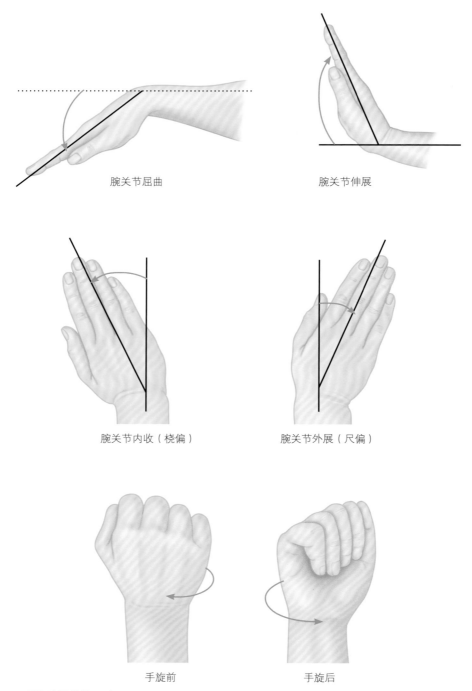

腕关节屈曲

腕关节伸展

腕关节内收（桡偏）

腕关节外展（尺偏）

手旋前

手旋后

图 8.2　手和腕关节的运动

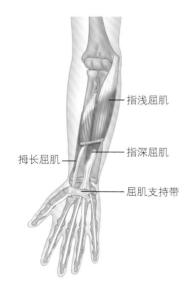

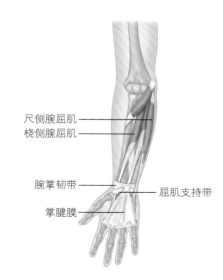

指浅屈肌

尺侧腕屈肌
桡侧腕屈肌

拇长屈肌　　　指深屈肌

腕掌韧带
屈肌支持带

掌腱膜　　　屈肌支持带

图 8.3　手和腕关节的屈肌

伸肌

　　前臂后侧的伸肌通常比对侧的屈肌体积小，也不如屈肌强壮。这些伸肌包括指伸肌、尺侧腕伸肌和桡侧腕伸肌（图8.4）。它们的功能就是伸展手和腕关节。

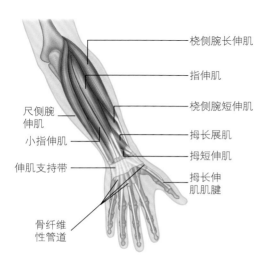

桡侧腕长伸肌

指伸肌

尺侧腕伸肌

桡侧腕短伸肌

小指伸肌

拇长展肌

伸肌支持带

拇短伸肌

拇长伸肌肌腱

骨纤维性管道

图 8.4　手和腕关节的伸肌

　　伸肌的远端没有我们在屈肌远端能看到的腕管结构，而只是一个腱鞘结构。这些肌肉的近端大部分都跨过肘关节并附着到肱骨外侧髁上。

　　我们可以用一种更复杂的视角去看待屈肌和伸肌，虽然它们在屈腕和伸腕时的功能是相反的，但在维持手的平衡性与运动功能方面，却发挥着协同作用，从而使手产生精细且受控的动作。事实上，正是屈肌和伸肌的相互作用使得手指能够快速运动和发力，从而让我们可以打字、弹吉他和演奏钢琴等。这也体现了身体复杂而美妙的整体性。

功能单元和运动

　　要想研究手和腕关节的功能，我们必须要考虑到上肢的所有关节，必须要将手、腕关节、肘关节和肩胛带看作一个有机的整体。当双手置于地面时，这种整体性尤为突出，这个时候我们的身体形成了一条闭合的运动链。在一条运动链中，当中央关节（这里是肘关节）运动时，其周边的关节也会发生运动。

在进一步讨论手和腕关节的姿势之前，我们应该先来看看上肢的"膝关节"——肘关节。在讨论瑜伽问题时，我们通常更关注肘关节的朝向，而非其功能。

肘关节的屈伸和膝关节的屈伸是相似的，但两者过伸的情况则有细微的差别。当肘关节过伸时，后侧的骨会牢固地顶在一起。肘关节的这种结构使得相关的韧带和肌肉不需要承受太大的重量。而在膝关节中，骨骼之间的连接形式无法为过伸的关节提供支持，关节周围的软组织还会阻止过伸。肘关节在过伸时发生软组织损伤的概率较小。不过，这并不代表肘关节过伸时，你无须让肌肉去分担骨骼的支持工作。

肘关节和膝关节的另一个区别是，

肘关节由三个关节组成，分别是肱尺关节、肱桡关节和桡尺近侧关节。除了屈伸的功能外，其中的桡尺近侧关节和前臂远端的桡尺远侧关节还负责旋转（图8.5），它们可以让前臂和手旋前与旋后。

旋转功能使上肢的情况比下肢复杂一些。在下肢中，膝关节的旋转幅度很小，几乎只影响到其自身。而在上肢，前臂的旋转会影响该运动链上所有的骨和关节。实际上，屈肘动作通常会伴有一定程度的旋转，尤其是在手部承重时。由于手臂的骨骼结构和两个桡尺关节的存在，前臂的旋转会自然通过前臂的两根骨传递到腕关节。对膝关节来说，只有在屈膝状态下旋转胫骨才能使膝关节产生旋转动作。而产生前臂旋转动作的关节与产生肘关节屈伸动作的关节是不同的，因此不论肘关节处于伸直状态还是屈曲状态，前臂都可以旋转。

在标准解剖学姿势中，掌心处于旋后状态。如果我们把掌心向后转，这就

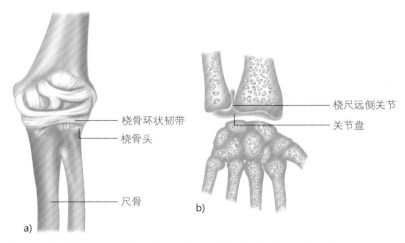

图 8.5　a) 桡尺近侧关节（左臂，前面观）; b) 桡尺远侧关节（左腕，冠状面）

是一个旋前动作。这是手的一个非常重要的动作，可以增强上肢的整体功能。手的旋前和旋后会影响到肘关节和肩关节的姿势。除非你刻意地去控制，否则手的旋前总是伴随着肩关节的内旋，而手的旋后则伴随着肩关节的外旋。让我们用这条运动链继续发起运动，把手臂举过头顶，这时肩关节的内旋会和肩胛骨的后缩同时发生，这时两块肩胛骨会相互靠近。肩关节的外旋则伴随着肩胛骨前伸（两块肩胛骨相互分离）（图 8.6）。手的运动会通过运动链一直向上影响到肩关节，并通过肩关节影响到肩胛骨。这种关系是双向的。肩胛骨和肩关节的运动同样也会使手形成某些姿势。

现在我们已经了解了上肢运动链上的肘关节和肩关节的功能，下面让我们综合来看手和腕关节的运动。

融会贯通

在做诸如四柱支撑式、上犬式和下犬式这样的体式时，我们要将双手放在地上，这时我们常常会被告知要让双手的中指指向前方、相互平行。鉴于中指被认为是手的"主光束"，这样做似乎是比较合理的。

但是，腕关节的姿势会影响手的姿势。如果将双臂垂于体侧，你会注意到腕关节会稍微偏转一定的角度。该角度比我此刻坐在电脑前打下这段话时腕关节的偏转角度稍小一些。这种腕关节的偏转是轻度的内收。在腕关节轻度内收的情况下，中指和前臂的中心线并不平行，而食指更可能与前臂的中心线平行。因此，在腕关节轻度内收的情况下，我们应该在那些需要将双手放在地面上的体式中调整手的方向，让食指指向正前方。

在实际练习中，究竟是让中指还是食指指向正前方，我会同时关注腕关节和肩关节，根据这两个部位的情况来决定手的姿势。一般来说，腕关节和肩关节较容易受伤。对肩关节较紧张的人，我倾向于让食指指向正前方，来作为调

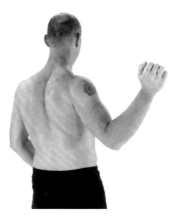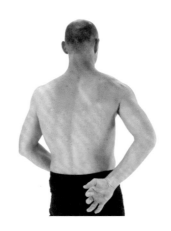

图 8.6　肩关节的运动与肩胛骨的运动是联动的

整体式的参考线。这会让手稍微向外旋转一些，这个动作不仅发生在腕关节，同时还会改变肘关节和肩关节的姿势。通常来讲，肩关节越紧张，食指指向前时，腕关节的褶皱越可能与瑜伽垫的前缘相平行，而这是我所希望看到的状态（图 8.7）。

而如果肩关节较为灵活，那么把中指指向正前方、作为调整体式的参考线就没有什么问题了。手的朝向的改变会影响上肢的整条运动链。对特定的练习者，我会让他根据练习的进展调整双手的姿势。例如，如果随着练习的进行，练习者的肩关节逐渐打开了，那么他的手的朝向就可以从食指指向正前方变为中指指向正前方。

瑜伽老师应该摆脱教条式思维的束缚，多进行提问和探索。我在前文说的那些手部姿势是可以被质疑和讨论的。重要的是，老师应该去思考手部的姿势会如何帮助练习者在练习中感到舒适并取得进步，或者会如何妨碍练习者做到这些。这在很大程度上取决于手部上方的关节处于什么样的状态。

关于手、腕关节、肘关节和肩关节的姿势与位置关系，我们还需要认识到另一个重要问题。我们常常会把适用于下肢位置关系的一般性原则运用到上肢中。比如，我们通常将膝关节保持在踝关节的正上方，认为这是一种可以避免关节张力过大从而预防损伤的安全可靠的方式。人们常常按照同样的原则来调整肘关节和腕关节的姿势，但我认为这对大多数练习者来说是不正确的。不过因为我的这个观点与主流观点不符，所以我建议你通过亲身体会来指导自己的做法，多去探究真相。

常有人说在做四柱支撑式时，肩关节会承受过大的压力而导致损伤。我认为问题的关键不是四柱支撑式本身，而是这个体式的练习方式。如果在做四柱支撑式时身体前倾，使肘关节位于腕关节的正上方，那么你实际上是在做两件事：第一，你让肩关节远远超过其下方的基础（手和腕关节）。第二，你让腕关节形成 90°，这一个大风险的承重状态，可能会给腕关节施加很大的压力。

我们知道，一个部位的压力常会导致另一个部位也承受压力。在上述这个身体往前倾的四柱支撑式中，大部分人

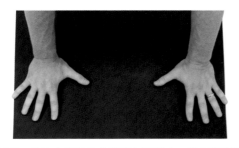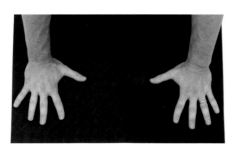

图 8.7　是让中指还是食指指向正前方，练习者需要考虑腕关节褶皱的方向

的肩关节也承受着很大的压力。虽然有些人确实可以让自己的肘关节位于腕关节的正上方（可能他们上臂比前臂短，这使他们的肩距离前臂更近），但是对多数人来说，情况并不是这样的。在做四柱支撑式时，我们可以将肘关节稍稍后移，以此来减轻肩关节和腕关节的压力。因为这样做可以减轻腕关节的过伸程度，从而减轻其受到的压力；对肩关节而言，这样做可以让上半身的大部分重量与其基础（双手）更多地对齐。

学练结合

许多练习者注意到，如果在做四柱支撑式时中指指向正前方，那么在身体下降时，手掌内侧就会翘起来，并且肘关节会不自觉地想要往外打开。试试下面的动作：俯卧，让双手形成准备做四柱支撑式的姿势。然后把你的手指旋转一下，让食指指向正前方，注意观察手和肘关节会发生怎样的变化（图 8.8）。你或许会发现，在双手向外旋转的情况下保持肘关节内收会更容易。

另外，观察当肘关节位于腕关节正上方时腕关节形成的角度，并体会有什么感觉。如果把身体稍微后移一些，使肘关节位于腕关节所在垂线的后方又会怎么样？当你尝试这个动作时，你可能会注意到肩关节受到的压力大小发生了变化。

把同样的想法运用到后弯体式中（让我们以轮式为例）。当你从仰卧姿势开始要做动作时，不要让手指直指肩关节，而是试着旋转双手和前臂，让手指向外指向瑜伽垫的两侧。注意掌根处有什么变化，以及双肘相互靠近的难易程度有何改变（图 8.9）。我的意思并不是在做轮式的整个过程中都要让手摆成这种姿势。我推荐练习者在做轮式之前，可以先把手像这样放置，用头部顶起身体；然后再把双手转回做轮式的惯常姿势。这样做可以让练习者更自如地将双手稳定地支撑在地面上。不过和往常一样，总是会有例外情况的。

你还可以做一些拜日式，并关注你的双手。在所有需要合掌的动作中，都把双手合十按紧；如果需要把手放在地上，那么就用力往下压，特别是如果你

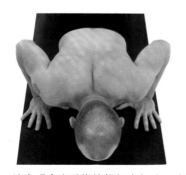
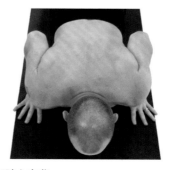

图 8.8 注意观察当手指的朝向改变时，肘关节的朝向将如何随之变化

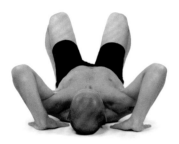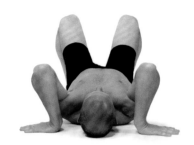

图 8.9　观察肘关节的朝向如何随着手指的指向而变化

接下来要往手上施加重量的话。看看你能否在手和肩胛带的稳定肌（上半身的"髂腰肌"）之间建立联系。

腕关节疼痛

腕关节疼痛是瑜伽练习中最常讨论的话题之一，尤其是在承重体式下的疼痛。四柱支撑式、下犬式和手臂平衡体式都会对腕关节施加很大的压力。

腕关节最常发生的疾病是腕管综合征，这导致人们常认为自己的腕关节疼痛是由这种疾病引起的。其实，还有别的因素会导致腕关节疼痛。和其他所有关节一样，腕关节的骨骼、软骨、韧带、肌腱和相关的肌肉都会引发其功能障碍。这些组织都可能发生不同程度的损伤并因而导致相应部位出现疼痛。

一个工作假说

关于腕关节疼痛，我有一个工作假说可以供瑜伽练习者参考。腕管综合征的一个常见的诱因是手和腕的屈肌的过度使用。由于我们每天不断地打字、写字，以及抓握周围的物品，这些肌肉通常都是过于紧张的。

我们在做把双手放到地上的体式，如下犬式时，腕关节会处于过伸状态。这种状态会影响到手和腕的屈肌。屈肌是拮抗过伸的肌肉。要想让腕关节过伸，我们必须要抵抗这些屈肌已有的张力。我们假定大多数人由于生活方式导致屈肌过于紧张。当你拉伸一块紧张的肌肉时，你是可以感觉出来的。当你通过伸腕来拉伸屈肌时，你会在腕关节感受到这种张力。屈肌的过度紧张会引起体式中力量和灵活性的不平衡。尤其是在那些需要我们把全部体重都压在手上的体式中，力量和灵活性的不平衡会导致腕关节顶部受到过度的压迫。我认为在体式练习中，这常常是引起腕关节不适的根本原因。

当然，如果腕关节曾经受过伤，那么这些伤病也可能是一部分原因。认为"腕关节形成的角度大于90°有害"的这种想法是站不住脚的。这种姿势确实会对腕关节施加更大的压力，但是我们只需循序渐进地锻炼出适应于这种动作的灵活性，并逐渐增强力量以控制腕关节周围的张力，就可以应对这个问题。

我还观察到，腕关节疼痛最常发生

于不能坚持练习或者每周只练习大概一两次的人群中。这些人在做流瑜伽时，似乎更容易出现腕关节疼痛。

腕管综合征

腕管综合征是较为严重的问题，会导致一系列特定的症状。其发病原因是使手指和整个手产生运动的屈肌肌腱在穿过腕管时压迫到正中神经。腕管由骨和一块结缔组织（屈肌支持带）围成，后者将手掌基部的肌腱限制于其下方（图 8.10）。

当肌腱出现炎症和肿胀时，肌腱就会压迫神经，导致手部的大拇指侧产生疼痛和麻木感。这时我们常常会去仔细研究腕关节的问题。但是和其他所有疾病一样，可能有多种因素在其中发挥着作用。我们首先应当对问题进行恰当的评估。考虑一下是什么导致了肌腱的炎症和肿胀。在手臂这条运动链的上方关节中，有没有其他因素增加了这些前臂肌肉的负担？

我们要用整体的眼光看待事物，我们通常保持的姿势会导致肩关节紧张，这种紧张可能沿着运动链传递到腕关节。大多数人并不会因为练习瑜伽而患上腕管综合征，而是在上瑜伽课前，已经由于日常姿势不良患了腕管综合征。如果他们正处于这一疾病的急性发作期，那他们可能就根本不会来上瑜伽课了。

患有腕管综合征的练习者，可以采用两种方法来练习。一种是利用瑜伽砖、卷起的瑜伽垫，甚至是带衬垫的手套等支撑物来改变他们腕关节的角度，以适应手和腕的状况。另一种方法则需要考虑如何通过拉伸屈肌肌腱来减小肌腱的张力，这通常要在不负重的情况下完成。将手做出反向祈祷式是一个很好的方法。

如果你有能力分辨出练习者产生疼痛的真正原因，你还可以对整个肩胛带进行操作：释放张力，和（或）强化相应的部位。也就是说，不要忘记从宏观层面去考虑和解决问题。用更开阔的思路去看待腕关节的功能与手臂的其他部分以及肩胛带的功能是如何相互关联的，这可能是更恰当的处理方法。

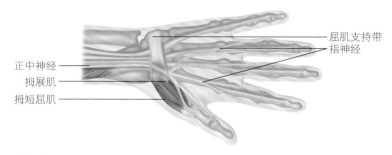

正中神经
拇展肌
拇短屈肌
屈肌支持带
指神经

图 8.10 腕管综合征

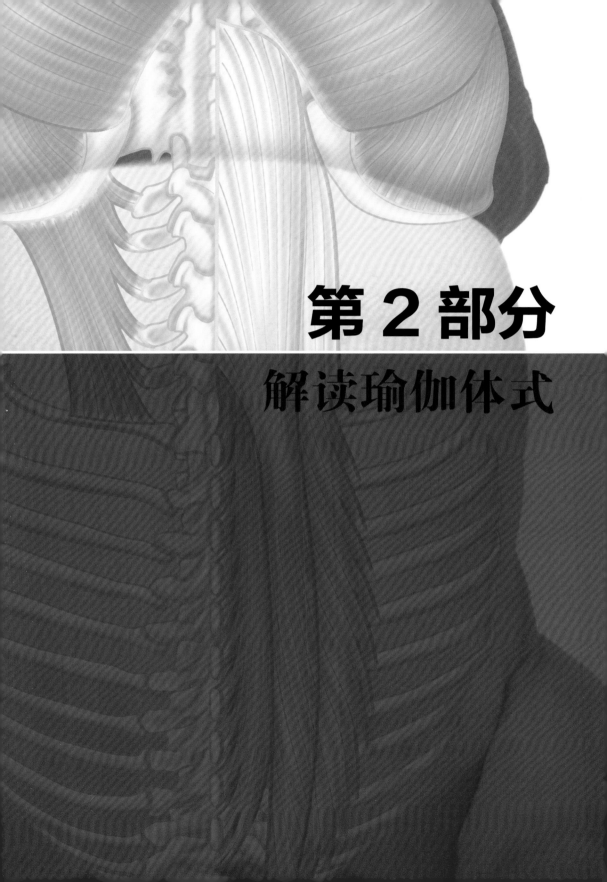

第 2 部分
解读瑜伽体式

你可能开始意识到，练习瑜伽对于更好地理解身体的机制非常有帮助。在瑜伽垫上移动和呼吸的同时，你也可以从运动感觉（动觉）的角度理解自身解剖结构——你的身体如何构成，各个部分之间有何相互关联，以及每一部分在整个系统中扮演着什么角色。

在本书的第 1 部分里，我们按照不同部位、不同层次探究了人体的解剖结构。我们了解了结缔组织、肌肉系统、骨骼系统、神经系统。当你再次在瑜伽垫上练习体式的时候，你应当对你的身体有了更清晰、更正确的认识。

在第 2 部分中，我会利用解剖学知识分析不同的体式，从而强化你的运动感觉，提升你的瑜伽练习。在读本部分内容时，你可能会有这样的感受："噢！我做这个体式时就是这种感觉！我觉得就是这个道理！"或者"啊！我从来没有把这些体式联系起来过！"

我们会努力探讨不同体式之间如何相互关联、相互配合，从而打开和平衡我们的身体。在探索体式的过程中，你还会反复看到它们是如何与身体层以外的层级建立联系。它们会触及我们的思维，我们的神经系统，我们的习惯，以及我们的情感。我们会从新的高度去理解瑜伽体式。每一个体式都是力量、灵活性、技术、呼吸、专注力，以及意识的结合。当你把某个体式练得非常熟练之后，你的练习就会发生改变。有时你会主要关注力量，有时你会主要关注灵活性，有时你会关注这个体式下如何呼吸，还有一些时候身体层面会成为你关注的次要方面，你会关注自己的专注力和意识。我希望在读完本部分的这些章节后，当你静下心来时，你可以对所有的瑜伽体式有更开阔的见解。你甚至可能会对这种强大得难以置信的练习，以及它所触及的生活的方方面面产生焕然一新的认识。

在讲解不同的体式时，我尽量避免对如何做出某个体式规定一个方法。虽然我有自己的方法，但我发现最好是给练习者提供没有倾向性的信息，鼓励大家自己去找到答案。为了帮助大家度过这一过程，我会提供最可能影响一个人能否做出某个体式的解剖学信息。当然，随着练习的进行，这些是会改变的。在一段时间内限制你做出某一体式的因素有一天会变的不是问题，而此时新的限制因素可能会出现。我们都是在不断摸索中曲线进步的，你会逐渐摸索出进步的方式。

当练习者做某个后弯体式遇到困难时，他们就会问："为什么会这样？"这个简单的问题会成为进一步探索这个体式的动力。困境即机遇，遇到的困难会改变我们练习的方式、努力的程度，并磨炼我们的心志。

最初的质询很重要，它会让我们仔细审视自己。这种质询可能产生于当下，也可能产生于练习一段时间之后，这两者同等重要。随着体式练习的深入，随着身体逐渐发生变化，我们总能找到优化练习的方式。

有时，我们可能只做了一点简单的改变，就在短短几天内产生了卓越的效果，但也有一些时候，我们可能会长时间努力攻克某个特定的体式，却看不到任何明显的变化。如果变化没有很快发生，我们很容易陷入一种强迫性的"试图解决模式"。这可能会有潜在的危害，因为它让我们脱离运动感觉，只依靠头脑中的思考。

这时，"放下"的重要性就凸显出来了。改变终将会到来。想要变得更好并没有错，但是过于纠结于此，就会对练习的其他方面产生负面影响。努力迫使改变的发生会导致我们如管中窥豹一般目光狭隘。我们如何放开心态并接受现状是至关重要的。想要让自己具有这种接受现实的心胸和气度，我所知道的最有效的窍门便是相信随着时间的流逝，事情（所有事情！）一定会改变的。

我并不希望你在掌握解剖学知识后，在练习中就只沉迷于思考身体上的问题；我希望这些知识能激励你对自己练习的方方面面进行质询、深思和探索。这样的质询会促使你去思考，不过如果没有实际练习经验和持续的努力，你的才智也无处施展。要乐于接受现状，同时接受改变的发生可能会是缓慢的。但是改变是一定会发生的，而解剖学知识和体式练习是帮助我们提升的有力工具。

对解剖学知识的理解会改变我们的体式练习，正如体式练习也会改造我们的身体一样。身体层面的练习可以为我们打开一扇门，让我们深入理解自己的各个层面。这种自我认知的力量强大得不可思议。虽然我不能陪你度过这一段内省的经历，但是我希望能通过探索运动中的身体，深化你对自己身体的理解，带你开启这一段旅程。

写给瑜伽老师

每位练习者在学习每个体式时都会有一个独特的过程，老师的职责是不断地预见练习者的下一步。根据实际情况，老师可以鼓励练习者制订短期或长期目标。老师可能需要根据练习者的性格、身体素质和许多其他因素来帮助练习者实现目标。拥有敏锐的观察力是一名好老师的标志。

在观察练习者的过程中，老师就进入了练习者的"个人数据库"或者说"大脑档案系统"。另外，老师还要靠自己对体式的运动感觉来进行教学，这种感觉来源于教学经验的积累和老师个人瑜伽练习的提升。阅读书籍、与其他老师进行交流，以及进行其他辅助性的活动，也都是帮助老师提升观察力和信息处理能力的手段。

在教授瑜伽时，老师要将以下三个要素综合到一起：体式的练习方法，练习者做体式的个人特点，以及老师对体式练习方法的个人理解。此外，老师与练习者性格的相互作用也可以带来改变。

每一种流派的瑜伽体式都有独特的练习方法。瑜伽有众多流派可供选择，练习者通常需要尝试许多不同的课程和老师，才能找到适合自己的瑜伽流派。

这是非常重要的一步。当一个练习者的个人特点与某种流派的体式练习方法恰好匹配时，体式练习可能会取得非常惊艳的效果。

每个人在练习体式时也都有自己的特点。在本书开篇，我们详细地讨论了内聚性经历。我们都会把自身经历的影响带到瑜伽垫上。正是这些遗传的、习惯的、身体的、行为的、心理的甚至是精神的经历塑造了我们。一名有才能的老师会像应对腘绳肌松弛或者肩关节紧张那样应对练习者的这些内聚性经历。

另外，还有两个认知因素会影响体式练习。第一，练习者可能对一个体式应当如何完成或者其最终目标是什么，有一个大致的理解。这种理解源于他在瑜伽垫上的练习经历。第二，老师对体式的理解也会影响练习者。老师在瑜伽垫上的努力和收获影响着他的教学方式，进而影响着跟随他的练习者。

因此，老师在观察练习者的练习时，也要反观自身，思考如下问题：自己看待某个体式的方式是否足够灵活？自己练习某个体式的经历是否适用于某位练习者？自己在多大程度上把自己的练习特点强加给了练习者？这么做是有意识的，还是无意识的？自己对某种练习方法的认识是不是很教条？是不是把针对某个体式的一般性结论用到了一个属于例外情况的练习者身上？

通过时常反思这类问题，老师就可以让教学保持生动。当老师以这种开放、敢于质疑和充满好奇心的心态进行教学时，他就可以激发每一个人的进步。练习者的练习情况将会持续改善，而老师对教学和瑜伽的认识也会发展到新的高度。

随着老师的观察越来越到位，老师可以将自己的观察结论反馈给练习者。这可以启发练习者发现他们看不到的自身特点。当练习者意识到这些特点后，他们还会思考自己还有什么别的没意识到的自身特点。他们会打开思维，以一种全新的方式看待自身。但是，这并不是一个能够轻易打开的"开关"。只有通过练习，付出努力，这样的领悟才能在适当的时机出现。

在接下来的章节里，在讲解体式的同时，我会分享过去十多年来我的教学心得，它们来自我通过观察练习者，对他们过去的经历产生的认识；以及通过试着把自己想象成他们，努力透过表面所观察到的。作为一名瑜伽老师，我努力做到全面认清练习者过去的经历和他们当前的状态：他们的生活经历对练习有什么影响？他们感觉怎么样？他们每个人各自遇到了哪些挑战？

虽然后文主要是从解剖学角度去理解体式，但是我也会引导大家学习我的思路，去发现不同因素之间的联系。尽管我们可能知道为了做出某个体式，哪个部位需要打开，但是除此之外还有很多需要考虑的因素，不仅要从解剖学的角度来看，还要考虑我们生活中正在发生的事情。比如，要做一个深度的前屈体式，腘绳肌就需要被打开或拉长，而要拉长腘绳肌，髋屈肌就需要具备一定的力量。不仅如此，每一天我们的压力水平都不一样。有时候我们满脑子都是待完成事项，有时候又很清闲。有时甚至是昨天吃的食物都会影响到我们今天的练习。所有这些都会影响到我们的练习体验和练习方式。

常常有人问我："为什么我不能做某体式？"我最喜欢这样的提问。它会使我更仔细地观察这个人，并收集多层面的信息。通过评估这位练习者的身体、经历、练习，同时将这些信息与我对身体的认知，以及我练习相应体式的切身经历相联系，由此我可以回答这个人的提问，我往往会说出一个故事，或者提出一种工作假说。

第9章
解读前屈体式

提到前屈体式时，我们会自然地想到它最简单的版本——在站姿或坐姿下，从腰部对折，用双手去够双脚。

我记得自己刚开始练习瑜伽时，看似简单的坐位前屈式对我来说也并不容易，我只能勉强碰到脚趾头；而且，脊柱弓得厉害。一路走来，我的练习已经发生了变化。例如，有一段时间，我在做前屈体式时，右腿腘绳肌的坐骨端会产生疼痛感。有一天疼痛完全消失了。可是，我还没来得及高兴，另一侧又开始疼了。这些都是想要收获改变和进步而必然要经历的一部分。

瑜伽中还有比简单版本更深入的前屈体式。在某些体式中，髋关节和脊柱要比基础的坐位前屈式屈曲得更厉害。例如，在龟式（图9.1）中，我们会看到如何在一个体式上的基础上做出另一个体式，以最终实现躯干尽量平贴地面，同时双臂从伸直的双腿下方穿过并伸展。当我们可以充分地做出这个体式时，手臂和肘关节所受的压力将会最小。我还记得第一次尝试这个体式时，我感觉自己的手臂、肘关节和腰部都承受着极大的压力，非常疼！然而，长时间坚持不懈的练习已经完全改变了这一切。

在关于前屈体式的探讨中，我把龟式作为我们的"终极体式"。我们会探讨如何循序渐进地实现这一体式。在龟式中，躯干要低至大腿之间，而不仅是碰到大腿。卧龟式（图9.2）的要求则更进一步，需要在龟式的基础上把双腿别到脑后，这意味着，除了深度屈曲之外，你还需要外旋股骨（髋关节）。你会发现，腘绳肌也会限制髋关节的旋转，尤其是在深度屈曲的情况下。

有一些体式可以帮助我们从基础的坐位前屈式过渡到复杂的龟式，但它们

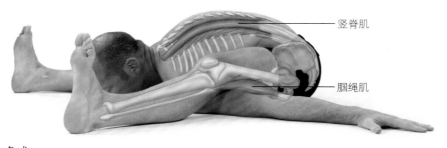

竖脊肌

腘绳肌

图 9.1　龟式

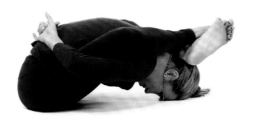

图 9.2　卧龟式

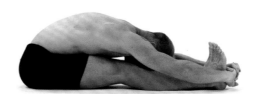

图 9.3　坐位前屈式

并不常常为人所知。在对坐位前屈式进行介绍后，我会尽力向大家讲解这样的体式。

坐位前屈式

坐位前屈式（图 9.3）对应的梵文是"Paschimottanasana"，其字面意思是"西方伸展"。"西方"在传统意义上指代身体的后侧，而"东方"指代身体的前侧。这一名称也表明这个体式主要影响身体的后侧。

这个体式看起来很容易，表面上看，只要将手往前伸，抓住脚趾、脚踝，或者其他任何你能抓到的位置就可以了。但是，这个看似简单的体式有其复杂性，除了腘绳肌这一为我们熟知的限制外，好几个关节都可能让我们没法如愿将自己的身体完全"对折"起来。

坐位前屈式是全方位的，它会影响到身体后侧的整条组织链。这些组织起自足部，经过小腿肌肉、大腿后部、髋关节，向上一直延伸到脊柱，并最终止于头颈部。在《解剖列车》一书中，汤姆·迈尔斯将这些组织称作身体的"后表线"。

这条从足底至头顶的组织链存在直接的筋膜连接。从筋膜的角度看，这条链上任何一个部位的紧张都会使其他区域受限，即便是足部也会影响你做坐位前屈式。尝试一下，在坐位前屈式中，把双脚拉向你（背屈），并伸展脚趾，你会注意到小腿后侧直到大腿后侧的感觉不同寻常。

如果让脚完全竖直（想象你前面有一堵墙，让脚和墙面平行），那么压力就会施加到髋关节上（图 9.4）。如果你屈曲膝关节，腘绳肌受到的压力就会减小，骨盆旋转的能力也会增强，这会使你进一步前屈。如果你的髋关节比较紧张，脊柱就会大幅度弓起，以使头和胸部贴近腿部。脊柱的灵活性也可能影响到这个体式。

从许多方面看，我们身体的设计是有利于完成屈曲动作的。毕竟在子宫里时，我们的关节都是处于屈曲状态的，那时，我们的脚踝、膝关节、髋关节、脊柱、手臂，甚至连头部都是弯曲的。但跑步、骑车和其他收紧腘绳肌和髋部肌肉的运动却使情况发生了改变，腘绳肌和髋部肌肉的紧张会使坐位前屈式变得困难。

我经常说，一个理想的或者完全的

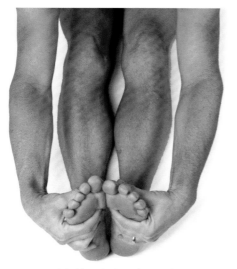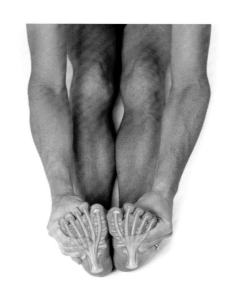

图 9.4　让双脚保持竖直会影响髋关节受到的压力

坐位前屈式（即胸部贴到大腿上），大约有三分之二是髋关节的运动，而三分之一是脊柱的运动。一些做坐位前屈式的方法会故意让脊柱弓起，但我个人的体会是，脊柱弓起不会对坐位前屈式中被拉伸的全部肌肉起作用。我会讲解一种我平时练习和教授的平背前屈式。

事实上，无论在坐位还是站位前屈式中，髋关节的屈曲和我们通常的认知几乎是相反的。髋关节是骨盆和股骨的结合处，典型的屈髋是股骨向前上方靠近骨盆，而坐位前屈式是骨盆绕着股骨头转动去靠近股骨。这一点区别很重要，因为它会改变我们做坐位前屈式时的意向和要找寻的感觉。

在骨盆绕着股骨头做屈髋动作的过程中，任何一块髋伸肌都可能会限制这个动作。腘绳肌构成了对屈髋最直接的限制，它们在前屈体式中最常被拉伸到。

其他限制屈髋的肌肉包括所有层次的臀肌（臀大肌，以及臀小肌和臀中肌的后部）和大收肌。

上述这些顽固的髋伸肌还算是容易对付的部分。前屈体式更为间接的限制来自足底、小腿肌群，以及脊柱上的肌肉。这些部位的组织都通过筋膜直接相连，作用于身体的整个后侧。我将在后文讲解作用于这些部位的体式，以提高我们完成简单的前屈体式的能力。因为前屈体式涉及的关节很多，所以我们会看到许多与其相关的体式。最终，所有这些体式都会帮助我们完成更高级的前屈体式，比如龟式。

关联不同体式

很多人第一次做前屈体式是在拜日式中，通常是在开头和结尾鞠躬向太阳致敬时。这两个前屈体式是非常明显的，但是拜日式中还有另外一些体式，虽然它们前屈的特点不明显，但能帮助我们做出更深的前屈体式。

我们从第一个前屈体式开始向后跳（或者向后迈步）时，是用脚趾着地的（以脚趾过伸的方式）。这个动作，连同接下来的四柱支撑式，使我们可以拉伸和强化足底的组织。上文已经提到，足底的组织是一条长筋膜链的一部分，也是关节链的一部分。足底的张力会影响到腘绳肌和身体后侧的整条组织链（图9.5），对前屈体式有潜在的影响。你的脚趾有多灵活？我敢肯定你绝对没想过连这都会影响你完成前屈体式的能力！

做完四柱支撑式后，我们很快就会来到下犬式。很多人都能感觉出下犬式和前屈体式是有关联的，不过，他们总把关注点锁定在腘绳肌上。尽管腘绳肌确实会限制下犬式，但是这个体式与前屈体式之间的关系远不止于此。足部、踝关节和小腿的肌肉也影响着我们完成前屈体式，而下犬式与足部、踝关节和小腿之间的联系就和它与腘绳肌之间的

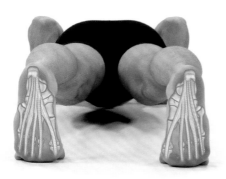

图9.5　足底的张力会影响到腘绳肌和身体后侧的整条组织链

联系一样紧密。做下犬式时拉伸这些部位的组织会帮助我们完成接下来的前屈体式。

做下犬式时，踝关节的屈曲（背屈）会拉伸到小腿肌肉（即腓肠肌和更深层的比目鱼肌）。腓肠肌同时跨过踝关节和膝关节，因此会同时受到这两个关节姿势的影响。如果膝关节屈曲，腓肠肌的拉伸就会减弱。而比目鱼肌只跨过踝关节，膝关节不会对其拉伸造成影响。所以腓肠肌紧张外加腘绳肌紧张会使练习者在做下犬式时屈膝。

这两块小腿肌肉通过足底筋膜和跟腱连接到足底，同时还与上方的腘绳肌相连，它们也影响着身体后侧的整条组织链（图9.6）。这些肌肉常常被人遗忘的原因在于，它们的体积和总体力量较大（能轻松地支撑你的两倍体重），所以我们在做下犬式时不太能感觉到它们被大幅度地拉伸。我们能体会到的是活动受限的感觉。

理想情况下，你可以在做拜日式时，将对身体的整体理解和对腿部细节的关注融会在一起。在一遍遍地做拜日式的过程中，你要去感受双脚、小腿和腘绳肌的内在联系。当你做下犬式的时候，要主动但小心地把脚跟压向地面。（在有的教学系统里，会要求做下犬式时避免踝关节前侧出现褶痕，本质上讲就是要让脚跟稍稍提起。我想不到有什么解剖学原理可以很好地解释这么做的原因，除非这个人的脚踝有伤或者存在其他异常。）在做拜日式时，你的专注有助于提

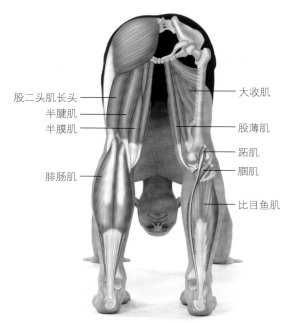

股二头肌长头

半腱肌

半膜肌

腓肠肌

大收肌

股薄肌

跖肌

腘肌

比目鱼肌

图 9.6　小腿的肌肉影响着腘绳肌和身体后侧的整条组织链

升完成效果，从而有助于你完成更深入的前屈体式。

站位前屈式

在拜日式之后，许多类型的瑜伽练习会进入站立的体式，其中包括各种各样的站位前屈式。最基础的做法是双腿分开与髋部同宽，向前屈体，抓住脚趾、脚跟或者其他部位。后面，我还会讲解三角式、三角扭转式、分腿前屈式和手抓大脚趾单腿站立式。

在基础的站位前屈式中，身体后侧的张力线沿着双脚、腘绳肌和脊柱的肌肉延伸。几乎所有人都会感受到腘绳肌的限制，但是其中还有一些更微妙的过程。当我们站着的时候，双腿需要发力来保持身体直立。这意味着腘绳肌和小腿的肌肉（两者在前屈体式中都会被拉伸）也要稍稍收缩发力以维持平衡。这是一种很微妙的平衡动作。

让我们想象一下自己正从侧面看别人做站位前屈式。他们的腿是垂直于地面的吗？如果髋关节移到踝关节后侧会发生什么？如果髋关节移动到踝关节前面又会发生什么？由于我们要维持站立时的稳定，所以在这样的体式里我们的身体通常会向后倾斜。我们常常会把髋关节移到腿部的轴线之后，以避免产生向前倾倒的感觉。这是一种本能的行为，但这也就意味着我们需要付出更多的努力来改变这种倾向性。

髋关节和腘绳肌的灵活性在一定程度上决定了髋关节相对于腿的位置。例如，如果腘绳肌过于紧张，你在前屈时，腰部和腿部之间的夹角只能达到 90° 左右，那么你越往下弯腰，就越容易摔倒（图 9.7）。

　　这是因为，与把躯干平贴到大腿上的状态相比，目前这种状态使更多的重量落在了重力线的前侧。此时，你会本能地把髋移到腿和脚的后侧来代偿。如果仔细观察（或者感受），你会发现当你把髋后移时，实际上发生变化的关节是踝关节。这么做的缺点在于，把髋后移之后，你对腘绳肌的拉伸减弱了，而腘绳肌正是我们希望在前屈体式中拉长的肌肉。为了解决这个问题，你需要让髋重新与腿平齐。而你一旦这么做，就又会感到要摔倒。此时你是在拉伸腘绳肌，但是这个动作又激活了其他有限制作用的肌肉，比如趾屈肌。如果你过度往前倾，你的脚趾就会拼命地抓地。

　　但是不只是你的脚趾参与其中。当

你的身体向前或向后倾得太厉害时，你还会感觉到腿的肌肉都在收紧。向后倾通常会让大腿前侧的肌肉发力，而向前倾的幅度过大则会激活脚趾、小腿的肌肉和腘绳肌。总而言之，要想打开身体的后侧，我们需要保持平衡。

　　当我们能做到让髋关节保持在踝关节的正上方时，那些代偿的肌肉就会得到放松。身体会与重力线更好地对齐。在这种平衡状态下，我们就可以拉伸肌肉，不仅是腘绳肌，还包括脊柱周围的肌肉，从而达到体式练习的真正目的。

三角式

　　许多站立体式都有助于我们做好前屈体式，其中包括三角式和三角扭转式。这两个体式有很大的不同，它们以不同的方式影响着腘绳肌和髋关节。

　　三角式对腘绳肌施加压力的角度与站位前屈式不同（图 9.8）。向外伸出的那条腿相对于标准解剖学姿势同时发生了外旋和外展。当我们伸手去摸这条腿的小腿或大脚趾时，骨盆会发生侧倾，这一侧的坐骨远离膝关节，而我们会感受到这一侧腘绳肌的拉伸。

　　所有做过三角式的人都知道，练习时前腿的拉伸感明显，而后腿的拉伸感却不显著，如果腘绳肌特别紧张的话，情况更是如此。但是经过练习，当腘绳肌打开到一定的程度时，拉伸感就可以从前腿的腘绳肌转移到后腿的髋外侧。我曾有过亲身的体验，当拉伸感转移到后侧髋关节时，我感到了意外的收获。

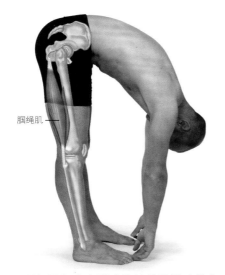

腘绳肌

图 9.7　腘绳肌紧张会影响髋关节的活动能力，并增大脊柱受到的压力

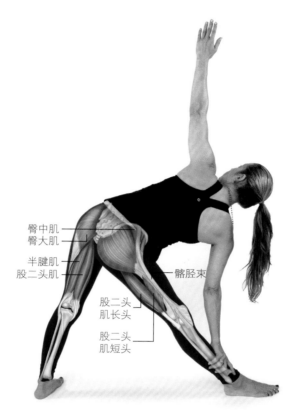

臀中肌
臀大肌

半腱肌
股二头肌

髂胫束

股二头
肌长头

股二头
肌短头

图 9.8　三角式从另一个角度对腘绳肌施加压力

我的腘绳肌终于打开了，这样一来，这个体式就可以拉伸后侧的臀肌了。

我们在做三角式时感受到的后侧髋关节的打开感来源于肌肉的拉伸，这些肌肉可能会限制前屈体式中的屈髋动作，以及髋关节的旋转动作。因此，练习三角式有助于我们做好前屈体式。

三角扭转式

这个体式可以从两个方面使前屈体式更深入。它不仅会拉伸腘绳肌，还会拉伸髋外侧。髋外侧肌肉的紧张会限制前屈体式中髋关节的旋转。

在做三角扭转式时，大部分人都会希望自己的髋部处于较平的位置——既要保证水平（左右方向上），也要平行（相对于瑜伽垫的前缘或后缘）。这是我们想实现的理想体式。但在实际教学中，瑜伽老师可能会看到不同样式的三角扭转式。有的练习者的髋部离水平位置差得很远，有的练习者前腿侧的骨盆和肩靠得比较近，还有的练习者会把髋往侧面顶，使之偏离这个体式的中心线。

所有这些动作偏差都揭示出身体的紧张，或者身体觉知的缺失。保持髋部水平是较难的，我们难以依靠内在的感觉来把握。当我们的躯干朝一个方向扭转时，骨盆很自然地会往那个方向下沉。要保持骨盆稳定不动会让人感觉难以实现。而要想在做出这个体式后，将骨盆向躯干扭转的反方向旋转来纠正这个体式，则更具挑战性。但老师通过手来指导会有帮助。

在进入三角扭转式的过程中，如果练习者把躯干的一侧缩短了，那通常是因为他们过度拉伸另一侧导致的。我总是会看到这样的情况。练习者会把要置于地面上的一侧手臂努力伸展，试图拉长身体。但常常发生的情况是拉伸的一侧被过度拉伸，而另一侧缩短。结果髋和肩之间的距离缩短（图 9.9）。这是个意图虽好，但是执行情况很糟糕的经典例子。老师可以帮助练习者通过把髋往回拉或打开胸部以纠正这个体式。如果你在练习中存在这种情况，那么试着均等地拉伸两侧。

双角式

下面我们探讨内收肌和前屈体式。当我们把双腿分开超过髋的宽度时，大腿内侧的内收肌会由于腿的外展被拉伸；而当身体进一步前屈，形成双角式时（图 9.10），内收肌会以两种方式限制髋关节的屈曲。

首先，内收中的大收肌会限制髋关节的屈曲。第一部分我们曾提到，大收肌又被称作"第四腘绳肌"，它本身就会限制髋关节屈曲。另外，当双腿外展时，大收肌会被拉伸，它对髋关节屈曲的限制作用会加强。

另外，内收肌同时还是髋关节的内旋肌。当我们双腿分开，并向前屈体时，髋关节并不是单纯地发生了屈曲，它还要进行外旋。回想一下，前屈式是骨盆而不是股骨在运动；而在双角式中，当骨盆绕着外展状态的股骨头前倾时，髋关节实际上是在屈曲的同时发生了外旋。此时，内收肌就会限制髋关节的动作。

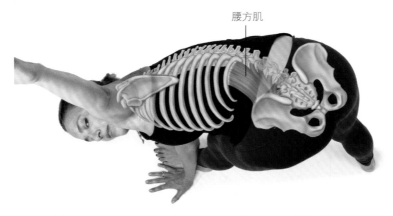

腰方肌

图 9.9 从这幅图中你可以看到髋和肩之间的距离缩短，并且髋强烈地扭转

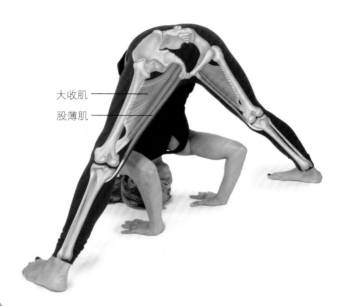

大收肌

股薄肌

图 9.10　双角式

　　双角式使股骨和骨盆的位置变得不同于并腿前屈体式，这也使前屈的限制因素发生了改变。双腿分开，可能会让那些腘绳肌紧张而内收肌灵活的练习者很好地进行前屈；而如果把双腿靠近，他们就会难以完成前屈。相反，如果一位练习者的腘绳肌灵活而内收肌紧张，那么和双腿分开相比，他在并腿的情况下更容易完成前屈。

　　我们也可以用束角式（图 9.11a）和坐角式（图 9.11b）进行对比来理解这一点。如果你可以在束角式中前屈，但是却很难完成坐角式，那么有可能你的内收肌灵活而腘绳肌紧张。如果是相反的情况，那么你可能会轻松地完成坐角式，却很难在束角式中前屈。

　　髋关节被来自各个方向的组织包围着，因而它可以向各个方向运动。但是，

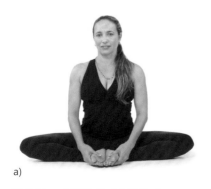

a)

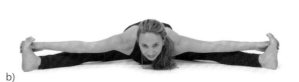

b)

图 9.11　a) 束角式；b) 坐角式

这些组织在赋予髋关节活动性的同时，也会限制髋关节在各个方向上的运动。这足以表明前屈体式并不像人们通常所想的那样只受到腘绳肌的限制。

在做前屈体式时，腿部后侧的所有组织都影响着髋关节的灵活性，这是我们通常所关注的部位。另外，别忘了髋关节周围那些负责旋转、内收和外展的肌肉，它们也影响着我们做前屈体式的能力。我们要提升对整体的关注度。

犁式

我想大多数人都不会把犁式（图9.12）看作一种前屈体式。事实上，它通常会被归为肩倒立式的变式。但是在我看来，没有一种体式能比它更有效地拉伸我们身体的后侧。

犁式能拉伸到脊柱上所有的肌肉，这主要是因为在这一体式下，颈部几乎是完全屈曲的。在让练习者尝试这个体式之前，我会确保他肩部的灵活性足以支撑这个体式。这样可以保证我们不会做出一个"颈倒立式"。

在犁式中，身体的重量会使包括竖脊肌在内的椎旁肌受到强烈的拉伸。你可以通过改变脚的位置，小心地增大或减小拉伸强度。让双脚远离头部，可以让骨盆离头部更远。这会增强脊柱受到的拉伸（这个动作还会增大颈部的负担，所以要小心，确保这个动作是适合你的）。如果你觉得颈部的负担太大，可以把脚向头部移动。这会让骨盆离头部更近，从而减弱背部的拉伸强度。

椎旁肌附着于骶骨上，它们在骶骨处成为覆盖骶骨的结缔组织的一部分。这一结缔组织构成了骶结节韧带（这条韧带连接着骶骨和坐骨）。这条韧带接下来又延伸成为腘绳肌的肌腱。通过拉伸骨盆上方的这些肌肉，我们可以间接影响同一条结缔组织沿线上位于骨盆下方的所有组织。这意味着在犁式中拉伸背部的肌肉会影响到前屈体式的完成。

将犁式加入前屈体式的概念里，可以深化我们对这类体式的全身性的理解。所有的部分构成了一个整体。现在让我们把关注点从腘绳肌转移到其他部位，以充分理解前屈体式。

单腿前屈式

站位和坐位单腿前屈式都有许多变式，其中包括仰卧手抓大脚趾式、头碰膝前屈式、圣哲玛里琪一式和半莲花坐位前屈式。在这些变式中，骨盆的位置在前屈时可能各不相同。改变骨盆的位置会给不同的组织施加不同方向的压力。这里的"改变骨盆的位置"是指改变骨

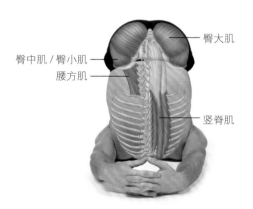

臀中肌 / 臀小肌
腰方肌
臀大肌
竖脊肌

图 9.12　犁式

盆的朝向。例如，你把双腿在身体前方并拢，做坐位前屈式时，骨盆会朝前。

仰卧手抓大脚趾式

仰卧手抓大脚趾式（图 9.13）是探索前屈体式中关节相互连接的一个很好的起点。在这个前屈体式中，骨盆两侧是在两个相反的方向上被牵拉。

这个体式还能体现出髋屈肌和髋伸肌的关系，也就是股四头肌和腘绳肌的关系。要想做出这样一个体式，股四头肌和腘绳肌都要足够柔韧。当我们抬起想要拉伸的那条腿时，不管是在仰卧还是站立的姿势下，腘绳肌都会在某一个点达到灵活性的极限。在此之后，骨盆开始发生后倾，耻骨将朝向肋骨运动。我们还需要抵抗处于地上的那条腿中髋屈肌（这里是股四头肌）的张力，因为它们会限制骨盆后倾。这个动作通常会导致这一侧的膝关节屈曲，这样一来股四头肌就会得以放松，并使骨盆可以旋转，从而缓和抬起的那条腿上腘绳肌的紧张程度。为了保持膝关节伸直并防止骨盆倾斜，我们必须平衡腘绳肌的张力和股四头肌的力量。

我们在仰卧的姿势下越是把置于地上的腿伸直（或者在站立姿势下越是想把腿伸直），另一条腿的腘绳肌就会被越强烈地拉伸。通过把置于地上的腿伸直，我们可以避免骨盆的动作减弱对侧腿腘绳肌的拉伸。骨盆会保持固定，或者随着我们增大地上的腿前侧的力量而被牵拉，发生前倾。

头碰膝前屈式

头碰膝前屈式向我们清楚地展示了在前屈体式中，骨盆的位置如何决定哪些组织被拉长。如果你做这个体式时骨盆朝向瑜伽垫的正前方，那么伸直的那条腿的腘绳肌就会和做双腿并拢的前屈体式一样被拉伸。但这并不是这个体式的全部机制。屈曲的那条腿发生了外展和外旋，这要求骨盆绕着股骨头旋转。这种动作和双角式相似，能产生更大幅度的外旋，有时我把这种现象叫作"双重"外旋。

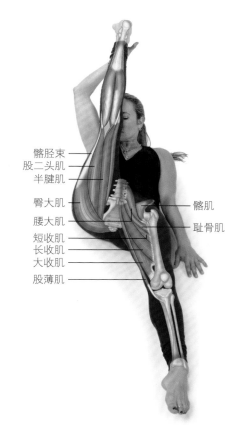

髂胫束
股二头肌
半腱肌
臀大肌　　　　　　　　　髂肌
腰大肌　　　　　　　　　耻骨肌
短收肌
长收肌
大收肌
股薄肌

图 9.13　仰卧手抓大脚趾式

在这个体式中，骨盆会偏离瑜伽垫的中线，这会影响到直腿的腘绳肌，但曲腿和骨盆之间的相对位置仍保持不变，发生变化的是直腿的髋关节。在骨盆发生偏转的情况下将身体向直腿屈曲，我们更有可能会在腰部和曲腿侧骨盆上方的身体侧面感到活动受限。这种受限感可能来自腰方肌、髂肋肌和腹内、外斜肌。这是因为此时我们必须要旋转脊柱（图 9.14）。

和之前的情况一样，同样一个体式的做法只要稍稍变化一些，被拉伸的组织就会发生变化。这一点对于大多数单腿前屈式都是成立的。骨盆的位置决定了哪些组织被拉长，哪些组织处于收缩状态。

手臂平衡前屈体式：萤火虫式

用几秒的时间想一下萤火虫式的样子（图 9.15），其中的前屈动作其实很明显。不过，大部分体式都不只被归为某一种类型，就像三角扭转式，它既是一个前屈体式，又是一个扭转体式。让我们同时从前屈体式和手臂平衡体式的角度来看看萤火虫式。

如果我们对前屈体式的基本定义（即躯干位于大腿之间或前方）是正确的，那么萤火虫式毫无疑问是一个前屈体式。尽管如此，你肯定会觉得它和基础的前屈体式不一样。这就是某些体式可以作为其他体式基础的一个典型例子。正是在练习基础的前屈体式时所做的那些工作使我们能够完成萤火虫式。如果我们做基础的前屈体式的功夫都还不到家，那就更别想做萤火虫式了。

当基础的前屈体式使腘绳肌的柔韧性增强后，把双肩压到腿后方就会变得容易。这对于撑起身体，完成萤火虫式是必不可少的。但这个体式还有一个更难的地方，我们不能再利用地面的阻力

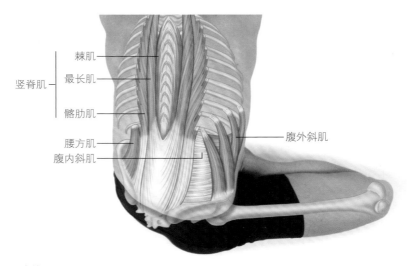

棘肌
竖脊肌 — 最长肌
髂肋肌
腰方肌
腹内斜肌
腹外斜肌

图 9.14　头碰膝前屈式

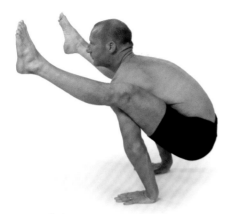

图 9.15 萤火虫式

来顶住双腿。没有了地面的支持，我们必须完全依靠股四头肌的力量去平衡腘绳肌的张力。

萤火虫式可以体现出在没有辅助的情况下，关节的活动度有多大。做这个体式时，你没有来自外界的支撑，唯一可以依靠的就是自身股四头肌和其他髋屈肌的力量，只有依靠它们你才可以伸直膝关节和屈曲髋关节。随着股四头肌力量的增强，或者是腘绳肌阻力的减弱，你在做萤火虫式时会更容易把腿伸直。如果你能在没有外界辅助的情况下，在萤火虫式中伸直双腿，那么当有了地面辅助时，你就可以把体式做得更深入一些，就像做龟式时那样。

终极体式：龟式

最后我们来谈谈前屈体式中的终极体式。这个体式之所以是终极体式，不是因为它像萤火虫式那样需要把身体高高托起，而是因为其动作的深度大。前面的前屈体式对腘绳肌和臀肌的拉伸，让我们为这个更深入的体式做好了准备。

在龟式的简易式中，我们的坐骨和手至少是应贴在地面上的。如果把这个体式做到最大限度，我们的骨盆、大腿、手、手臂和胸部都应是贴在地面上的。要从简易式做到完全式，首先髋要具备相应的灵活性。其次，脊柱的肌肉必须要能缓冲做前屈体式时常常会感受到的腰部的压力（图 9.16）。我认为最容易引发腰部损伤的两个体式就是龟式和卧龟式。

练习这个体式可能有一定的危险性。在尝试这个体式之前，你必须要达到一定的练习水平，并且确实已经为练习这一体式做好了准备。进入龟式的方式有两种，可以从站姿开始，也可以从坐姿开始。第一种方式更为动态，而且在某

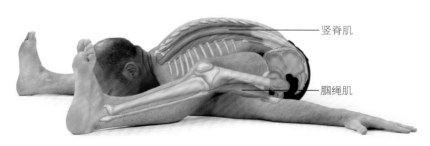

竖脊肌

腘绳肌

图 9.16 龟式要求具有柔韧的腘绳肌、背部肌肉和灵活的髋关节

种程度上更容易一些，因为你有可以利用的发力点。但从坐姿开始的方式对刚开始练习这一体式的人更为适合。

从站姿开始做龟式时，我们可以感受到，如果腘绳肌的柔韧性较强，那么向前屈体以及把躯干压到腿后方就会容易一些。柔韧的腘绳肌还让我们能更好地利用手推踝后侧所产生的力。这一作用力能把肩往腿后方压得更深。脊柱和髋关节会处于深度屈曲状态。如果脊柱和髋关节不够灵活，我们就会感到压力过大，很难把肩后压到足够的程度（图9.17a）。

一旦肩充分压到腿后方，内收肌就必须发力，将大腿抬起来，并阻止腿沿身体两侧下滑。如果腿下滑太多，膝后部就会压在肘关节上，这可能导致受伤。内收肌要想有效工作，就必须足够有力，以克服外展肌的阻力，这一阻力还会限制屈髋（图9.17b）。

接下来我们要屈肘并摆出龟式的坐姿，整个过程中都要保持内收肌发力，以免双腿下滑（图9.17c）。从这个时候开始，一切都在下滑，你需要抵抗重力作用（图9.17d）。为了使胸部、大腿和手臂贴到地上，要慢慢地让股四头肌发力，对抗腘绳肌的拉伸（图9.17e）。处在这样深度的前屈中，腘绳肌必然会被拉伸、产生张力。腘绳肌的张力越大，伸直膝关节就越困难，骨盆后倾就越严重，这

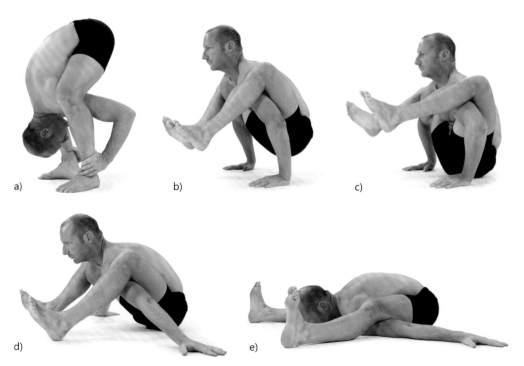

图 9.17　初次练习龟式时，在进入过程中要求具备良好的身体控制能力和技巧。身体后侧链上任何一处紧张都会给腰部造成很大的压力

也是这一体式会给腰部带来危险的部分原因。

我们还可以利用上半身的感觉和力量来帮助自己更深入地完成龟式。我们通常只关注腿部，而让上半身参与进来会使得情况大不一样。我通常会建议练习者用上臂往后上方顶住腿。这样做有两个作用：能避免锁骨承受的压力过大；还能产生一些作用力，使脊柱得以进一步伸展。伸展脊柱还有助于阻止由腘绳肌紧张导致的骨盆后倾。

我们不希望做这个体式时胸锁关节明显地突出来。用手臂在腿下方向后推可以避免出现这个问题。把双腿向内侧挤并向下压可以转移胸锁关节的压力。这么做的其他好处是，它能让你学会更有力地收缩股四头肌，并改变你在做这个体式时的感受。

前屈体式中常见的问题

当观察某个特定的体式时，我不仅会寻找这个体式和其他体式的共同点，还会寻找那些对练习者的进步有消极影响的问题。这些问题并不是练习者有意造成的，它们是身体为达成目标动作而不经意间做出的。前屈体式中的这些问题包括脊柱弓起、大腿外旋、屈膝、膝关节过伸、肩部紧缩，以及腹部过度收缩。

脊柱弓起

前屈体式中最常见的问题是脊柱弓起。这个问题的背后还有不同的情况：

有可能是脊柱上半段或胸椎弓起，不过更常见是骨盆不能绕股骨头转动。脊柱弓起这一问题的存在，使我们在做这类体式时陷入两难的境地：如果不做前屈体式，怎么能拉伸那些需要拉伸的组织？但是如果这么做给脊柱施加了过大的压力，就会导致脊柱或椎间盘损伤。到底该怎么办？

这就是为什么我鼓励那些做前屈体式时会弓背的练习者要保持或有意让腰部轻微弓起。他们不一定要做到使我能看出腰部弓起的程度，只要努力尝试减少腰部屈曲的幅度，就足以让情况开始改变。这个方法可以帮助练习者安全地拉伸腘绳肌，同时逐渐过渡到平背前屈体式。

大腿外旋

在做深入的前屈体式时，大腿会本能地外旋，以避免腘绳肌产生笔直的张力线。也就是说，如果大腿是伸直的，那么腘绳肌产生的张力作用就更强；如果双腿发生了外旋，张力作用就会减弱。在大腿外旋的同时，膝关节常常会稍稍屈曲。

上述问题反映了身体在遇到极限时会如何应对。在身体前屈时，我们会对股骨头施加压力。压力过大就会导致股骨外旋。为了纠正这个问题，我们需要朝反方向运动，即让大腿内旋。最简单的方法是利用内收肌（它们也是髋屈肌）。只要把双腿往一块挤，就能帮助减小双腿外旋的程度，并有助于腿和骨盆

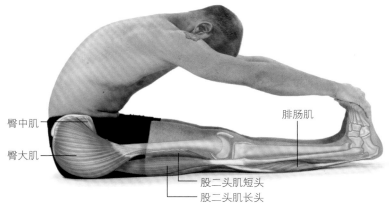

臀中肌

臀大肌

腓肠肌

股二头肌短头
股二头肌长头

图 9.18　在图中所示的坐位前屈式中，腘绳肌紧张导致骨盆后倾的幅度过大

都保持正确的朝向。

屈膝

有一些原因可以解释做前屈体式时为什么会屈膝。屈膝可以让我们坐直，还能减小腘绳肌对坐骨的拉力，从而使骨盆可以移动到更为中立的位置（图 9.18～图 9.19）。

不过这么做有一个缺点。要记住，做前屈体式的目的之一是为了拉伸腘绳肌。而当我们屈膝时，腘绳肌拉伸的幅度就会减小。那么我们应如何把握这两者的平衡呢？

我总是告诉练习者，如果他们在练

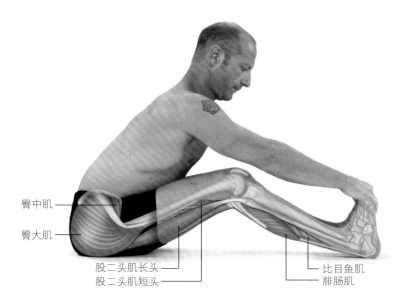

臀中肌

臀大肌

股二头肌长头
股二头肌短头

比目鱼肌
腓肠肌

图 9.19　在图中所示的坐位前屈式中，由于屈膝减小腘绳肌对坐骨的拉力，因此骨盆前倾的幅度得以增大

习某一个体式时需要屈膝（前提是在没有受伤的情况下），那么一旦做出这个体式后，他们应该试着伸直膝关节。我常会告诉他们，"试着用你的力量的 20% 来伸直膝关节。""20%"这个数值不一定非常确切，它只是用来指导练习者在伸直膝关节的同时避免拉伤。这个动作会重新给腘绳肌施加压力。

这一点小小的努力还可以平衡腘绳肌两端的拉伸。当膝关节屈曲时，我们可能会过度拉伸腘绳肌的坐骨端。在本书的第一部分中，我们已经就坐骨疼痛的问题讨论过这一点。所以屈膝之后要尝试再次将膝关节伸直到一个合理的角度。采用这种方式进行练习，你就可以使拉伸的力量重新作用到整条腘绳肌上。

膝关节过伸

膝关节过伸是一种遗传问题，与构成膝关节的骨骼端的形状有关。由于过伸发生在骨骼层面，所以要从解剖结构上改变这一情况很困难。我们真正需要去做的是通过后天训练来避免膝关节过伸的程度加重。我们需要建立新的动作模式，以避免膝关节出现长期性损伤。

如果只存在轻度的膝关节过伸，通常无须担忧，除非膝关节同时存在功能障碍或损伤。我更关注膝盖严重过伸的人群。严重的膝关节过伸还可能导致一些别的问题：软骨可能会发生不均匀磨损；后交叉韧带可能会被过度拉伸，从而导致过伸幅度加大；腘绳肌和腓肠肌的肌腱也可能会被过度拉伸。最简单的

解决方法是保持膝关节微屈，这可以解除过伸状态，并重塑肌肉适度伸展膝关节的能力。有意识地保持膝关节的微屈状态并长期坚持下去，膝关节会习惯于这种状态，这种调整就会变成自发的。

肩部紧缩

在前屈体式中，我们常常习惯用手臂抓住某些物体，比如脚、小腿等。这让我想到所有瑜伽老师都讨厌看到的一种肩部动作：双肩往上耸，脖子后侧挤成一团。

这个动作的出现告诉我，练习者在前屈时过于依赖手臂的力量。当然，此时给练习者口头提示，告诉他们让肩胛骨沿背部下沉，没什么错。不过，我真正会做的是，以这个错误动作为契机引导练习者真正做好前屈。我会让他们把手松开，不管他们手里抓着的是什么。

一旦他们把手松开，上半身的姿势将主要由髋屈肌来维持。这是件好事。我们希望在前屈时尽可能地运用髋屈肌和股四头肌，用它们原本的力量来对抗拮抗肌（也就是腘绳肌）。当练习者能够做到脱离外部的支持，并学会调动保持前屈体式的那些肌肉后，我就会让他们再去抓之前抓住的东西。现在，我们只是用双手的抓握来辅助完成前屈体式，而不是靠双手来实现前屈。

如果要重新调整练习者的肩部动作，我主要是让他们移动肩胛骨，但不是向后移动，而是向前伸。做这个动作时，肘部会更朝向地面。这样一来，缩颈和

缩肩的问题自然就会减轻。

这些有问题的动作为训练新的动作模式提供了机会，而新的动作模式又可以被运用于其他体式当中。平心而论，在前屈体式中，肩胛骨没有必要前伸。但是，身体对一个动作越熟悉，以后就越容易利用这个动作模式，并做出含有同样动作的体式。

腹部过度收缩

在前屈体式中，很多人的腹肌常常会进行不必要的收缩。腹肌收缩可以产生两个效果：保持躯干的稳定，以及增大脊柱的屈曲幅度。

腹肌的收缩往往和腘绳肌的紧张有关。腘绳肌紧张时，会牵拉骨盆，使之后倾。于是脊柱会连同骨盆一起向后移动。为了不让自己向后倒，练习者便会不自觉地收缩腹肌以稳定躯干。

腹肌的收缩还会导致腰部（腰椎）弓起。想要让腰椎伸展，我们需要放松腹肌；而要放松腹肌，我们就需要先增强腘绳肌的柔韧性。

结论

前屈体式既简单又复杂。从表面上看，向前弯腰然后抓住脚趾是很简单的事。但实际上，要让身体各个部分相互协调，完成一个深入的前屈体式，是困难的。我们会本能地利用自己的长处，规避短处。而这或许是通过练习瑜伽体式所要学习的更为深奥的内容之一。我们要做的是尽可能提高身体的平衡性，并且相信这同时还会影响到我们的思维与其他习惯。

要想在前屈体式中实现平衡，就要关注自己规避利用的解剖学部位，重塑这些部位的动作模式。这些小小的改变将助你完成一个简单而漂亮的前屈体式。

第10章
解读髋外旋体式

多种瑜伽体式都会出现髋外旋动作。三角式、侧角式、头碰膝前屈式、束角式、莲花式、鸽子式、单腿绕头式和双腿绕头合十式都属于髋外旋体式。

前文已经讨论过，我们可以从不同的角度看待髋外旋这个动作。在髋外旋中，我们通常会关注股骨的外旋。但这只是髋外旋内涵的一部分。我们还需要知道在股骨外旋之后如何让骨盆绕着股骨头转动，从而更充分地实现髋外旋。

单腿绕头式（图 10.1）对我而言是具有挑战性的体式之一。我曾用了很多时间和精力去实现它。另外，如果我忙于旅途奔波，或者因其他原因无法保持体式练习，那么它会是我退步最明显的体式。对许多人而言，单腿绕头式都是很难完成的，它是常常被大家奉上神坛的体式之一。在髋外旋体式的探讨中，我把这个体式定为终极体式。我们会探讨如何循序渐进地实现它。

把腿盘到脑后的动作具有相当的不确定性，并且如果主要涉及的组织的灵活性或者力量不足，这个动作还可能产生危险。从解剖学角度解析这种体式也是复杂的，需要保持耐心。我们必须在每一个环节上都做足准备。

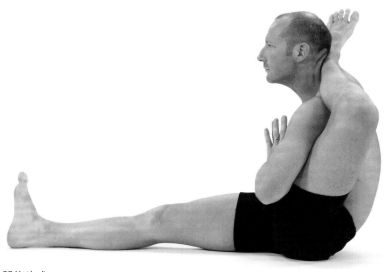

图 10.1　单腿绕头式

解剖学基础

在解剖学上，请记住髋关节是由骨盆和股骨接合形成的。固定这两块骨中的一块、移动另一块，髋关节就会产生运动。虽然这一点看起来很明显，但我们常常会将髋关节的运动局限于股骨的运动。

髋关节的活动度很大，它周围的肌肉可以把它向各个方向牵拉。髋关节的肌肉可以发动不只一个方向上的运动，而且有时同一块肌肉的不同部分还会朝相反的方向发起运动。在此就要提到臀中肌。臀中肌前部可以屈髋并使髋关节内旋，而其后部会伸髋并使髋关节外旋。

更为复杂的是，当我们在标准解剖学姿势下屈髋时，髋关节所感受到的阻力与其他姿势下屈髋所感受到的阻力是不同的。我们已经在第一部分的"髋"这一章中讨论过这一点了，但我还需要重申一遍，因为之后讨论的最困难的体式中就会出现这样的情况。要想把腿盘到脑后，髋关节必须做出几种运动（包括屈曲、外展和外旋）的组合运动。这种组合运动意味着髋关节外旋时实际上是在拉伸外旋肌（特别是六块深层外旋肌），因为此时髋关节已经处于完全屈曲状态。而在标准解剖学姿势下则相反：在髋外旋中，被拉伸的通常是内旋肌。

因为我们需要完成髋的组合运动，所以在训练髋部肌肉时，应该从整体的角度去思考。不一定只针对单腿绕头式中要做的那些动作来训练肌肉，因为同一块肌肉可以完成不只一个动作。在我看来，在练习时尽可能做到接近目标体式是最好的，但是改变一下肌肉的牵拉方向也会有所裨益。

臀中肌既是髋关节的旋转肌，也是髋部的外展肌。在髋关节内收时，这块肌肉会被拉伸。现在考虑这一点：同样是这块肌肉，它还能让髋关节内旋和外旋。在某种意义上，通过内收髋关节来拉伸外展肌，也会增强其旋转髋关节的能力。

站位体式

三角式

要想做出高难度的髋外旋体式，做好三角式是第一步（图 10.2）。在讨论三角式时可以关注两个部位——前腿和后腿。在三角式中，前后腿的姿势是不一样的。前腿处于外旋状态；而后腿中的某些组织被拉长，这些组织的柔韧性是我们完成更高难度体式的前提。

前腿

在三角式中，髋外旋起始于前腿。髋关节相对于标准解剖学姿势同时发生外展、外旋和屈曲。对髋外旋影响最大的动作是髋外展。当我们试图让骨盆变成垂直位时，髋关节产生的动作就是外展。我们能不能做到让骨盆变为垂直位并不是最重要的，重要的是在我们尝试的过程中会发生什么。

在我们以这样的方式调整骨盆方向

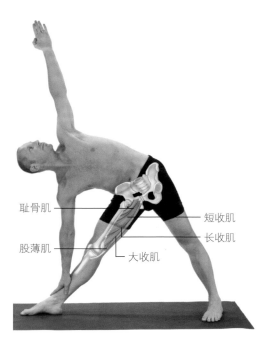

耻骨肌

短收肌

股薄肌

长收肌

大收肌

图 10.2　尽管三角式非常简单，但它是我们练习髋外旋体式的第一步

时，内收肌会被拉伸。骨盆越垂直，内收肌被拉伸的幅度越大，同时髋外展和外旋的幅度也越大。记住，内收肌同时也是内旋肌，会限制髋外旋。练习三角式时对内收肌进行的拉伸，会有助于之后练习那些需要深度髋外旋的体式。

试着想象一下在三角式中骨盆绕着股骨头发生的倾斜，同时也想象一下股骨的运动。现在你是不是能够更清晰地感受到髋关节的旋转了？也有可能你一直以来做动作时的意向与严格意义上的解剖学说法是不一致的。如果瑜伽老师告诉你练习三角式时要让股骨内旋，也不要觉得这是错的。我们现在的说法是为了尽可能地遵照解剖学中的表述。这就是感受性感知的解剖学特点与字面上

的解剖学之间的区别。在这个动作里，严格来说，腿相对于标准解剖学姿势下的身体发生了外旋。而基于这种外旋姿势，我们又可以把它想象成是内旋。那么这到底是内旋还是外旋？这时就要去关注人的躯体感觉，来理解个中的解剖学联系。

后腿

从标准解剖学上讲，在三角式中，后腿的髋关节处于内收状态，与前腿截然不同。但后腿的内收肌没有被拉伸，被拉伸的是外展肌，即深层的臀肌，包括臀中肌和臀小肌。这两块肌肉都是髋关节的内旋肌和外旋肌（具体取决于是肌肉的前部还是后部发挥功能），同时也是髋关节的外展肌。当后腿的髋关节内收时，这些肌肉会被拉长。

虽然在三角式中，后腿并不需要发生强烈的旋转，但是拉长外展肌会间接影响其他体式中腿部的旋转能力（图10.3）。另外，这个体式的练习情况会随时间而发生变化。以我自己为例，一开始，我感觉前腿的腘绳肌受到强烈的拉伸，而后来这种拉伸感转移到了后腿的臀肌处。我不仅在这个体式上取得了进步，同时也让身体为更困难的体式打下了基础。

侧角式和战士二式

侧角式和战士二式会让前腿继续我们在三角式中的练习。这两个体式具有与三角式相似的髋关节屈曲、外展和

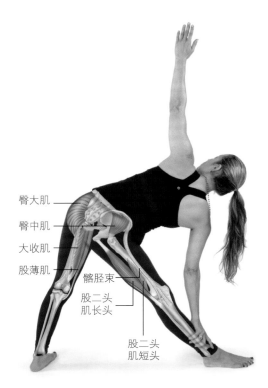

臀大肌
臀中肌
大收肌
股薄肌
髂胫束
股二头
肌长头
股二头
肌短头

图 10.3 后腿外侧肌群与髋关节的旋转能力间接相关

外旋动作；但明显的区别是，在这两个体式中，前腿的膝关节要屈曲到接近90°。这看上去可能是一个很小的区别，但是会产生相当大的影响。屈膝增大了髋关节的压力，加大了前腿髋关节的屈曲程度。在类似的体式中，髋关节往往会出现整体的紧张。屈膝还增强了腘绳肌近髋端的拉伸程度，也增强了臀肌的拉伸程度。这些肌群都会影响髋关节的旋转能力。内收肌也会受到影响，因为它们也被拉长了。当上述肌肉被拉伸时，我们就会看到问题开始出现。

练习这两种体式时，最常见的问题之一是前腿的髋关节向体侧突出（图

10.4a）。

在这两种体式中，我们都想让髋关节外展，这样我们会自然地拉伸内收肌，使其张力增大。内收肌的拉伸会限制膝关节屈曲，使膝关节的前缘无法与大脚趾对齐，与此同时，髋关节还会向体侧过分突出。请记住，内收肌也会影响骨盆。在这个例子里，内收肌的张力将耻骨向下、向前牵拉，导致骨盆前倾，从而增加了髋关节向外突出的程度。

为了纠正髋外突，我们可以让膝关节的前缘对齐大脚趾，这会进一步拉伸髋关节的内收肌（同时也是内旋肌）。拉伸内旋肌可以增加这类体式中髋外旋的程度。另外，我们也可以通过"卷骨盆"来纠正骨盆前倾，虽然卷骨盆确实会使髋关节稍稍内旋，但它也可以让我们更明确地进行髋关节外展（从而拉伸内收肌），避免腰部受到压迫（10.4b）。

让我们简单地重新梳理一下。上面所讲的这些站位体式向我们展示了髋外旋是什么样子的。这些体式可以加强我们想要的髋关节运动，也揭示了髋关节运动的局限性。膝关节内扣的程度可以反映髋关节的紧张程度。膝关节内扣得越明显（髋关节向外突出越明显），说明髋关节越紧张。而通过让膝关节与大脚趾对齐，我们便可以拉伸内收肌。

坐位体式

头碰膝前屈式和束角式

当我们坐在地上，练习头碰膝前屈

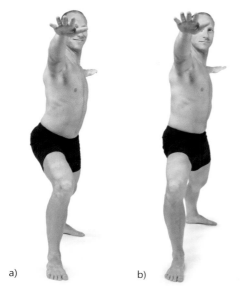

a)　　　　b)

图 10.4　a) 髋关节向外突出在战士二式中很常见；b) 纠正办法是让髋关节外展

式和束角式这样的体式时，骨盆与股骨之间的相对位置不同于之前的站位体式。在站位体式中，股骨和骨盆之间的位置关系体现在前腿髋关节外展和屈曲动作中。然而在坐位体式（比如头碰膝前屈

式和束角式）中，骨盆的位置发生了显著的变化（图 10.5 和 10.6）。

在这些体式中，髋关节发生了外旋。需要记住，股骨或骨盆的运动就是髋关节的运动。现在让我们想象一个仰卧在地上的战士二式（图 10.7a）。为了能让它的骨盆和股骨之间的位置关系与头碰膝前屈式相似，我们需要坐起来。这时我们活动的结构就是骨盆（图 10.7b）。

关于头碰膝前屈式，有两点值得注意：一是髋关节的旋转，二是前屈。当我们的目的是要增加髋关节的灵活性时，首要的关注点应该放在屈膝的那一侧，前屈则是次要的。让我们花些时间去关注这时我们在做的到底是什么，并将这个动作看作一个更广义的髋外旋体式来进行探究。

关于这个体式最普遍的争议之一在于膝关节的朝向问题。你通常会听到的说法是膝关节应该朝外成 90°。但是至

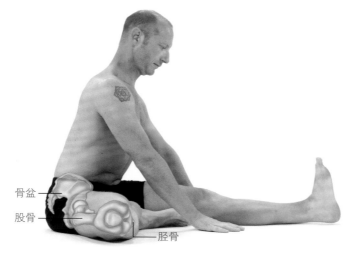

骨盆
股骨
胫骨

图 10.5　头碰膝前屈式。注意骨盆相对于股骨的位置

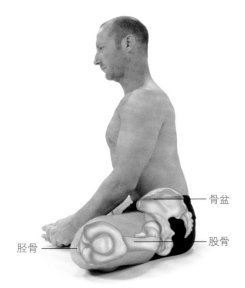

骨盆

股骨

胫骨

图 10.6　束角式。注意骨盆相对于股骨的位置

于这个"90°"到底是什么，以及是在哪个位置的角度，则有不同的测量方式。它是指与另一条腿的夹角？还是与骨盆的夹角？

我更关注如何让体式中的髋外旋动作最大化以及如何拉伸髋关节。如果从这个角度去想，那么用股骨和骨盆之间的关系来定义这个90°就会更为有效。还有一个比较大的争议在于，骨盆是否可以倾斜。这两点争议其实是相关的。

假设在头碰膝前屈式中，我们把右腿向后拉，想让右侧小腿和左腿（伸直的腿）成90°。在做这个动作的过程中，我们的右腿股骨会相对于骨盆发生外展、屈曲和外旋。那么，我们会让左侧髋关节活动多大幅度？在做这样的体式时，很多时候我们也会使左侧髋关节发生改变（图 10.8）。

如果我们关注的是让右侧小腿相对于左腿成90°，那么有可能我们会为了做出这个动作而移动骨盆。骨盆位置的变化会让我们难以正确判断自己的右髋实际发生了多大程度的外旋。并不是说骨盆发生了移动就是错的，但至少我们要知道自己在做什么。我们可能会感觉自己髋关节发生外展和外旋的程度比实际情况要大。如果你注意保持骨盆不发生倾斜，并且在把右脚收起的同时不让左髋发生移动，你就能看到在这个动作中，自己右髋的实际活动范围有多大。当你知道自己的现状时，你就能更容易地调整髋关节的活动幅度。

因为头碰膝前屈式一次只能针对一侧髋关节，因此骨盆可以分别适应每一

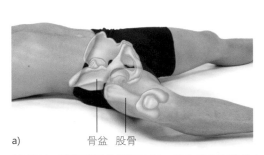

a)　　　骨盆　股骨

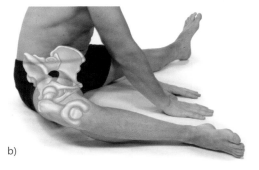

b)

图 10.7　髋关节屈曲和旋转时，变化发生在骨盆上

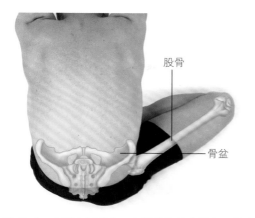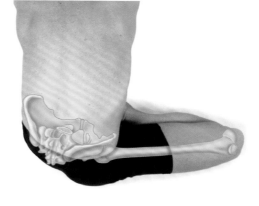

股骨

骨盆

图 10.8　在第二幅图中，左侧的髋关节发生了移动

侧髋关节的外展能力。让我们将它和束角式做个比较。如果你在做头碰膝前屈式时屈曲的那条腿不容易碰到地面，那么你有可能会通过倾斜骨盆来让膝关节降低。如果我们故意把大腿往地面上压（这并不是个坏主意），或者别人把我们的大腿往地上压，骨盆都会发生倾斜，从而能顺应这个体式。但是如果这么做，我们就有可能无法获知髋关节的真实活动度。

束角式可以被看作双侧的头碰膝前屈式。它能更真实地反映每一侧髋关节的活动度。你是否注意过在做束角式时，膝关节和大腿可能比头碰膝前屈式中离地面更远？如果存在这种情况，这就说明你在做头碰膝前屈式时，是通过倾斜骨盆来进行代偿的。

在束角式中，骨盆没有进行代偿的余地。由于双腿都向内折叠成同一个姿势，因此骨盆不会发生倾斜。这使得与头碰膝前屈式相比，束角式的总体拉伸强度更大。在束角式中，瑜伽练习者容

易感受到从内收肌一直到耻骨前部的强烈拉伸（图 10.9）。

那么在做头碰膝前屈式时，可能会有同样的感觉吗？虽然没那么容易，但确实是有可能的。为了能将注意力集中在外旋的髋关节上，练习这个体式时我们需要把一些额外的压力引到这个关节上。例如，当我们为了做出这个体式而屈曲右膝时，骨盆右侧常常会往后撤。我们要把骨盆右侧相对于股骨的位置再往前移。有两种方法可以做到这一点。第一种方法是在水平面上活动骨盆，让右侧的髋点（即髂前上棘）相对于伸直腿的股骨往前移；第二种方法是通过倾斜骨盆或者将右侧大腿向后下方旋转，从而让骨盆向前旋转。你还可以把所有这些动作组合成一个动作。你可以尝试这么做：把右脚从伸直的腿上移开，让膝关节再打开一些，打开的幅度比一般的头碰膝前屈式中的稍大一些。把脚从大腿上移开只是作为一个摸索的过程，并且可以帮助减轻膝关节受到的压力。

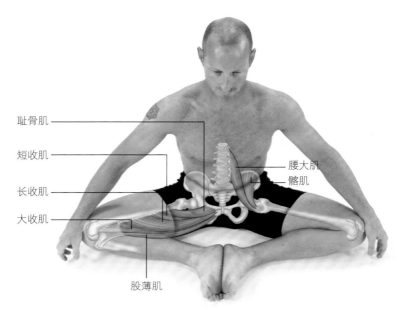

耻骨肌

短收肌

长收肌

大收肌

腰大肌

髂肌

股薄肌

图 10.9　由于骨盆不能进行代偿，所以束角式对内收肌的拉伸作用更强

先从小的打开幅度开始练习，不要推进得太快、太狠。要享受探索的过程。

开始进阶

是时候升级体式了。在上述两个坐位体式中，骨盆绕着股骨头旋转，从而使我们前屈。这样，我们便可以看到髋关节外旋的实际能力究竟有多大了。

当骨盆开始绕股骨头旋转后，它最终会达到活动度的上限。而这之后，即使股骨处于外旋状态，它也会开始随着骨盆朝同一方向运动。股骨会开始内旋，因为它和骨盆在进行同向运动。本质上，骨盆是在其自身向前和向下运动的过程中牵拉着股骨共同运动。而虽然我们在这里说到了内旋，但是这个动作却不是像我们所想的那样发生在髋关节处。那么股骨的内旋到底发生在什么部位？

以头碰膝前屈式为例，这种"额外"的运动还发生在另外两个部位上。首先是对侧髋关节。尽管有一侧髋关节已经外旋到最大幅度了，但另一侧还可以继续外旋，因为它仅仅发生了屈曲，并没有达到活动度的上限。另外，这个运动也发生在同侧膝关节处。对这个部位，我们需要更小心一些（图 10.10）。

将右脚放在骨盆前方，同时让其外缘和顶面贴到地面上，从而稳定右侧的脚和小腿。从某种意义上说，右脚其实是被卡住了。脚和小腿之间是稳固地连在一起的，这种联系止于膝关节。当股骨开始"内旋"时，该运动实际上发生在膝关节处。这可能会引发问题，这也正是为什么我们常常被告诉要让股骨向后和向下旋转的原因。我完全同意这种建议。因为虽然这时实际的运动发生在

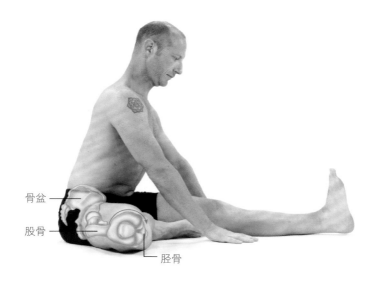

骨盆

股骨

胫骨

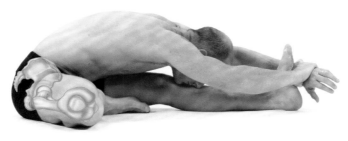

图 10.10　在前屈时，骨盆在右侧髋关节处发生了最大程度的外旋。在此之后，前屈将导致另外两个部位发生了运动，即左侧髋关节和右侧膝关节。注意在第二幅图中，右脚的位置并没有改变

膝关节处，但是限制因素却是髋关节，而骨盆没有进一步运动的余地了，所以这一点就变得很明显。随着髋部肌肉柔韧性的增强，骨盆就能发生更大幅度的旋转，进而减少膝关节的旋转。同样的原理也适用于接下来要讲的体式。

半莲花式和全莲花式

接下来我们要通过莲花式及其变式继续探讨髋关节的外旋。如果我们观察一个"盛放"的莲花式，就会发现小腿和大腿都发生了外旋，就像莲花的花瓣向外绽开那样。这时脚掌朝向天花板，而大腿或膝关节则贴在地上。如果髋关节的旋转能力不足，我们就会感到膝关节或踝关节承受着压力。

正如头碰膝前屈式那样，我们必须让髋关节尽可能地外旋。但是半莲花式中脚要放在大腿上面，脚的位置比头碰膝前屈式中高出约 15 厘米。这意味着髋关节需要外旋的幅度会更大。如果髋关节无法实现这么大幅度的外旋，膝关节就要进行代偿（图 10.11）。

在半莲花式或全莲花式中，不仅是

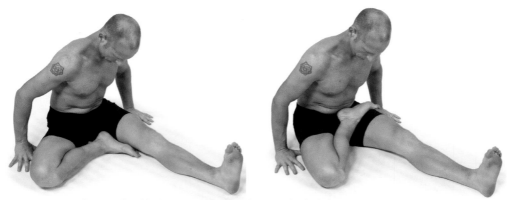

图 10.11　为了把脚从地面抬到大腿上方，髋关节需要大幅度外旋。如果髋关节无法实现这么大幅度的外旋，膝关节就要进行代偿

深层的臀肌会限制髋关节的运动，腘绳肌和内收肌也可能会阻碍髋关节外旋（图 10.12）。可以说我们遇到的大部分问题最终都与髋关节活动受限有关。这些问题包括踝关节受压和疼痛、两条腿的胫骨被过度挤压到一起和膝关节疼痛。如果我们把莲花式看作是一个要求练习者具备灵活的髋关节的体式，而不是可以用来增强髋关节灵活性的体式，可能会有所帮助。

由于我们一直以来所从事的各种活动的影响，我们的髋关节一般都比较僵硬。跑步、骑行和久坐等活动都会导致髋关节紧张。很少有人的髋关节能够非常灵活，以至于可以满足莲花式的要求。但是由于莲花式太有吸引力了，所以我们将会深入探讨如何安全而有效地促进髋关节外旋。做出莲花式的方法当然不

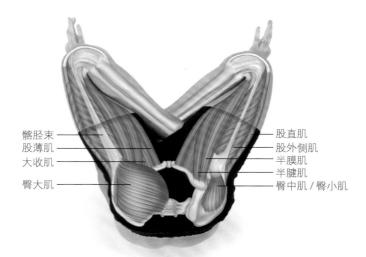

髂胫束
股薄肌
大收肌
臀大肌

股直肌
股外侧肌
半膜肌
半腱肌
臀中肌／臀小肌

图 10.12　不仅是深层的臀肌会限制髋关节的运动，腘绳肌和内收肌也可能会阻碍我们完成莲花式

止一种。我会分享我是怎么做的以及怎么教学的。所有能有效地为莲花式打好基础的预备体式都有一个共同点，即它们都会关注髋关节。

初学者常用一种动作帮助他们完成莲花式：掌心向下，从上方抓起脚和小腿，然后把脚跟拉向腹部。这种方法通常会让小腿在膝关节处发生内旋（图10.13）。一般来说，这种动作是应当避免的。水平较高的练习者有时可以用这种动作，因为他们会让小腿放松，使之可以配合大腿发生外旋。我认为应当尽量让大腿和小腿同时外旋。多年前，约翰·斯科特向我讲授了一种方法，自此之后我便一直这样做。

试着从下方把脚抬起来，并用双手托住脚和小腿，而不是从上方把脚抓起来（图10.14）。用同侧手掌的掌根托住脚跟，然后放松髋关节。当髋关节放松后，膝关节会轻微下坠，但脚因为被托住而保持在原位。这会使髋关节和小腿

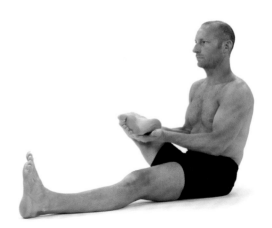

图 10.14　如果把手放在脚的下面，小腿便可以外旋

（在膝关节处）同时发生外旋。但仅仅通过这一种方法并不能保证我们迅速掌握其中的要领，瞬间做出一个完美的莲花式。不过这可以训练肌肉以一种特定的方式运动，从而形成一种新的动作模式。

许多人在做半莲花式或全莲花式时会感到踝关节外侧受压。这个问题有多种解决方法，其中之一便是让踝关节屈曲（背屈），这通常能够避免踝关节过度内翻，也可以保护膝关节。

小腿在膝关节处外旋通常会导致踝关节过度内翻。但这不是单独发生的，髋关节也与之相关。髋关节的张力情况决定了膝关节的位置，而膝关节的位置则决定了脚能放到什么位置。如果脚只能放到大腿上比较低的位置，则提示髋关节过于紧张（图10.15）。这是腿部这样的关节运动链的天然属性。

踝关节过度内翻的另一个原因是大腿的外旋程度或者灵活性不足以让脚能抬高并放到大腿上。如果膝关节翘起太

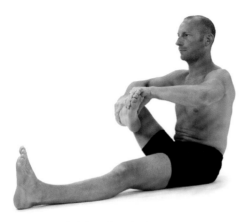

图 10.13　用手从上方抓起脚和小腿，小腿会发生内旋

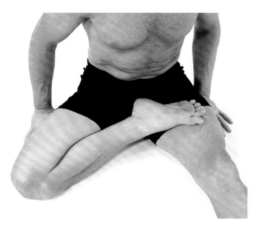

图 10.15　如果脚只能放到大腿上比较低的位置，则提示髋关节过于紧张

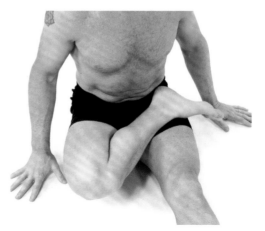

图 10.16　如果脚像图中所示那样过多地跨过大腿，这就是髋关节紧张的另一种信号，这会使膝关节处在一种更易受伤的姿势中

高或打开得太宽，脚就不能放到对侧大腿上。这两个问题可以同时存在，它们都会导致脚向下滑到大腿内侧，使踝关节内翻。

　　脚也可能会过多地跨过大腿。这是在练习半莲花式时，反映髋关节紧张的另一种信号。我们在做半莲花式感到髋关节紧张时，可能会通过把髋关节往对侧牵拉（也就是内收）来代偿。我多次见过这种动作。如果我们调动内收肌来完成这个动作，这有可能会增加大腿的内旋幅度，导致膝关节抬离地面，从而使膝关节处在一个容易受伤的位置（图10.16）。

　　半莲花式中膝关节翘起的问题，可能和内收肌有关，但这并不是唯一的限制因素。其他肌肉也可能会限制腿部外展和下压。外旋同样会受限：因为内收肌也是内旋肌，所以它们会限制髋关节的外旋。不过，半莲花式中最大的限制因素是髋关节的深层外旋肌，这其中包

括梨状肌，在屈髋的情况下还包括臀小肌和臀中肌。

　　如果我们把另一条腿也加入进来，做全莲花式，就会发现一些与头碰膝前屈式和束角式相对应的地方。在做半莲花式时，如果髋关节紧张，对侧（尤其是坐骨）就会翘起来，使膝关节更贴近地面。而在全莲花式中，骨盆却几乎不能通过这种方式进行代偿。全莲花式要求第二条腿做出更大幅度的外旋，这样才能放到相应的位置上。如果不能做到这一点，那么你做出来的全莲花式就会是两侧的脚踝交叉，但是脚却放不到大腿上。这表明髋关节的灵活性仍有待大幅提高。

继续深入

　　如果我们在做半莲花式或全莲花式的同时向前屈体，这样的动作就和头碰膝前屈式以及束角式中一样，骨盆都需

要绕着股骨头旋转。而如果骨盆已经旋转到了极限，它就会带动股骨一起移动。如果是在半莲花式或者全莲花式中出现这种情况，后果可能会比出现在前面那两种体式中的更为严重。

由于腿部处于完全折叠状态，并且小腿处于大幅度外旋状态，所以受伤的可能性会增大。对瑜伽练习者而言，莲花式是很容易造成膝关节损伤的体式，小腿内旋和髋关节紧张很可能导致膝关节受损。

我并不是说你不应该尝试莲花式。我的意思是，我们应该关注在做这种体式时，压力被施加到了什么部位上。我们应该把压力集中施加在那些较大的、更容易应对这些压力的关节上。在这里就是髋关节，因为髋关节较难受到损伤。

鸽子式

鸽子式有许多变式，我们会重点关注其中的一种，它能更好地帮助我们练习髋外旋，并帮助我们完成更具挑战性的体式。鸽子式较为经典的做法是将前腿的膝关节完全屈曲，并将前脚的脚趾指向后腿。在这种经典做法里，我们的上半身通常较为直立，并依靠双手来保持。而在我要介绍的这个变式中，我们要把小腿向前拉，直到它与瑜伽垫的前缘平行。这样的腿部姿势类似于双鸽式，这个体式我们在第一部分的"髋"一章中已经讨论过了（见第 88 页）。这种变式可以拉伸限制髋外旋的关键肌肉。在这里我们主要关注六块深层外旋肌、臀

小肌和臀中肌（图 10.17）。另外，我们还可以在仰卧的状态下采用这种腿部姿势（图 10.18）。

你可能还记得，在屈髋状态下，髋外旋实际上会拉伸髋外旋肌，这是因为屈髋时，外旋肌的肌纤维绕着骨盆后侧发生了折叠。在这个变式中，我们首先需要屈髋，那么接下来髋外旋动作实际上就是在拉伸髋外旋肌。由于前腿被拉开得很远，所以这个变式会更强烈地拉伸髋外旋肌。要注意的是，不要让膝关节在这个姿势下承受过大的压力。

在这个变式中，当身体前屈时，骨盆需要围绕股骨头进一步外旋。这种髋关节的强烈外旋会进一步拉伸深层外旋肌。这就是为什么我认为这个动作可以为接下来要登场的终极体式，也就是单腿绕头式做很好的准备。

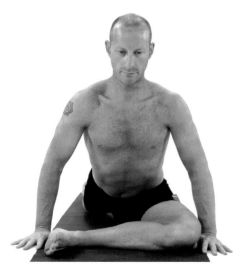

图 10.17　小腿与瑜伽垫前缘相平行可以确保深层臀肌得到拉伸

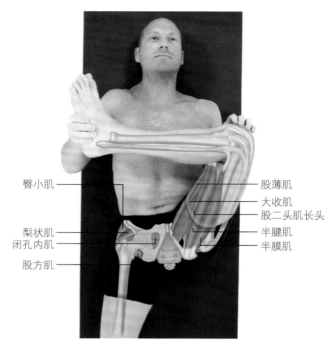

臀小肌

股薄肌
大收肌
股二头肌长头

梨状肌
闭孔内肌

半腱肌
半膜肌

股方肌

图 10.18　我们还可以在仰卧的状态下采用这种腿部姿势

终极体式：单腿绕头式

现在是时候向终极体式进发了。练习了之前那些包含髋外旋动作的体式后，我们所付出的努力可能已经取得了成效，也可能并没有——目前我们还不能确定。仅仅能完成那些体式，并不意味着你也可以做出这个体式。虽然我们的关注点一直是髋外旋，但是单腿绕头式所要求的不止如此。

我们先来看看和单腿绕头式最为相关的关节链。第一条就是由踝关节、膝关节和髋关节组成的腿部关节链，第二条则是由髋关节、骶髂关节、腰椎和胸椎构成的关节链。注意这两条关节链中都包含髋关节。当我们想要做出这样的

一个体式时，自然就会关注到髋关节。这种思路是完全正确的。我们需要先把髋尽可能打开，才能去尝试这个体式。

如果髋关节紧张，身体其他部位就必须代偿。在这个体式中，当髋关节的活动度达到极限时，骨盆就会开始后倾。而由于骨盆与脊柱相连，所以在骨盆后倾的同时，腰椎和胸椎下段也会开始屈曲（图 10.19）。这会使腰部受到额外的压力，从而引发腰部损伤。

在那些腿部要移动到体侧和躯干后的深度屈髋动作中，为了能让股骨向后移，腘绳肌需要被拉开。幸好在单腿绕头式中膝关节是屈曲的，这减小了腘绳肌的张力。即便如此，在下一步的动作（也就是髋外旋）当中，还是需要拉伸

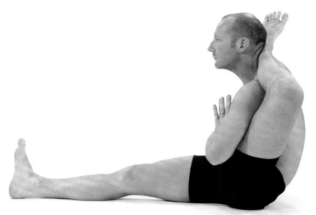

图 10.19　在单腿绕头式里，髋关节越紧张，脊柱需要进行的代偿就越多

腘绳肌。虽然旋转髋关节并不是腘绳肌的主要功能，但当我们想要把腿拉到头部后方时，它们的作用就很明显了。腘绳肌紧张的人常常会感到腿部外侧和后侧有一种呈线状延伸的牵拉感或烧灼感。还有人的腿内侧会有这种感觉，这种感觉基本上是沿着腘绳肌的走向分布的。

不过，限制髋外旋的最主要的肌肉是一直影响着我们练习的深层外旋肌。当我们把腿抬起并往后拉时，腘绳肌会参与进来。但当我们加入髋外旋动作时，压力就会施加到深层外旋肌上。如果我们不能把腿充分向后拉并将腿卡在头部后方，那六块深层外旋肌、臀小肌和臀中肌就是最主要的限制因素。

在练习这个体式时有一个普遍的问题是腿打开得不够宽（也就是外展的幅度不够大）。于是，小腿下部或者踝关节就会顶在后脑上，而不能卡在颈曲内。从杠杆作用的角度来看，这一点小小的区别是很重要的。在腿上举、髋外旋的姿势下，肌肉的固有张力会抵抗髋的外旋。也就是说你的腿有从头后方滑出、解旋（发生内旋），并落到地上的倾向。而头部和颈部抵抗着这种倾向。如果脚的位置靠上，顶在脑后，那么与踝关节卡在颈曲的姿势相比，颈部肌肉需要使用更大的力量。为什么？如果你把头顶想象成一根杠杆臂的末端（颈椎相当于杠杆臂），那么施力点离支点越远，产生的杠杆作用力就越大，颈部也需要更大的力量去支撑。然而如果你在靠近支点（也就是颈根部）的位置施加压力，那么颈部为抵抗腿松开的倾向所需的肌肉力量就会较小（图 10.20）。

还剩最后一个需要强调的要点。这个要点可以帮助我们把脚固定在头颈后面较低的位置上。不是所有问题都和灵活性相关。在这个体式里，有三个关键的部位需要收缩。第一个部位是颈后部，我们在前文已经提到过了。颈后的肌肉必须发力，以使脚卡在颈后方。因此，练习一些有助于强化这些肌肉的预备姿势也是个不错的想法。否则在尝试把腿

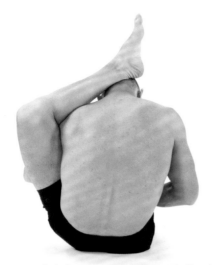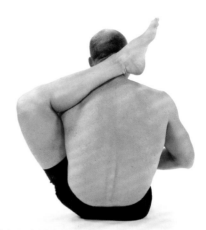

图 10.20　脚在头后方的位置越低，颈部就可以用越小的力量来避免腿松开

别到颈后方时，颈部很容易被拉伤。

　　可以强化颈后部肌肉的动作包括在仰卧姿势下向前或向上看。另外，所有需要用下巴去贴近伸直腿的前屈体式的变式都会迫使你收缩颈后方的肌肉。经过一段时间的练习，这些动作将会增强你的力量和耐力，而这些素质可以帮助你在之后练习中保持住腿放在颈后方的姿势。

　　这个体式中我们需要收缩的第二个部位是腘绳肌。如果我们可以动用腘绳肌大约 10% 或者 20% 的力量，就可以产生一个向下的力来把小腿沿着背部往下拉。对有些人而言，这一点额外的力量造成的区别就是腿是能够停住不动，还是会从头顶飞出来。

　　最后一个我们需要收缩的部位是腰部。我们会通过伸直脊柱来平衡由于屈曲而在腰部产生的压力。做到这一点的关键是尽可能坐直。我们可以通过让脊柱伸肌发力并尽量坐直来抵抗腰椎过度屈曲，因为后者可能会损伤椎间盘和椎骨。

　　坐直的动作还会产生继发效应。我们已经知道，脊柱的运动与骨盆和髋关节的运动是直接相关的。坐直会给髋关节施加更多的压力，这要求髋关节进一步外旋，导致骨盆不得不继续绕着股骨头旋转，从而进一步拉伸髋关节周围的组织。

　　由于不同个体在解剖学上差异最大的部位是骨盆和髋关节，在单腿绕头式这样的体式中，每个人的情况都可能有所不同。另外，身材比例的差异也会导致个体间的区别。躯干较长而股骨较短的人可能会用他们的肩部，而不是颈部、腘绳肌或者腰部来把脚固定在后方；而那些股骨较长、躯干较短的人的脚可能会碰到其对侧的肩膀。所以还要根据你自己身体特征的需要来调整你的体式。

从单侧到双侧

单腿绕头式也有身体两侧同时进行的版本，这个体式是双腿绕头合十式。在单腿绕头式中，身体可能会如上面所说因灵活性不足产生代偿，比如，一侧躯干缩短、坐骨离地、小腿在头后方的位置过高等，这些表现都能告诉我们一些信息，而且它们都是相互联系的。在把腿盘在头后的那一侧，骨盆上方的身体常常会缩短，原因可能是肋骨下降或者是骨盆抬起。而在这个体式里，骨盆通常是抬起的。这是为什么呢？

通常，当我们把腿往后拉，并把小腿向头后方下压之后，骨盆便会抬起。如果我们尽量不把腿张开，而只是把腿从体侧使劲往另一侧拉，就会导致躯干缩短。把腿在头后方往下压的动作又会让骨盆抬得更高，进而导致坐骨抬起、肋骨缩短，而腿部在头后的位置也可能会抬得过高（图 10.21）。

如果能够利用好小腿的关节运动链，并在折起腿部的同时把它张开得更宽些，那么我们就不需要把腿往身体对侧拉得那么远（只要你的身材比例不需要你将大腿紧贴躯干）。

当腿主要是被向后拉，并且张开较宽、不紧贴身体时，骨盆就会被向下压（图 10.22）。只有当腿被拉向身体对侧时，骨盆才会抬起以进行代偿。要记住，这个姿势和前面说到的那些姿势是一样的：如果当我们把左腿绕到头后方时左侧骨盆抬起了，那么真正的运动其实发生在右侧髋关节中。

类似于前文的讨论，在做双侧的绕头式时，我们会发现有一些代偿作用是无法产生的。比如，你不可能同时让两侧的坐骨都离开地面。我们必须在练习

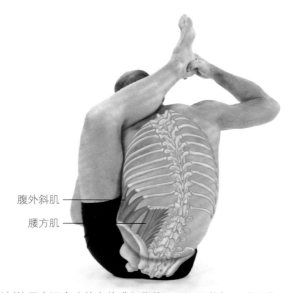

腹外斜肌 ——

腰方肌 ——

图 10.21 把腿往对侧拉得太远会迫使身体进行代偿，而且不能打开髋关节

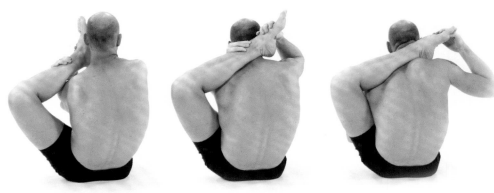

图 10.22　把腿张开有助于保证肋骨间隙不至于过小，并保证髋关节受到向下的压力，还有助于把脚踝放到头颈后更低的位置

单腿绕头式时充分拉伸髋关节。如果想把另一条腿也绕到头后方，那么它还要比单腿时被拉伸得更多！第二条腿要放在第一条腿后面，要做到这一点，不仅髋关节要足够灵活，第一条腿还要能保持稳定。如果你试过这个体式的话就会知道，做这个体式时手会很忙。双手既要帮助保持平衡，又要尽量把第二条腿压到第一条腿后面，所以手是不可能帮着稳住第一条腿的。

如果在此之前没有把髋充分打开，那么全身都会承受更大的压力。在把第二条腿绕到头后时，我们的身体很容易变得紧张。这一点对那些髋不是特别灵活的人而言尤其明显。我们的肌肉为了稳定身体而绷紧，这样我们才得以把第二条腿绕到头后。常常是在这个时候，我们会感到腰部的压力增大。如果你没有尽可能增强髋的外旋能力以满足这个体式的要求的话，这时受伤的可能性就很大。

最后一点提示

很多时候我们会利用了对侧的髋关节来代偿所要针对的那一侧髋关节的运动。这种代偿在我们做腿绕头式或者莲花式之前，进行常见的预备拉伸时就开始出现了。摇篮式拉伸就是这类热身动作之一。在做摇篮式拉伸时，我们让脚舒适地靠在臂弯处，或者用两只手臂紧紧地抱住腿。接下来我们会前后扭转，试图让髋打开。下次当你做这个拉伸动作时，仔细留意自己实际上活动的是哪一侧的髋关节。我常常看到有的练习者在用这个动作热身时，活动的其实是对侧髋关节（图 10.23）。这种做法对他想要锻炼的那一侧髋关节根本没有影响。

在这个动作中，虽然坐直并向内挤压双腿确实可以对我们想要活动的髋关节施加压力，不过，据我所知，让那条被抱住的腿来回摇摆几乎没有意义。也许这可以起到心理安慰作用。不要再让腿前后摇摆了。要坐直，关注如何让骨

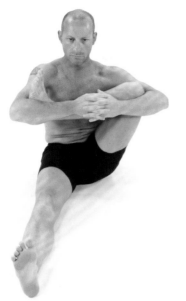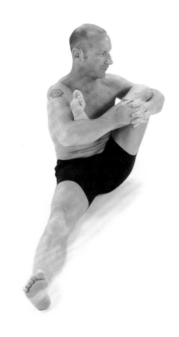

图 10.23 这种摇摆的动作只会活动到右侧的髋关节

盆前倾，并对计划要锻炼的那一侧髋关节施加压力。

结论

我们已经了解了可以使髋关节发生外旋并强化外旋的体式，如头碰膝前屈式和鸽子式；还有一些需要髋关节具有足够的灵活性的体式，如莲花式和单腿绕头式。前面的体式可以为后面的体式打下基础。而另一个事实是，有些时候能让组织的开放性达到某个特定体式的要求的唯一方法，就是去练习那个体式本身！

第 11 章
解读扭转体式

扭转体式有各种不同的形态和动作幅度，这类体式对身体极为有益，有利于实现瑜伽的根本目标之一，即维持脊柱的灵活性和中枢神经系统的健康。脊柱是我们身体的中轴线，并且容纳了中枢神经——脊髓。身体想要完成的每一件事情都需要脊髓的参与。它是我们身体内"信息高速公路"的"主干道"。

扭转主要发生在脊柱上，但是，髋关节和肩关节也对脊柱进行深入的扭转起到了关键作用。许多体式都要求我们必须打开髋关节和肩关节。否则，我们会发现，一个部位的张力可能会产生惊人的连锁反应。

在练习扭转体式时，髋关节和肩关节过于紧张会导致我们难以完成体式。让我们以圣哲玛里琪三式和四式，以及半鱼王式为例（图 11.1）。在这些体式中，我们的身体要向屈腿的一侧扭转到超过腿的位置，这要求我们具有非常灵活的髋关节。而要想将双手结合在一起，肩关节也必须能够充分打开。

在探索扭转体式时，我们也会朝着一个终极体式而努力。但这似乎不是那么容易理解，因为从解剖学上来说，所有的扭转体式体现在脊柱当中的方式都是一样的。不过，因为髋关节和肩关节是扭转体式的限制因素，那么我们的终极体式就要求这两个部位也要具有很大的活动度。圣哲玛里琪四式就可以作为终极体式。在做这个体式时，我们不仅需要扭转脊柱，而且，在腿部如半莲花式般屈曲的那一侧，我们还要应对髋外侧的张力，另外，在将手臂绕过膝盖和

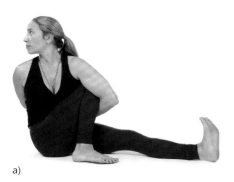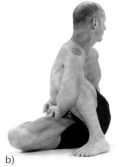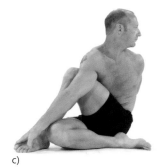

a)   b)   c)

图 11.1   a）圣哲玛里琪三式；b）圣哲玛里琪四式；c）半鱼王式

绕到背后的过程中，我们还要应对肩的张力。那么，什么样的体式可以作为针对这一体式的准备练习呢？各种各样的扭转体式如何互为基础，从而帮助我们完成一个像圣哲玛里琪四式这样的体式的呢？

扭转体式中的骨骼解剖学

在第 6 章中，我们介绍了脊柱中小平面关节的构造。小平面关节位于上、下两块椎骨之间，其朝向决定了所在的脊柱节段能够发生的运动类型。你应该记得，胸椎小平面关节的朝向使胸椎具备了在不同脊柱节段中最大的旋转能力。

除了小平面关节外，胸椎的 12 节椎骨还各自与一对肋骨相连。从解剖学上看，肋骨是脊柱的支持结构的一部分。肋骨和肋骨间的组织（即肋间肌）会限制我们的扭转动作。当这些组织被拉伸时，就像在扭转体式中那样，我们的呼吸会变得较为困难。因为吸气时，肋骨要相互分离；而由于扭转动作的存在，肋间肌已经处于拉伸状态了，这时如果想要正常呼吸，相当于要将肋间肌拉伸为两倍长度。

髋关节的解剖学特性对扭转体式的影响

髋关节、骶髂关节和腰椎构成了一条功能性关节链，类似腿部的运动链。这种联系使得在扭转体式中髋关节会影响到骶髂关节和脊柱。无论是在站位还是坐位扭转体式中，髋关节的运动都会

让我们感觉脊柱的扭转幅度在变化。当髋关节随着身体的扭转运动时，体式的总体扭转幅度会变大。但是，如果我们刻意地固定住髋，扭转就会只来源于脊柱。相比之下，我们会感觉这样的扭转体式是受限的（图 11.2）。不过，这些体式没有对错之分，它们只是外观不同，让我们有不同的感觉，且把压力施加到不同的组织上罢了。

需要注意的是，当你把髋固定后，它实际上有可能会抵抗扭转动作，或者与脊柱反向运动。这会对脊柱和骶髂关节造成压力。因此，如果你的骶髂关节存在功能障碍，你可能需要让髋的活动幅度更大一些。不过，对脊柱施加更大压力有一定的益处，可以拉伸到限制扭转的组织。

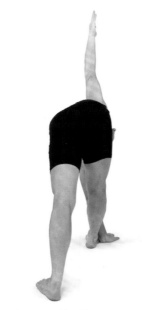

图 11.2　在骨盆倾斜的情况下，扭转同时来自脊柱和髋关节

肩关节的解剖学特性对扭转体式的影响

很多扭转体式中都包含将双手握在一起，或一只手握住另一只手的腕关节的动作，我们称之为手的"结合"动作。这种动作增加了扭转的幅度，还有利于体式的稳定——当你在做扭转体式的过程中感觉身体要往后倒时，双手结合可以帮助你保持直立和平衡。

在做深度的扭转体式时，上述动作需要肩关节绕过大腿或膝关节发生内旋。此时，肩关节的外旋肌必须被拉长才能完成这样的内旋动作。有三块肌肉可以让肱骨外旋。其中两块为肩袖肌，分别是冈下肌和小圆肌；第三块是三角肌后束（图 11.3）。虽然这些肌肉较小，但它们对肱骨的旋转有显著的影响。

回想一下，肩胛骨是可以活动的。在双手结合的动作中，肩胛骨必须前伸并向下旋转。肩胛骨的这个动作可以让肩关节处在一个更利于绕膝旋转的姿势中。如果肩胛骨向前伸得不够远，那么肩关节的旋转就会受到大腿的阻挡。而当躯干和手臂距离大腿较近或跨过大腿

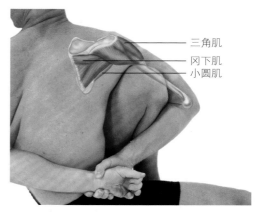

三角肌
冈下肌
小圆肌

图 11.3　限制肩关节内旋的三块肌肉

时，双手结合的动作更容易完成（图 11.4）。

各种扭转体式

三角扭转式

在第 9 章"解读前屈体式"中，我们第一次了解了三角扭转式。现在让我们把它作为一个扭转体式来看待。在练习扭转体式时，我会特别关注脊柱。尽可能让脊柱产生充分的运动，同时不让髋关节的运动造成对身体扭转幅度的错觉，这样，我们就可以提高脊柱的活动度。

在做三角扭转式时，发生骨盆倾斜

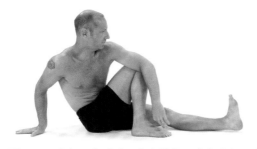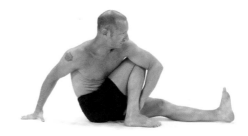

图 11.4　当躯干和手臂距离大腿较近或跨过大腿时，双手结合的动作更容易完成

表明脊柱达到了其扭转幅度的极限，开始依赖髋关节来加大扭转的幅度。此时，骨盆倾斜并不是错的，在你自己的练习中或者在教学时，是否允许骨盆倾斜由你来决定。

我常常问自己，应该允许练习者把骨盆倾斜多大幅度？如果允许骨盆发生倾斜，那么练习者就能完成一个总体扭转幅度更大的三角扭转式。另外，如果练习者的骶髂关节很容易出现不适，允许骨盆倾斜对于防止该关节发生炎症或症状加剧可能是至关重要的。

不过，这样做也有弊端。我通常把瑜伽练习看作是对身体运动模式的改善。如果骨盆倾斜是身体自然的运动模式，那么挑战我们对这种运动模式的控制力正是瑜伽练习的意义所在。我们能否做到将骨盆固定住，只让脊柱发生扭转？

不让骨盆发生倾斜，有助于我们了解脊柱真实的活动度。在骨盆不固定的情况下，我们永远无法获知脊柱的真实活动度到底有多大。此外，由于允许骨盆参与扭转，我们可能会在不知不觉中错失增大脊柱活动度的机会。如果不允许骨盆运动，那么随着不断地练习，脊柱的活动度就会逐渐增大。

侧角扭转式

在完整的侧角扭转式（图 11.5）中，后脚要旋转到和战士二式中差不多的程度，而身体要往前压并发生扭转，同时手掌要用力按在地上（双手也可以在腿部结合）。

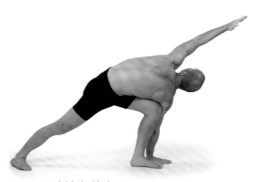

图 11.5　侧角扭转式

侧角扭转式中的髋关节

这个体式是有难度的，为了实现一个完整的侧角扭转式，我们需要分解学习这个体式中的各个要素。首先来研究这个体式中的髋关节。我常常会让新来的练习者先做下面的练习，帮助他们掌握平衡，同时，帮助他们缓解后腿髋屈肌的紧张，从而使髋关节可以移动、实现扭转。

现在让我们从左侧开始，让左腿在前、右腿在后，右手尽量摸到左腿外侧，然后将双手合十，并让右肘靠在左大腿或左膝的前侧或者外侧。这样就形成了一个很好的扭转体式。实际上，在我们初次练习时，这可能是我们能做到的极限了。如果我们想要更进一步，需要怎么做呢？

在我的课堂上，我会说："如果你不去尝试把手放到地上，那你就永远也做不到把手放到地上。"记住，练习中遇到的困难就是机遇；如果我们不挑战自己，我们永远也不会进步。

为了加深上面的体式，现在，让我们右膝跪在地上，而左膝屈曲 90°。我们首先要做的是身体前倾，并加大左侧髋关节的屈曲幅度。在身体前倾时，我们并不是沿直线向前。为了保持右侧手臂在左腿外侧，我们实际上是在偏离中线运动。脊柱和髋关节同时参与了这个动作。用解剖学术语来说，这个动作包括了伴随骨盆运动的左侧髋关节内收，以及脊柱的侧屈。

在我们进一步把右臂伸向左腿外侧时，脊柱便开始扭转。为了将所有动作成功组合到一起，一些关键部位需要具备足够的灵活性。脊柱需要有足够的自由度来发生扭转。但是在我看来，要想深入地完成这个体式，真正的关键在于左侧髋关节。如果左侧髋关节的外侧（也就是臀肌）没有被充分打开，那么左腿就不能在髋关节处充分内收，一个充分的扭转动作就无法实现。也就是说，如

果左腿本身的内收幅度不够，要让躯干转到左腿外侧就会变得更困难。如果躯干不能越过这条界线（即左腿外侧），那么我们能做到的只是把肘关节放在腿上面或者勉强放在腿外侧。这就是为什么我会鼓励练习者在身体前屈、尝试扭转时，可以用左手帮助左腿内收（也就是把左腿推过中线，图 11.6）。

在上述动作中，让右腿的膝关节着地对前腿在髋关节处内收有很大的帮助。这个姿势可以帮助我们保持平衡；假使把右腿伸直，让膝关节离地，骨盆就会失去右膝着地时的支撑，此时，臀肌就需要进一步收缩来抵抗骨盆的下降。而当肌肉强烈收缩时，想要活动或者拉伸它们会很困难。那么，想要把左腿内收到相同角度，臀肌就会产生更强的限制作用。也就是说，右膝着地时，左腿能更轻松地内收。而如果左腿能更轻松地在髋关节处内收，那么同时进行体前屈、

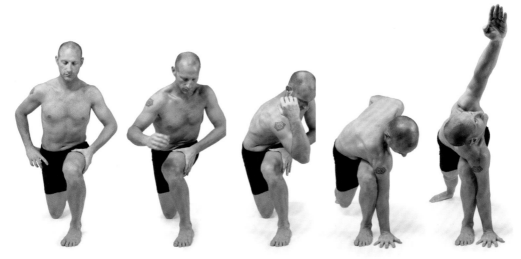

图 11.6　通过内收和屈曲髋关节，将手放到地面的步骤

腿部内收和身体扭转也会相应轻松许多。对髋关节紧张的人而言，让右膝着地这一点小小的变化就会让情况有很大的不同。

侧角扭转式中的肩关节

我们已经对这个体式中的髋关节有了一点了解，现在就让我们来研究一下肩关节。

继续以上面的动作为例，为了让右臂更深入地挨着左腿外侧，我们要让右侧腋窝尽可能地靠近左侧大腿。如果右侧腋窝离左侧大腿越远，右手就会离地面越远。

在右臂伸向左腿外侧的过程中，我们可以屈曲右侧肘关节，让肘关节带领右臂拉向地面。这可以帮助我们建立腋窝和大腿之间的联系。一旦把腋窝压到了大腿上，肘关节就可以伸直，而我们也可能实现把手放低到地面上，或者至少比之前距离地面更近。

结合起来

现在，就让我们来看看髋关节和肩关节是如何协同工作的。假定你现在已经把手贴在了地上，或者贴在了你放置在地上的瑜伽砖上。

要想深化体式，就需要增强髋外侧的灵活性。深化髋关节拉伸的最简单的方式是让前腿的膝关节向前移动，从而加大其屈曲程度。至于向前移动多少则取决于个人。

加大膝关节的屈曲程度可以拉伸臀肌。当臀肌得到拉伸后，它们对髋关节屈曲的限制就会减小。另外，加大膝关节的屈曲程度，使髋关节降低，还可以使右手更稳地置于地面（图 11.7）。

当这些细节都保证之后，侧角扭转式终于具备了牢固的基础。一旦把手放在地上（或者瑜伽砖上），它就能产生一定的阻力来增大脊柱扭转的程度。用手按压地面可以使肩关节发生运动，而这种运动也会深化侧角扭转式。此外，由于左腿膝关节有自然外展倾向，所以左腿会向外压迫右侧肩关节，这同样也帮助加大了脊柱的扭转程度。

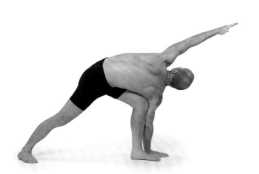
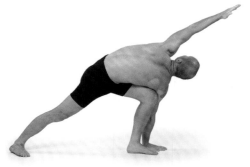
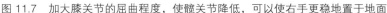

图 11.7　加大膝关节的屈曲程度，使髋关节降低，可以使右手更稳地置于地面

抬高右膝

前面我们已经讨论过，让右膝着地，可以放松臀肌，从而让左腿更好地在髋关节处内收（图 11.8）。对某些练习者而言，他们只要把右膝比伸直状态下往前移几厘米，就可以使侧角扭转式变得轻松许多。

而当右膝离开地面时，我们要考虑的一个问题是，我们该如何使右脚的脚跟着地？

右脚的脚跟离地时，骨盆的左右两侧更容易保持水平，这样右臂更容易贴着左腿外侧、保持固定。但是，当右脚的脚跟着地时，对侧骨盆通常会向后上方抬起来进行代偿。在左侧骨盆抬高的同时，左膝则开始伸直。这常常会导致右臂从左腿外侧滑脱或者松开。但这是可以避免的。

我们需要关注右脚的位置。把脚跟放到地上之后，如果右脚的足弓与左脚的脚跟对齐，骨盆就会倾斜较大的幅度（图 11.9）。而如果我们让右脚的脚

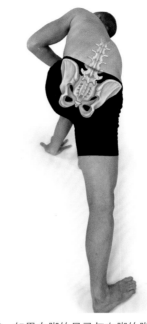

图 11.9　如果右脚的足弓与左脚的脚跟对齐，骨盆就会倾斜较大的幅度

跟与左脚的脚跟对齐，或者对有些人来说可能要让两脚的水平间距更大一些，骨盆通常就不会倾斜那么大的幅度（图 11.10）。

在了解到体式中不同的要素如何结合到一起之后，我们可能要着重关注各

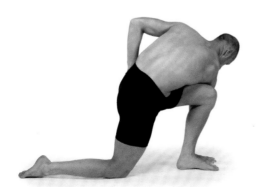
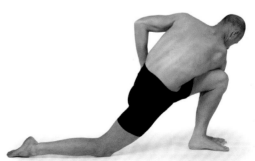

图 11.8　让右膝着地，可以放松臀肌，从而让左腿更好地在髋关节处内收

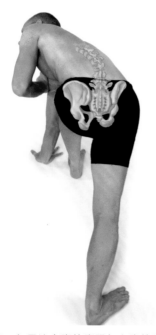

图 11.10　如果让右脚的脚跟与左脚的脚跟对齐，或者对有些人来说让两脚的水平间距更大一些，骨盆通常就不会倾斜那么大的幅度

个部分。我发现很多练习者都没有足够关注右臂跨过左大腿的程度，以及手掌贴于地面动作的完成质量。这常表现为髋抬得较高或是向一侧突出。另一个常见的现象是太早就把右脚的脚跟放下。如果练习者在组织的柔韧性还没有达到要求的情况下就让脚跟完全着地，不利于体式的深入。

简单的扭转体式——圣哲玛里琪三式

我们将从以下三个方面对圣哲玛里琪三式进行解剖学解读：骨盆、双手的结合和脊柱的扭转。这三个要素都必须到位才能完成这个体式。

在这个坐位扭转体式中，双腿的髋关节处于屈曲状态，一条腿的髋关节和膝关节都处于屈曲状态。在膝关节屈曲的一侧，该侧骨盆容易被拉至后倾位。这一点在腘绳肌紧张的人身上通常表现得较为明显（图 11.11）。由于腘绳肌的张力，骨盆也可能会轻微地左右倾斜，导致膝关节屈曲一侧的坐骨会抬离地面。不过，关于坐骨离地有时还有另外一个原因，即大腿和小腿的比例。如果你的小腿骨比股骨短，那么坐骨就可以贴到地上或者离地很近。而如果小腿骨比股骨长，则会出现相反的情况，你的坐骨会抬得更高一些。

腘绳肌紧张常常会让初学者连坐直都没法做到。腘绳肌会将坐骨向前拉，导致骨盆后倾、脊柱屈曲。于是上半身的重量会移到重心之后，身体就会想要向后倾倒，练习者的重心就会变得不稳定。如果连坐都坐不起来，还怎样将双手结合呢？对坐位体式，让骨盆成前倾位很重要。解决骨盆后倾问题的方法很简单：把手放在身后的地上。一开始，初学者会用这种方法来避免向后摔倒，帮助自己坐直。但是我们应该知道自己的目标是什么，以及将手放到地上的解剖学意义。

下面，我们来研究这个体式中的髋关节。假设我们要让左腿的膝关节屈曲。在进入这个体式时，你有两种选择：让左侧膝盖跨过中轴线，向对侧移动，或者让躯干向着左侧膝盖移动。第二种做法会使身体明显后倾，且这会使脊柱发

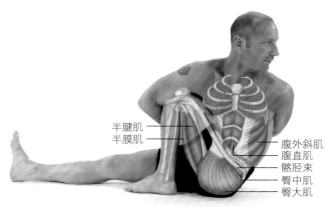

半腱肌
半膜肌

腹外斜肌
腹直肌
髂胫束
臀中肌
臀大肌

图 11.11　圣哲玛里琪三式。当腘绳肌和髋关节周围的肌肉紧张时，骨盆通常会被拉至后倾位

生扭转的位置很低，而对那些存在腰部和骶髂关节问题的练习者而言，这可能会加重他们的不适症状。

　　要想让左侧膝关节跨过身体中线到达对侧，该侧髋关节的外侧组织（也就是臀肌）需要被拉伸到一定长度。如果这些组织的柔韧性足够好，膝关节就可以越过身体中线。在此基础上，髋关节和脊柱还需要加大屈曲程度，以使右侧胸部贴近左侧大腿，保证右臂前伸，进行必要的扭转。右臂前伸去完成双手结合的过程需要肩关节复合体完成一些动作。首先，当右臂前伸时，躯干会向前屈曲，肩胛骨会发生前伸；肱骨会在肩关节内发生内旋，肩胛骨还会同时发生下旋和上提；而在肩胛骨运动的同时，锁骨也会运动，它会绕其轴线旋转，而这种运动鲜为人知。最后一步是肘关节的屈曲。

　　腿部和躯干的所有这些动作组合在一起后就表现为脊柱发生了扭转。这是因为这些动作会牵拉骨盆，从而使脊柱

相对于骨盆发生扭转。

　　为了尽可能使这些动作更容易发生，我们必须要由下而上，将这一扭转体式的所有元素视作一条链。这其中包括了髋关节、骨盆、腰椎和胸椎。腘绳肌要有足够的柔韧性才能让我们坐起，并让髋关节和脊柱发生屈曲，使躯干前移。右侧腋窝应尽量靠近左侧膝关节，而这会进一步导致手臂的其余部分发生旋转，使其与膝关节紧贴并结合另一侧的手。

　　如果与这一体式相关的任何肌肉由于紧张而限制了必要的内旋动作，其他组织就会进行代偿。通常进行代偿的是肩胛骨，它会发生上提，这个动作经常出现在练习者试图握住双手时。他们会把肩耸起来，靠近耳朵。这可能表明手臂或肩关节活动受限，但也有可能是身体下方的问题。体式中的任何一个元素出现问题，这个现象都可能出现。

　　最后，我们来看脊柱的扭转。事实上，上面的动作已经使脊柱表现为扭转，你需要做的只是进一步强化脊柱的扭转。

脊柱的构造决定了胸椎的扭转能力最强。扭转是相对于骨盆的位置而言的。也就是说，当骨盆处于解剖中立位时，脊柱可以相对于其基础（即骨盆）向两侧旋转。如果骨盆和脊柱一起移动，那么这就不是脊柱的扭转，而是髋关节的运动。通常在所有的扭转体式中，我们都能看到髋关节和脊柱的组合运动。

让我们回头看圣哲玛里琪三式。当骨盆处于中立位时，移动左腿使其越过身体中线，左侧骨盆会被向前牵拉。此时，你可以认为骨盆与躯干上部发生了反向运动，也就是扭转。

而如果骨盆的运动方向和脊柱扭转的方向相同，结果就会相反——这会减小脊柱的扭转幅度。如果你看到一个人已经做出了扭转动作，而骨盆也扭转了一定角度（即不平行于瑜伽垫前缘了），那么几乎可以肯定地说他的骨盆转向了脊柱扭转的那个方向。骨盆的这种运动未必就是错误的，但是这确实减小了脊柱的扭转幅度。对有的练习者而言，这种做法可能是必要的，这取决于他们的骶髂关节甚至是脊柱的状况。

当骨盆处于中立位时，扭转会更集中发生在脊柱上（图 11.12）。这时扭转的限制也都来源于与脊柱直接相关的因素。这包括腹肌（特别是腹内、外斜肌）和椎骨小平面关节周围的小块肌肉；不过，最重要的限制来自肋骨和肋间肌，不幸的是它们常常会被忽视（图 11.13）。

肋间肌为肋骨间的三层肌肉。当脊柱扭转时，肋骨以及肋骨之间的组织会

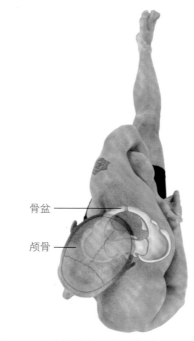

图 11.12　当骨盆处于中立位时，扭转会更集中发生在脊柱上

被拉伸。这是扭转最重要的限制因素之一。我们可以通过观察呼吸状况来发现这些组织中的张力的影响。由于在扭转时，肋间肌拉伸产生张力，导致肋骨较难发生相对运动，从而难以产生空间来容纳吸入的空气，所以扭转时的呼吸会

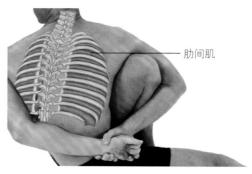

图 11.13　我们总会忽略在扭转体式下肋骨和肋间肌的张力有多大

变得困难。不过，练习扭转也可以拉伸肋间肌，在我们的体式不断进步的过程中，呼吸也会逐渐变得轻松。

所有这些元素——骨盆、手臂、肩关节、肋骨和脊柱，都会限制扭转。我们的身体能很好地应对一个限制因素，但是要应对两个或者三个限制因素则会变得困难。我希望通过对体式进行分解式的讲解，使你更清楚地了解在自身的练习中可以着重于哪些方面。长此以往，你将可以完成一个难度更大的扭转体式。

半鱼王式

让我们来看看半鱼王式。这个体式最困难的版本要求一侧手臂越过并盖住另一侧大腿外侧，并抓住放在地上、位于膝关节外侧的脚。这个体式的扭转幅度非常大。

相较于其他体式，半鱼王式更清晰地展示了脊柱本身的扭转和髋关节扭转之间的关系。单单是起步动作可能就很有挑战性。我们再次以身体左侧为例。在这个体式中，右侧小腿向内弯，同时右脚跟位于左侧髋关节的前方。右腿侧面贴地，同时右侧髋关节发生外旋。由于右腿发生了屈曲和旋转，因此，骨盆右侧可以（容易地）贴在地上。

而左腿的膝关节和髋关节都处于屈曲状态，同时左脚位于左膝外侧。如果髋关节较紧张，那么在你试图做出这个姿势的过程中，骨盆左侧可能会抬离地面。为了让左腿跨过右腿，并将左脚放在屈曲的右膝关节附近的地面上，我们

必须要在左腿跨过中线和另一条腿的同时内收左侧髋关节。让左腿跨过右腿并将脚放在正确的位置上本身就很有难度。而做这个动作时，髋关节越紧张，左侧骨盆和坐骨就会抬离地面越高。

在把腿放好之后，就要开始试着做手和手臂的结合动作了。

首先，我们必须要能够保持直立的坐姿。如果不能做到这一点，主要的原因是髋关节紧张，也就是说骨盆不能绕着股骨头旋转。当我们可以坐直之后，下一步便是让腋窝尽可能贴近大腿，以此作为手臂动作的起始。就像侧角扭转式那样，这个体式也要求多种运动相组合。我们必须要让左侧髋关节屈曲和内收，同时扭转脊柱。

如果左侧的臀肌和其他髋外侧肌肉紧张，左侧髋关节内收就会变得困难。如果髋关节不能充分内收，我们就无法将上臂充分绕过大腿，手就很难抓住脚。而如果不能用手抓到脚，我们就无法借此来打开大腿外侧肌肉和肋间肌。换言之，手握住脚的动作是保持体式和深化拉伸的关键。

我们应对侧角扭转式的限制因素的方法，在这里也同样适用。尽管这两个体式的扭转动作看上去很不一样，但是限制因素都是髋关节（图 11.14）。让我们来比较一下这两个体式。

这两个体式间第一个明显的差异在于，侧角扭转式是站位体式，半鱼王式是坐位体式。在站位体式中，重力可以帮助我们把上身压向大腿，而在坐位体

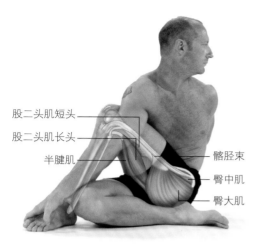

股二头肌短头

股二头肌长头

半腱肌

髂胫束

臀中肌

臀大肌

图 11.14 半鱼王式。对髋关节内收并将腋窝尽量靠近大腿和膝关节的体式而言, 限制因素都是相似的

式中, 把上身向大腿前移更为困难。在坐位扭转体式中, 我们必须要在坐直的姿态下扭转。对髋关节紧张的人而言, 这样的动作会更困难, 这也说明了我们应该将站立扭转体式作为坐位扭转体式的预备练习。

在半鱼王式中, 我们要用右臂向后顶住左侧大腿, 以使手能抓到脚。手臂后侧和腿部外侧的相互作用是手握脚的关键所在。我们要把左腿往对侧推, 这样抓住脚的右臂才能更直。与此同时, 左腿也会向相反方向推右臂, 促使我们的脊柱发生扭转并深化这种扭转 (特别是在刚形成体式的时候)。

在刚能做出手握脚的动作时, 肘关节常常会感到被拉紧。这可能是髋关节紧张的另一个信号！髋关节越紧张, 它在腿部和手臂之间产生的压力就越大 (因为腿部有摆脱内收姿势的倾向)。这种压力通常表现为肘关节过伸, 你可以

旋转手臂, 以避免肘部出现问题, 但是不要长期通过旋转手臂来缓解。你更应该做的是专注于如何打开髋关节, 从而减小肘关节受到的压力。

终极体式: 圣哲玛里琪四式

虽然完成半鱼王式已经具有很大的挑战性, 但是我们还是要来挑战我们的终极体式——圣哲玛里琪四式。这两个体式中手的动作是不同的, 这使得它们的难点有所不同, 另外, 它们的腿部姿势也不相同。

在圣哲玛里琪四式中, 不被手臂固定的那条腿做的是半莲花式动作。这又产生了新的一重限制因素。这一限制因素还是来自髋关节。现在, 我们对圣哲玛里琪四式所要求的几种运动已经非常熟悉了: 半莲花式, 髋关节内收, 以及右臂缠绕左膝。但除此之外, 我们还要让右侧躯干贴向左膝。为了做出这个动作, 骨盆必须要绕着股骨头运动, 使髋关节屈曲的幅度加大。而由于右膝关节屈曲呈半莲花式, 右侧髋关节在前屈的同时还需要发生大幅度的外旋, 这会对膝关节造成影响。在半莲花式的状态下, 右腿膝关节屈曲, 且右脚置于左腿上, 这个状态下膝关节本来就容易受损。而在髋关节进一步外旋的时候, 膝关节可能受到更大的压力。尤其是在髋关节紧张的时候, 因为张力会通过股骨传递到膝关节处。所以, 我们在练习中一定要格外注意膝关节。

在圣哲玛里琪四式中, 当我们的左

手背到身体后方时，左侧肩关节还要内旋。这个手臂动作也会使已经处于受压状态的身体中的张力进一步增大。

双手结合

圣哲玛里琪四式的完全式要求右手在背后握住左手腕关节。在向完全式努力的过程中，我想给大家介绍中间的过渡式。我一直试着开发各种体式的变式，来帮助练习者把各种体式做到最深入的程度。我会思考完全式的动作模式，充分考虑那些限制因素，从而确定过渡式。依照过渡式进行练习，我们可以让身体朝正确的方向发生变化。

现在，假设我们的右腿形成了半莲花式，然后我们把左膝拉向胸部。这会让我们体会到髋关节、膝关节、踝关节处的感觉，还可能会体会到脊柱的感觉。在一步步地深化扭转的过程中，我们可以评估自己的感觉，并决定下一步的方案。有几种做法可以作为我所说的过渡式：比如右手抓住脚的外缘，或者把右手放到脚的内侧（图 11.15），或者抱住膝关节并朝胸前牵拉（图 11.16）。这些过渡式既可以拉伸髋关节，也可以帮助我们控制呈莲花式的膝关节所受到的压力。即使我们距离完成完全式还差得很远，这些过渡式也可以帮助我们坐直，并向正确的方向前进。

现在假设我们已经准备好了要做一个双手结合的完全式。我们需要前屈足够大的幅度来让腋窝贴近或者靠在大腿上。如果躯干距离腿部太远，那么肩关节的旋转就会受限，肘关节也无法像所需的那样屈曲。如果肘关节不能绕过大腿和膝关节，我们就不可能做到双手结合。

首要的目标是先让一只手处于尽可能深入的位置。当一只手臂处于深入的位置后，另一只手臂再开始绕到背后。

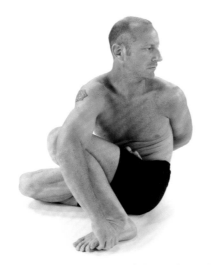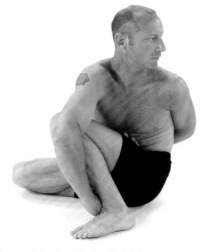

图 11.15　圣哲玛里琪四式的过渡式。右手抓住脚的外缘，或者把右手放到脚的内侧

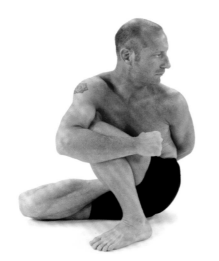

图 11.16　圣哲玛里琪四式的过渡式。抱住膝关节并朝胸前牵拉

只有这样另一只手臂才能找到结合之处。

扭转体式中的挑战

身材比例

在需要做出双手结合动作的扭转体式中，身材比例有重要的影响，比它在其他任何体式中的影响都更为重要。其中最为重要的比例是股骨与躯干的长度比。如果你的躯干长而股骨短，那么做出双手结合动作就会困难，因为在身体前屈时你的腋窝会位于膝关节前方，而不是上方。

根据体式的不同，我们有不同的应对方法。对于一般的坐位扭转体式，你要么缩短躯干，要么拉长股骨。拉长股骨本身是不可能的，但是暂时性地缩短躯干是可以做到的。这并不是很难，不过确实会与你想要拉长脊柱的自然倾向相违背。要缩短躯干，你需要专门使脊柱屈曲——其实基本上就是稍微驼背。这样做时，肩关节会降低，肩关节和骨盆之间的距离会缩短。这样双手结合就可能完成了。尽管这不是理想的完成方式，但它的确有效。

在侧角扭转式中，你还有另一种选择。虽然你可能仍需要缩短躯干长度，但是同时你也可以利用膝关节来辅助完成双手结合。虽然严格来讲你并不能拉长股骨，但是通过加大前侧膝关节的屈曲幅度，你可以增大腿外侧和手臂之间的压力，这有助于保持住手的结合动作。

双手结合

有些人会说，他们的手臂不够长，不能在身后做出双手结合动作。这种情况也体现出了身材比例的重要性。如果你的手臂相对于身体其他部分较短，那么你想要完成双手结合就会更困难（抓住腕关节的动作可能就和你无缘了！）。然而这并不是双手结合动作中最常见的问题。我发现最常见的情况是，人们不能采用正确的方法来完成这一动作。

一个常见的问题是，练习者会草率地做出一个并不成功的结合。他们没有充分发挥体式中每一个元素的作用。如果你在双手结合时遇到了困难，就要去思考我们之前分别讨论过的每一个部分，看看是什么阻碍了整个体式和结合动作的完成。然后你就会知道该朝哪个方向努力。

练习者常会犯的另一个错误是坐着

时向后倒，并且扭转得太快。这往往是从初学扭转体式时遗留下来的动作习惯。最开始时，为了保持坐直，你可能要把手放在身后的地面上。但是做这个动作时你的上半身可能会往后倾，而这会使躯干远离你想要用手臂固定的那条大腿。

应该依照下面的顺序来练习扭转体式：第一步，让躯干移动到大腿前方，将腋窝抵住腿部。如果你的身材比例有问题，这时你还要将上半身缩短。第二步是要试着做出双手结合动作。首先要将第一只手处于尽可能深入的位置。如果你的手臂不能大幅度地内旋，那么你就要关注其他可以拉长这些组织的体式，或者利用一切可能的过渡式来改善练习状况。只有当你已经把第一只手置于了深入的位置后，再开始拉长第二只手臂，把它绕过你的背后，才能完成双手结合。

扭转体式的最后要求是在扭转时，身体各部分要充分打开。打开的顺序很重要。一旦我们进入了扭转体式，身体的各个结构就会自然而然地发挥出它们在扭转体式中的相应作用，从而使我们更轻松地完成相应的动作。

试着呼吸

在身体扭转的状态下，呼吸是一件困难的事。我相信很多人在练习中都有这样的感受。这反映了呼吸与扭转体式之间有着密切的联系。

当我们呼吸时，肋骨会上提并相互分离。在腹部活动受限的情况下，比如在扭转体式中，这一点会尤为突出。在扭转体式中下腹部会受到较强的压力。当腹部不能随着呼吸突出时，气息自然就会向上转移到胸腔。

但是，在肋骨试图上提的同时，它们也承受着扭转体式对其产生的拉伸。在扭转体式中，肋骨和肋间肌都处在拉伸状态，拉伸增大了组织张力。在承受这种张力的同时，肋骨间还要试图相互分离，让肺得以扩张，这就造成了扭转体式的呼吸困难。因此，为了在扭转体式中呼吸更顺畅，我们需要拉伸肋间肌。

拉伸肋间肌的最好方式是什么呢？就是在扭转体式中进行呼吸。先做出让自己一个较难呼吸的体式，再设法进行尽可能深的呼吸，这就是拉伸这些组织最好的方式。另外，拉伸身体侧面的体式，例如三角式或者侧角式可能会有所帮助。

用问题本身去回答问题，似乎不够聪明，但是这正是关于身体和体式练习的事实。我们应该多花一些工夫去改进自己的不足之处，而不是只发挥自己的长处。不管是什么事（在这里就是练习某个瑜伽体式），要想取得进步，我们就必须反复多次地去做，并关注那些有助于完成整个体式的各个要素。

坐骨该抬起还是放下？

在某些体式里，坐骨应该处于抬起状态（也就是离开地面）；而在另外一些体式里，坐骨则需要处于较低的位置（也就是贴在地上）。很多体式在开始时坐骨都是抬起的，然后在后面的步骤中坐骨逐渐放下。我们首先需要做的是分辨自己要做的是哪种体式。我们还需要考虑自己应该将身体的某一部位拉伸或打开到何种程度。在我看来，我们可能会问这样的问题："我的身体条件能让我把坐骨放下来吗？或者以后我有可能做到这一点吗？"

坐骨是否应该在扭转体式中着地？这一问题存在着争议。我们可能需要承认，解剖学上的可能性和我们的期望之间是有差异的。想要让坐骨着地和真的让坐骨着地是有区别的。"想要"去做一件事只是我们的期望，而让坐骨贴到地上则会导致身体在这个姿势下发生实际的变化。

我们的终极体式就是一个绝佳的示例。大多数人在做圣哲玛里琪四式时坐骨都会抬起。如果让坐骨放到地上，那么折叠成半莲花式的那一侧膝关节常常就会抬离地面。为什么坐骨会抬起来？为什么膝关节又会抬起来？这些问题的答案都要归结于髋关节。

试图让坐骨着地的想法没有错。但是，当我们确实做到这一点，而膝关节离地时，我们又将自己置于了一个更易受伤的姿势中。因为当膝关节屈曲和旋转时，它已经处于一种容易受伤的姿势中；而当它离地时，我们会想要把它往下压向地面，这会给其施加更大的压力。（你可以回顾一下第 3 章的内容来复习一下这一点。）

不过也有例外情况。正如前文所述，身材比例对扭转体式有重要的影响，不仅对于双手结合动作，对把坐骨降低也很重要。如果你的小腿（胫骨）与大腿（股骨）的长度比例比较特别，而髋关节又足够灵活，那么你就可以在将坐骨降低的同时，保证盘成莲花式的那条腿的膝关节不至于抬起。不过这一点本身并不能说明对错。你应该考虑的是想要达成的目标，以及这个目标如何促进你在这个体式上取得长远的进步。我们必须要采取一种合适的方式来练习，这种练习方式应该既能对正确的部位施加压力，同时又不会将压力施加到无关的部位上。

你可能会问自己："我可以做到让坐骨和膝关节都着地，同时避免可能发生的损伤吗？""我的身材比例允许我做出这个动作吗？""我是不是因为逼着自己练习这个变式，而正将自己的膝关节置于危险的境地？"我们的身体会回答这些问题。

结论

尽管这一章是有关脊柱扭转的，但它也与髋关节和肩关节密切相关。就像对其他所有体式那样，我们必须要单独研究整体中每一部分。我们很容易会局限于这样的结论："我做不好扭转体式。"但事实是，我们的髋关节或者肩关节的灵活性可能没有达到扭转体式的要求，从而使脊柱无法进一步扭转。发现问题后，下面要做就是练习！随着身体逐渐打开，我们将会逐渐攻下这一系列的每个体式。

第12章
解读手臂平衡体式

我主要关注两类手臂平衡体式。在第一类体式中，骨盆位于一条假想的穿过肩关节的水平线上方。手倒立式（图12.1）就是其中的一个例子。而在第二类体式中，骨盆则低于这条假想的线。例如，在萤火虫式（图12.2）中，骨盆就比肩关节低很多，并且脚尖朝上。在多数情况下，这两类体式都是静态的。

有些时候，我们还会在这两类体式的转换过程中做出手臂平衡体式，这是一种过渡体式。常见的转换方式之一是从萤火虫式转换到鹤禅式，或者从鹤禅式转换到手倒立式。其中的过渡体式会利用复杂的肌肉功能，但是从本质上讲，它们与静态体式一样，都依赖于相同的肌肉。

前锯肌是与上半身核心的稳定性最紧密相关的肌肉。在手臂平衡体式中，前锯肌既是肩胛骨强壮的运动肌，又是其稳定肌。为了激活这一肌肉，我们必须要利用好手及其与地面之间的关系。

在手臂平衡体式中，手倒立式绝对可以称得上是一个终极体式。众多瑜伽练习者都会想要完成手倒立式，这是一

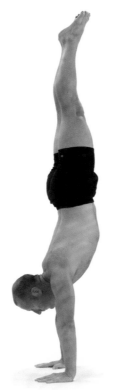

图 12.1　手倒立式

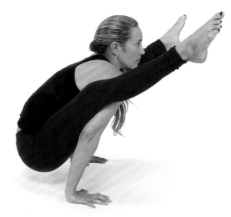

图 12.2　萤火虫式

个集优雅、力量、平衡性和灵活性于一体的体式。它对我们的身心都是一种挑战。在身体上，它要求我们具有足够的力量，并具备控制身体重心的能力；在心理上，它会引发我们对摔倒和（在某种程度上）失去控制的本能的恐惧，挑战着我们感知力的极限。

你可以通过多种途径练成手倒立式。我当然会从解剖学视角来讲解这个体式，但我也承认心理因素有时和技术同样重要，甚至更为重要。学会如何克服对摔倒的恐惧，不仅会让你在瑜伽练习中取得进步，还会让你的日常生活从中受益。

要想练成这个体式，建立身体力量，并逐渐改变自己对恐惧和未知能力的心理模式，是非常重要的。练习体式的目的是强化身心，同时建立恰当的动作模式。如果你还没有练习过手倒立式，那么我有好消息要告诉你。你可以利用自己已经熟悉的体式，一点点地锻炼出这一体式所需的力量和技能。

现在从理论上理解这一切是很好的，但是最终你必须愿意去付诸实践。如果你想要看到胜利的果实，你必须要足够自律，反复进行练习。这对我们想要学习的任何事物都是适用的。这是我们从瑜伽练习中领悟到的又一个人生哲理。

我从我的老师约翰·斯科特那里学会了手倒立式，又用他教我的方法去教其他人。很少有练习者真的有耐心一步一个脚印地学习手倒立式。它需要练习者对老师和自身有绝对的信任和信心。

约翰的方法很简单，可以很方便地分解为几个小的步骤。首先，他坚持要求我们不借用墙壁。当时我对于摔倒的恐惧立马就涌上心头。我发现自己只能在房间中央的瑜伽垫上不停地跳起、落下。幸运的是，我当时并不是要直接做出一个手倒立式，而是尽量做到双手撑地，身体向双手倾斜，然后屈膝、跳起，做出上鹤禅式（图 12.3）。

约翰想让我在吸气的同时进入上鹤禅式，然后保持住，进行一次完整的呼气和吸气，并在再次呼气时把身体放回地上。我花了大概两个月的时间每天练习，才能按照要求做出这个体式。在此之前的很长一段时间内，我都是在吸气时跳起来，呼气时又掉下去，支撑不住自己的身体。之后，为了保持住这个体式，我又用了很长时间进行练习。直到大概三个月后我再次回到老师身边时，我的练习才进入下一个阶段。

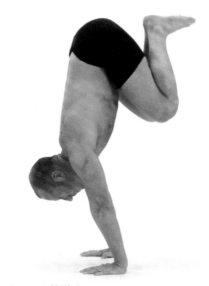

图 12.3　上鹤禅式

当我再次向约翰学习时，他又教我如何从上鹤禅式转变到完全的手倒立式。要想做出这个体式，我需要在吸气的同时将两腿上举并将它们在身体上方伸直。我记不清自己到底花了多长时间来做出这个体式，但是肯定远远不及我完成第一阶段所花的时间。更重要的是，我开始理解手倒立式与其他一些我正在练习或者想要练习的体式之间的关系。

我相信，你们当中的每一个人只要学会了正确的技巧，并付出足够的努力，就都能练成手倒立式。但是很多人没有足够的耐心。我们急切地想要达到目标，却跳过了那些让我们成功实现目标的步骤。我们往往想走捷径，想找到一个能让自己眨眼间就成功的秘诀。如果你是这么想的，那我只能祝你好运。

什么？我好像听到你说了什么……你是说你已经练习手倒立式六年了，但是在不靠墙的情况下还是连半秒钟都坚持不了？居然真的会这样。那么让我们稍微想一想这件事。如果你在过去六年里反复地做同一件事，却仍然没有达到目标，那可能是时候该考虑一下你的方法是不是有问题了。

在那些通过蹬墙来练习的练习者身上，我一般会看到两个问题。首先，他们的核心力量欠缺，当重心上升到高过手的位置时，他们无法控制重心。其次，他们的肩关节相对于手的位置前移的距离不够大。这些练习者要么会让身体过度后弯以便能让脚碰到墙，要么就是一旦脚离开了墙，很快就会掉下来。我并不是说完全不能依靠墙来练习，但是要用正确的方法练习，从而建立有效的动作模式。开始时最重要的元素是肩关节相对于手应该处在什么位置上。很显然，人们都会害怕向前摔倒，所以我们通常不会让肩关节移到腕关节前面太远的位置。

你可以尝试把手放在离墙很近的位置，然后用手撑着身体向前倾，这时你的头就会碰到墙。如果沿着肩关节边缘竖直向下画一条线，那么这条线会与地面相交于腕关节前方几厘米的位置。下一步是要把头从墙上挪开，同时把脚蹬到墙上。然后目视前方，让头顶再顶住墙。如果起始动作是正确的，那么这时你可以很轻松地把脚从墙上移开。这并不是说要把脚快速地从墙上移开。如果你慢慢把脚移开的话，你可以利用头顶在墙上这一点来增强身体的稳定性。

要把双手稳稳地按在地上，你很快就会发现这可以激活对手倒立式非常重要的一块肌肉。把两条腿夹紧，想象着它们就像一条腿一样。最后你可能还要加强腹肌的收缩来帮助稳定核心。

在这里有两点需要注意。第一点是练习量不要太大。过度练习可能会引发腕关节问题。第二点是不要让颈后部过度紧张。即便是在抬头时，也不要把颈后肌群压得太紧。

能够做出手倒立式会赋予练习者喜悦和力量感。只要有耐心，愿意努力，加之正确的方法，任何人都可以做好这个体式。

手臂平衡体式的解剖结构

基础

双手（有时是前臂）是所有手臂平衡体式的基础。当我们倒立时，手充当了脚的角色，支撑起了身体的全部重量。如果你觉得脚的表面积和身体其他部分相比简直小得不可思议，那么手又怎么样？另外，手部的骨骼排列方向和脚部不同。脚部骨骼的排列方式使得经由胫骨向下传导的体重可以均匀地分散到整个脚掌上。脚跟承受着大约 50% 的体重，而其余 50% 的体重则向脚掌前方分散。

而手部的骨骼结构却并不是这样。首先，手部没有从前臂骨所在直线向后突出的后跟。这就意味着我们的体重几乎全部要由前臂骨的下部来承受。也就是说，大部分体重要由掌根来承受，其次是由手掌来承受。指尖帮助我们控制平衡，但不主要担负承重任务。另外，由于在倒立时，体重经由手臂传导，因此腕关节会在手之前承受压力的冲击。

有一些体式允许肘关节屈曲和后移，这可以减小腕关节的屈曲程度，使腕关节顶部的压力降至最低。而其他一些体式则要求肘关节伸直，这通常会给腕关节顶部施加很大的压力。如果力量和灵活性之间没有达成平衡，这可能就会导致疼痛和不适感。

你可能还记得前文提到过，当腕关节过伸时，腕关节屈肌的力量会更大。在手臂平衡体式中，腕关节就是处于过伸状态。在做手臂平衡体式时，这些屈肌会抵抗腕关节的过伸，同时帮助我们保持姿势的平衡。另外，手指是由这些肌肉控制的，所以手指在我们进入和保持手支撑的平衡体式时也发挥着作用。

手指的作用就像脚趾一样，在承受重量时手指会抓紧，而在移除重量后则会放松。我们的手指不仅仅可以感受到地面，还可以让我们更清楚地认识到该如何对地面施加压力，以及如何通过手掌将自己的身体固定在地面上。这种认识可以让我们更好地完成手臂平衡体式。（可以观察《瑜伽之光》一书中，艾扬格展示自己如何在手臂平衡体式中运用手指的图片。）

肩胛带

当我们在手臂平衡体式中用双手撑地时，它们一定要有发力的来源。这是需要记住的一个很重要的概念。这让我们对力量和稳定性的关注点从手部向上转移到肩胛带。

在各种各样的手臂平衡体式中，肩胛骨、锁骨和肱骨在肩胛带处的组合运动是体式所需的力量与稳定性的实际来源。我之前提到的"上半身的髂腰肌"是此处的关键结构。让我们回顾一下："上半身的髂腰肌"由两块肌肉构成，分别是前锯肌和背阔肌。前锯肌使肩胛骨前伸和上旋，帮助肩胛骨和肱骨向前和向头侧运动。在手臂做好动作之后，背阔肌——最为强壮的肩关节伸肌，就可以帮助稳定肩关节。

当你的双手像高位平板式那样放在地上时，前锯肌会起到稳定肩胛骨的作用。它通过抬升夹在两块肩胛骨之间的胸廓来帮助肩胛骨紧压在胸廓上。前锯肌是建立进入手臂平衡体式和保持体式稳定性所需的动作模式的关键。这些动作通常需要肩胛骨前伸。

除此之外，在手臂平衡体式中，我们还需要考虑肩关节自身的稳定性和运动。三角肌、胸大肌和肩袖肌群负责这两方面的工作。要想做出手臂平衡体式并保持住，上半身一些肌肉需要具备相应的灵活性并相互协作。

建立动作模式

除了要考虑手臂平衡体式中需要收缩或放松的肌肉，我们还需要考虑其中的动作模式。在强化肌肉的同时，我们也要训练这些动作模式，以最终完成手倒立式。那么，从哪里开始练习呢？你可以问一下自己，还有哪些别的体式是要求你把肩胛骨前伸和上旋的。你可以举起双手，想象你在做一个手倒立式（即便你其实是坐着的）。现在，来想一想，什么体式会让你把手臂和肩胛骨摆出这个姿势？是下犬式吗？还是后弯体式？如果将肘关节屈曲，你就会联想到孔雀起舞式甚至是头倒立式。所有的这些体式都依赖于前锯肌让肩胛骨前伸、上旋并帮助稳定肩胛骨。竟然是这样啊！

一些更容易完成的体式中包含了手倒立式的动作元素。在这一部分中，我们将要探究那些可以让你能舒适地完成手倒立式的一些体式。它们包括拜日式中的体式，以及其他一些手臂平衡体式，如鹤禅式这样的静态手臂平衡体式，以及在从萤火虫式转换到鹤禅式，或者从鹤禅式转换到手倒立式的动态手臂平衡体式。

拜日式中的第一个前屈式

让我们回头看看前面的练习。拜日式中有一个节点可以为训练上述动作模式提供机会。这个节点就在第一个前屈式中把手放到地上之后（图 12.4）。

关于在这个体式下应该怎么抬头，人们有不同的看法。常见的做法是尽可能保持背部伸直，然后指尖撑地并抬头。这确实可以建立某种有积极作用的动作模式，但这种模式并不是针对手臂平衡体式的。

这种伸展式的抬头方法要求腰部肌肉收缩，以部分承担将脊柱抬升和伸直的动作。它还要求腘绳肌收缩，以使骨

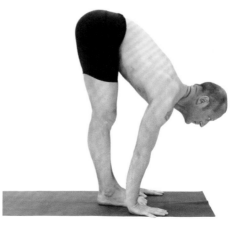

图 12.4　拜日式中的第一个前屈式

盆绕股骨头旋转（图 12.5）。因此，这个动作可能适合于有椎间盘问题的练习者、想要了解如何移动骨盆的练习者，以及正在学习利用腘绳肌的练习者。它可能还适合于对手倒立式初步掌握了的练习者。但是，对手臂平衡体式的初学者，另外一种方式更为合适。但这种做法更为困难，需要练习者付出更多的努力。

采用这种方式练习时，你的双手要平放在地面上，就像在手臂平衡体式中那样。理想情况是让手与脚趾处于一条线上，但初学者不必做到这一点。有些练习者可能需要把手平放在脚趾前方的地面上。但是所有人都应该将双手分开，与肩同宽。为了够到地面，你可能需要屈膝。

接下来将身体前倾，把适量的体重压到手上。在你用手支撑并将身体前倾的过程中，发生了一系列的事情。首先你的指尖会开始感受到地面的作用，并逐渐得到强化。其次，随着手部承受的重量逐渐增加，手部会开始向地面推。在做这个动作时，我们会动用肩胛带的肌肉。帮助你在手臂平衡体式中保持稳定的肩部肌肉会得到训练，它们会开始与其他肌肉同步收缩（图 12.6）。

动作进行到这一阶段，我们还要考虑另一个不在肩胛带处的肌肉——腘绳肌。由于我们将部分体重从脚转移到了手上，所以我们不需要强烈地收缩腘绳

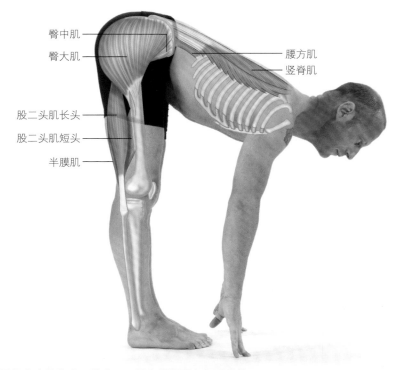

图 12.5 要想在这种体式下抬头，腰肌和腘绳肌必须要收缩

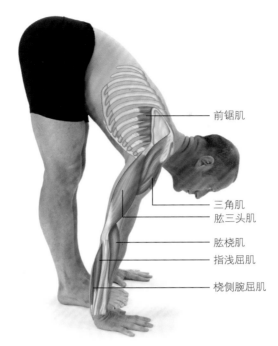

前锯肌

三角肌
肱三头肌

肱桡肌

指浅屈肌

桡侧腕屈肌

图 12.6　双手承重之后，手臂平衡体式所需的稳定肌会被激活

肌来维持平衡。在这种新的状态下，腘绳肌可以稍微放松一些（图 12.7）。

　　当所有这些步骤都就绪后，我们就要从手部向上看。向上看可以激活我们想要调动的肌肉。它巧妙地告诉我们应如何把重量加到手上，并且如何在这种情况下感到舒适。它还在肩和手之间建立了一种特定的相对位置关系，这种关系会在许多手臂平衡体式中重现。如果我们做出一个手倒立式，然后从侧面看这个体式，我们就会发现肩关节恰好位于腕关节前方。也就是说，如果我们从肩关节前缘垂下一根绳子，那么这根绳子会落到腕关节前面和指尖后面之间的某个位置上。你不仅可以在本书的图片中看到这种位置关系，翻开其他任何一本关于瑜伽的书籍或者杂志，在几乎所有手臂平衡式的图片中你都能发现相同的位置关系。

　　现在，让我们回到之前的话题上。为什么这种动作模式的训练要在拜日式中进行？为什么又是在这一序列的这个节点上？也许是因为我们的第一个手臂平衡体式就是在拜日式的下一个动作中完成的；当我们向后跳时，所有的体重都暂时压到了双手上。在刚开始的阶段，我们不用将任何动作保持超过一次呼气或者吸气的时间，所以我们可以通过一段时间的反复练习（而不仅仅靠一次练习）来增强力量，以满足保持手臂平衡式的需要。

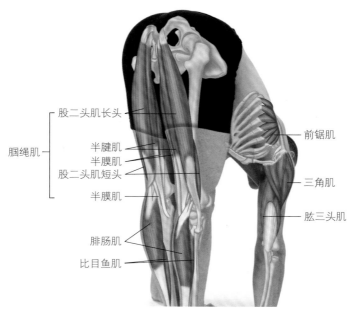

股二头肌长头

半腱肌
半膜肌
股二头肌短头
半膜肌

腘绳肌

腓肠肌
比目鱼肌

前锯肌

三角肌

肱三头肌

图 12.7　随着体重逐渐转移到手上，腘绳肌可以逐渐放松

四柱支撑式

让我们来研究一下四柱支撑式，它是我们在拜日式中做出向后迈步或者跳跃动作之后所做出的体式。这个体式能让我们激活前锯肌，并清楚地感受前锯肌的发力。

如果我们在身体下降为四柱支撑式前处于高位平板式，那么肩胛骨会拖延这一转变的发生。这对我们强化前锯肌是有利的。保持高位平板式一小会儿，双手用力按压地面，以激活前锯肌。保持这个动作，然后尽量在肩胛骨不动的情况下让身体下降，做出四柱支撑式。实际上它们是会动的，但是你可以看看自己能不能做到在身体下降时持续让前锯肌发力（发生等张收缩）。这有助于强

化前锯肌。

鹤禅式

现在，我们来看一个静态的手臂平衡体式——鹤禅式。我们从地面的动作开始逐步完成这个体式。将手平放在瑜伽垫上，并将腕关节过伸。不论肘关节是屈曲还是伸直的，肩关节都要始终位于腕关节前方（如果肘关节屈曲，那么腕关节的过伸程度就相对较轻）。肩关节处于腕关节的前方对于帮助我们平衡手后方的体重（也就是下肢的重量）很重要。头部也发挥着平衡重量的作用。在鹤禅式和其他手臂平衡体式中，头部的姿势非常关键。在这些体式里，我们需要把头抬起来（图 12.8）。

注意：在这个姿势中，躯干需要几

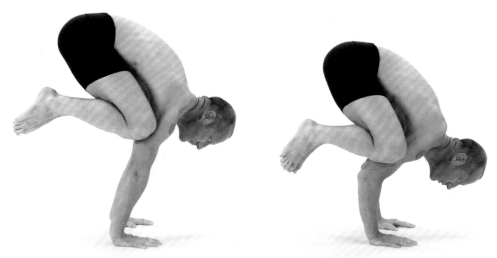

图 12.8　肘关节可以屈曲或伸直，肩关节要位于腕关节的前方，头部要抬起，躯干几乎与手臂垂直

乎与手臂垂直；身体的重心所在处（骨盆）则要始终位于身体的基础（双手）的后方。重力作用会使骨盆产生下坠的倾向，而头部和肩关节的位置则可以平衡这种下拉的作用力。

在鹤禅式中，我们要屈曲膝关节和髋关节。膝关节可以位于肘关节上，或者位于再高一点的位置。当身体在手的支撑下前倾时，我们必须要借助膝关节和髋关节的屈肌以及核心肌群的力量来保持腿部抬起。我们通过将腿往里收，使下半身的重量靠近身体的重心，并使身体的重心靠近这一体式的平衡点。

股四头肌过于紧张会导致膝关节的屈曲幅度减小。腘绳肌过于紧张则会导致髋关节的屈曲幅度减小（相当于膝关节能抬到相对于肘关节的位置降低）。如果髋关节整体过于紧张，那么要想让下肢蜷成球形就会很困难。这些会给我们练习这个体式带来其他困难。

一旦进入了鹤禅式，所有的稳定肌都要开始发挥作用。在这个体式下，肩关节必须要被牢牢固定住，才能让躯干保持相应的角度。帮助稳定躯干的是背部的一组看上去不太可能完成这一任务的肌群——椎旁肌。这些肌肉收缩可以防止骨盆下坠，并固定脊柱。不过，椎旁肌只在背部起作用。它们的作用必须要被平衡，这就需要前侧的核心肌群的参与。在鹤禅式中，腰肌和腹肌也在控制身体重心方面发挥着重要的作用（图12.9）。

从萤火虫式到鹤禅式

我知道大多数人在从萤火虫式转换到鹤禅式的时候都会感到很困难。关于如何完成这个转换，我认为在这里值得一提，因为这个过程可以让我们知道完成手倒立式所需的力量和稳定性的重点所在。

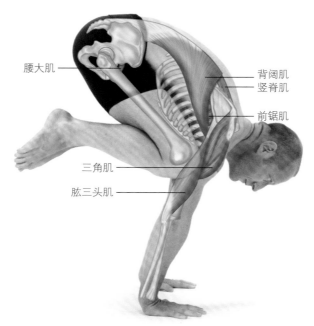

腰大肌

背阔肌
竖脊肌

前锯肌

三角肌

肱三头肌

图 12.9　进入和保持鹤禅式所需要的肌肉

这个体式的转换要求我们对两个关键部位有控制能力。在转换的过程中，双腿需要摆动起来，但是幅度没有大家想的那样大。实际上我们只是把膝关节弯起来了而已。

这个转换真正的重点在于让骨盆从低于肩关节的位置移动到和肩关节平齐甚至高于肩关节的位置。让我们来想想这个过程。骨盆必须要抬升，怎么能做到这一点呢？骨盆本身可以前倾或者后倾，但是如果想要让它抬升，躯干也要活动才行。那么，我们应该怎样活动躯干，才能让骨盆的位置发生这样的变化？

观察两个体式的图片（图 12.10），我们可以看出，在萤火虫式中，躯干向后下方倾斜。而在鹤禅式中，躯干却向后上方倾斜。进一步观察，我们可以发现，在体式转换后，手臂和躯干的夹角在肩胛带处发生了显著的变化。

在萤火虫式里，躯干和手臂几乎是平行的。而在鹤禅式里，它们之间是垂直的或者夹角更大。所以从萤火虫式转换到鹤禅式时需要产生运动的部位是肩胛带和肩胛骨。这些部位的哪些动作可以让你在这两个体式间实现转换？答案是肩关节屈曲，以及肩胛骨上旋。肩的这两个动作基本可以让躯干相对于手臂发生运动。（注意：在拜日式中从前屈式抬头并向后跳也需要这两个肩部动作。）

从鹤禅式到手倒立式

从鹤禅式出发，将身体继续向上举起，做出手倒立式。这个体式转换延续

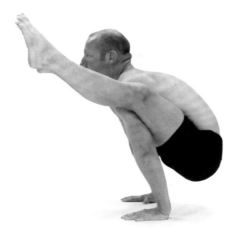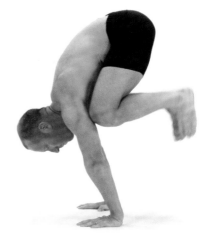

图 12.10　在从萤火虫式向鹤禅式转换后，手臂和躯干在肩胛带处所成的夹角发生了变化

了从萤火虫式向鹤禅式的转换动作，仍是肩胛骨的上旋和肩关节的屈曲。但我们对这个转换的讨论会更深入一层，需要结合本书前半部分中的一个概念，我们会将一些肌肉的起止点对调。在从鹤禅式转换到手倒立式的过程中，肱骨头的位置固定不动；要加大肩关节的屈曲，肩胛骨就要绕着肱骨头旋转。于是这个转换就变成肩胛骨的上旋肌通过肩胛骨带动躯干向上移动。

这个转换需要两个肌群的参与：肩胛骨的上旋肌和肱骨屈肌。肩胛骨的上旋肌（前锯肌和斜方肌）可以抬升两侧肩胛骨之间的躯干。而最为强壮的肱骨屈肌（三角肌、胸大肌，甚至肩袖肌群）则在肩关节的运动和稳定方面至关重要。

从鹤禅式向手倒立式的转换动作不仅与肩关节有关，对身体重心的控制也与这一动作密切相关。在这个动作里，由于重力作用，身体的重心（也就是骨盆）总会有向地面下坠的倾向。我们必须克服重力作用而把骨盆抬升到比鹤禅式中更高的位置。

这时候就应该考虑运用收束法，以更好地控制身体的重心。通过收束法，你可以在能量上产生被支持和轻盈的状态。此外，收束法还可以增强身体的力量，改善技术，并提升专注度。

从动作的角度来看，双手紧压地面是骨盆上升的开始。通过这个动作，双手、肩关节和骨盆得以相互关联。肩关节肌肉通过收缩来带动躯干，同时椎旁肌收缩以避免脊柱过度屈曲——实际上是在伸展脊柱。在脊柱伸展的同时，骨盆开始发生前倾。髋屈肌可以使骨盆前倾，现在它们是被激活的，因为是它们使大腿在鹤禅式中贴向躯干。

随着骨盆抬升，所有这些元素都要协同工作，并达到了一个平衡点。在这个平衡点上，肩关节、头部和手部的位置相对于骨盆的位置建立了一种平衡。

撑起身体并向后跳

练习流瑜伽的人常常会关注撑起身体和向后跳的动作。这些动作与手臂平衡体式存在较大的联系，所以我们在这里分析一下。但是，是否在手倒立式之前这么练习，取决于你自己的选择。

要想在腿前伸的情况下把身体撑起来，我们需要肘关节有一定程度的屈曲。因为这样，我们才可以通过伸直手臂把身体撑起来。但是，当我以图中的姿势坐在地上时，虽然手确实能碰到地面，但是肘关节只是稍稍屈曲。在这个姿势下，我只能用手勉强把自己撑起来一点点（图 12.11）。

那么，怎么才能做到让肘关节屈曲呢？我们只需要将上半身向脚趾的方向前倾，让肩关节离地面更近，同时将手挪到髋关节和膝关节之间的某个位置上（大约在两者的中点处）。这时肘关节应该会处于比较明显的屈曲状态（图 12.12）。在假定其他条件都满足的前提下，肘关节的这一屈曲幅度就可以让我们把下半身

撑起来（"其他条件都满足"指的是腿与骨盆在位置上保持相对稳定，并且肩关节的力量可以满足该动作的要求）。

从上述动作中，我们可以看到，身体前倾时，胸部几乎正对地面。除此以外，肩关节很有可能会位于手的前方。而肩胛骨的朝向也有利于将躯干抬起。所有这些要点都和手臂平衡体式的动作模式相关。

要从这个撑起身体的动作转换到后跳动作，还有其他需要考虑的因素。首先我们要让双腿交叉。把腿和躯干蜷缩得越紧就越好。然后，我们需要把手放在髋的前方。接下来将身体前倾，把重量压到手上，并让肩关节处于手的前方。

在将身体撑起成这个姿势后，下一步要以手作支撑，把躯干（连同双腿）向后摆。把躯干摆到手臂后方的动作实际上是由肩的运动带动的，是肩胛骨上旋和肩关节屈曲的组合运动。这和我们从萤火虫式转换到鹤禅式、然后做出手倒立式所看到的动作非常像（图 12.13）。

当身体后摆到某个位置，髋达到一

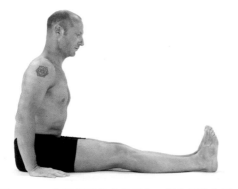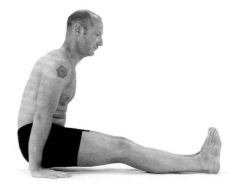

图 12.11　如果把手放在像图中一样靠后的位置，我就很难把自己的身体撑起来很高

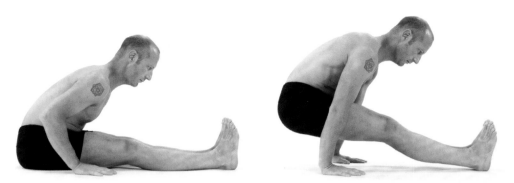

图 12.12　在左图中你可以看到我的肩关节离地面更近了，而且肘关节屈曲的程度也更大了。在这种情况下，我可以把自己撑离地面

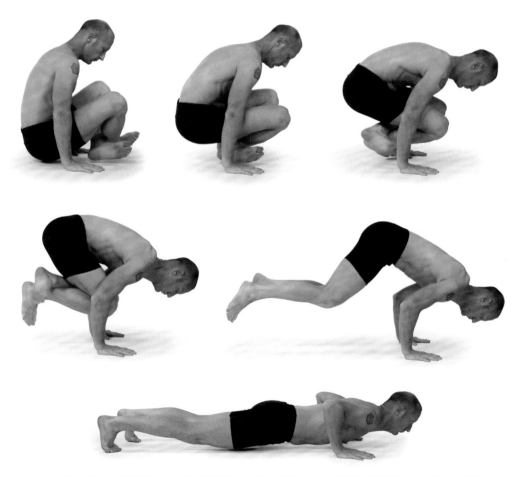

图 12.13　肩关节、头部和躯干的运动和姿势与我们之前所讨论的那些手臂平衡体式都非常接近

定的高度时，我们就可以把腿向后甩或者放松双腿，直到落地做出四柱支撑式。这看起来很简单，但事实上，在能够第一次完成这个动作之前，我花了很长时间来练习。也许适时想一想什么是引发运动的真正原因，会有助于你提升到下一个阶段。

在一开始，当你把上半身前倾、用手撑起身体的时候，你的核心肌群就必须要发力。这些肌肉的收缩可以帮助你激发收束法的能量特性（或者相反的情况，这些肌肉被收束法的能量特性所激活，你可以回顾前面的相关章节来了解更多详细的知识）。收束法和核心肌群是撑起身体和向后跳的重要部分。

两个倒立式

在完成手倒立式之前，有两个倒立式是我想和手倒立式联系在一起介绍的。在孔雀起舞式（又称"前臂倒立式"，图12.14）和头倒立式（图12.15）中，肩关节、头部以及骨盆的动作与我们在手倒立式中看到的是类似的（图12.16）。另外，我认为把头倒立式看作一个头部轻轻触地的前臂倒立式会有助于理解。"头倒立式"这个词会让我们把它想成一个把很多重量加到头上的体式，即便这种想法可能只是下意识的，但这个名称仍然容易让我们产生误解。

孔雀起舞式和头倒立式需要利用前

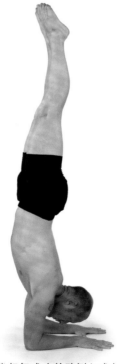

图 12.14　孔雀起舞式（前臂倒立式）

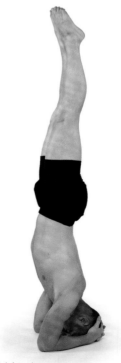

图 12.15　头倒立式

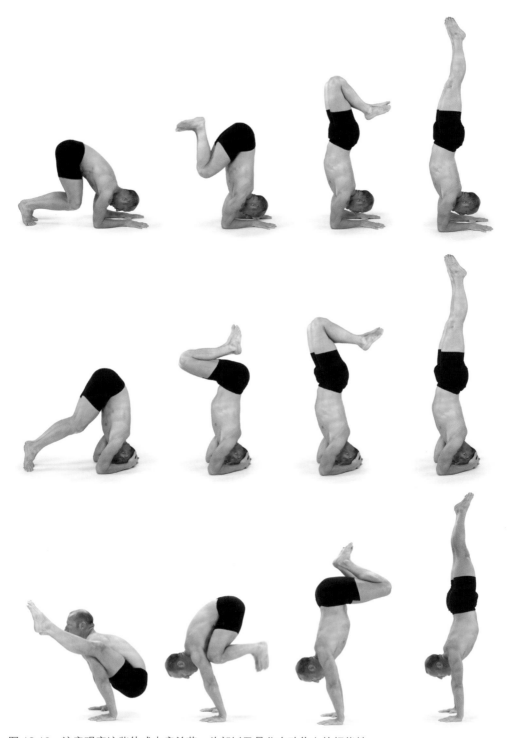

图 12.16　注意观察这些体式中肩关节、头部以及骨盆在动作上的相似性

锯肌及其他手臂肌肉的力量。这两个体式都要求肩胛骨发生上旋和前伸——这是前锯肌的两个主要功能。此外，它们都是在手臂屈曲状态下完成的，所以也会调动三角肌和其他肌肉。

和其他倒立体式一样，如果没有肌肉力量以及动作模式为基础，这些体式就很难完成。我见过很多练习者虽然练习了很长时间，却仍学不会孔雀起舞式和头倒立式。这些体式会引起我们对于摔倒以及头颈部可能受伤的恐惧。

在练习这两个体式时，把肘部紧压在地面上可以正确地激活相应的肌肉。练习者常常因为没有使用这个技巧而出现肩胛骨距离耳朵过近的情况，有时甚至会出现肩胛骨从背部凸起的情况。下一次练习这两个体式时，你要注意当肘部更结实地压在瑜伽垫上时，肩胛骨的运动情况是怎么样的。

骨盆

在孔雀起舞式、头倒立式或手倒立式中，要想保持平衡，骨盆必须和支撑身体的基础（手或前臂）在竖直方向上对齐。在这些体式里，使骨盆适度前倾会对其与基础对齐有所帮助。

如果骨盆没有以恰当的方式前倾，我们就不能把身体倒立起来，或者会感觉好像要被重力拽下来而摔到地上。

但是，如果骨盆前倾的幅度过大，我们就有可能朝自己最不希望的方向摔倒，也就是背部着地。当然了，还有其他原因也可能会导致我们摔倒，包括基

础有问题，以及身体向后倾斜而不是骨盆前倾（在手倒立式中我经常发现这一点）。

骨盆的前倾还可见于从鹤禅式向上鹤禅式，以及更进一步，向手倒立式的转换中。在这个过程中，我们也可以看到肌肉如何将通常情况下的起点和止点对调。在这个例子里，通常负责维持脊柱直立的椎旁肌与骨盆的位置发生了上下颠倒。在这种情况下，它们会牵动骨盆，使身体产生微小的后弯。

共同的动作模式

在练习不同的体式时，有很多部位会发生运动，这容易让我们产生困惑。充分理解这些体式之间的联系，认识到其中共同的动作模式，是进一步提高手臂平衡体式完成能力的第一步，也是一大步。

在手臂平衡体式共同的动作模式中，第一部分是基础，包括鹤禅式和手倒立式中撑在地上的双手，以及头倒立式和孔雀起舞式中撑在地上的前臂。我们通过按压地面来激活前锯肌和其他肩关节肌肉。第二部分是通过腹肌和椎旁肌来稳定身体的核心。完成这一部分之后，接下来便是第三部分，其中不仅包括倾斜骨盆，还包括让骨盆与手或前臂形成的基础对齐。

如何应对限制因素？

在基础的手臂平衡体式中，最常见的限制因素是力量不足。虽然有些体式

还要求身体具有一定的灵活性（例如，萤火虫式要求腘绳肌和内收肌要有足够的柔韧性，这样才能把双腿放到手臂后面），但大多数的手臂平衡体式主要还是依赖于上半身的力量。

困难即机遇。如果回过头去想我们刚开始练习时有哪些动作是做不到的，而现在我们又能做到哪些动作，那么我们就会发现，可改变的事情显然有很多，而且不止身体上的变化。从摸不到脚趾进步到能够摸到脚趾的感觉非常棒，但这还只是冰山一角。

如果你很长一段时间以来都在练习手倒立式，却还是没有成功，那么就不要再以同样的方法进行练习。不要觉得手倒立式是不可能做到的。我相信这么长时间以来你已经见证了很多改变，已经从中明白只要掌握了正确的方法，一切都能够并且终将改变。在较长的时间内，努力去增强力量，并且去发现你在练习中可能缺失的要素。这些发现会引领你完成手倒立式。

小提示

如果你在练习中有所领悟，发现了一些新的联系，并为此感到兴奋，想要开始练习，那么请记住，你必须要制订一套适合自己的流程。不要想着在一天之内就实现所有你想要的改变，而是要在较长的时间（至少几个月）内完善细节，不断产生新的感悟和看法。

如果你没有这样长远的眼光，我们在前文讨论的那些重要部位就有可能因为练习而发生劳损。如果急于求成，手臂平衡体式练习就可能会引发严重的腕关节劳损。应该循序渐进地练习，训练肩关节周围的较大肌肉，养成正确的动作模式，并逐步地强化腕关节附近的前臂肌肉。

完成终极体式——手倒立式

用力压地

观察做手倒立式的练习者时，我首先会注意观察他们把手放在地上的动作，我会看他们是否确实用力按住地面了。这个动作不一定非得用全部力气往下压，只要对我这个观察者而言足够明显就可以。如果这一步没有做到位，那他们就需要从这个动作开始训练。完成好这个基础动作可以明显提升练习水平。

肩关节的位置

要教会练习者把肩关节相对于手摆放到正确的位置可能是一项挑战。如果练习者在体式中抬头的时候没有做到这一点，他们的肩关节就很可能承受过大的压力。

要让肩关节置于腕关节的前方或几乎与指尖平齐才能开始下一步。有时把肩关节前移到这个位置会让练习者害怕脸朝下摔倒，或者他们可能会意识到自身的力量不足以支撑起自己的身体。这时候是进行教学的好时机：作为一名瑜伽老师，你可以把这个体式和其他体式中的某些部分联系到一起，如前文所讲的拜日式中的第一个前屈式（见第 229 页）和鹤禅式（见第 232 页）中的抬头动作。你的肩关节必须要足够强壮才能完成手倒立式。这是没有捷径可走的。

开始向上跳

一旦肩关节相对于手的位置放正确了，我们就可以跳起来尝试完成上鹤禅式。经常出现的情况是当练习者跳起来时，他们的肩关节就会后退到和腕关节平齐或者更靠后的位置。这会把身体的重量带到重力线的后方，所以他们根本就无法倒立起来。让肩关节位于腕关节的正上方是你最后要达到的目标，而不是一开始就这么做。

另一个常见问题是，有的练习者把脚放在距离手后方太远的位置（几乎和下犬式中那样远），所以他们向前跳的距离要超过向上跳的距离。这样就会产生一个向前的动量，而这个动量必须要靠别的东西来抵消。如果没有墙的话，那么肩关节就不光要支撑身体的重量，还必须阻止住这个向前的动量。虽然这不是不可能做到的，但这真的是一项相当高难度的技术。

我们希望做出来的动作是身体向上运动的幅度比向前运动的幅度更大。在学生把手放在地上之后，我会让他们把脚放在手后面大概只有 30 厘米远的位置。然后我会让他们将身体向前倾，把重量压到手上，直到他们的肩关节到达腕关节的稍前方。这个动作做到位之后，练习者就可以把膝关节屈曲，然后他们

就可以向上跳而不是向前跳了。

在最开始向上跳时，我会告诉练习者不必在上鹤禅式中坚持哪怕半秒钟。我告诉他们在吸气时向上跳，在呼气时把身体放下来。这种方式可以让练习者从可以实现的一步开始训练。我会给予他们口头提示，告诉他们双手要用力压向地面，同时保持肩关节在腕关节的前方。我通常会近距离地站在练习者的一侧，并把手放在他们的骶骨最后应该到达的位置附近。如果发现他们的身体往前太多，我就会帮他们把骶骨向后推回去。

我花了差不多两个月的时间每天练习，才做到能保持住上鹤禅式，所以要保持耐心。

利用墙壁

在本章的开始，我们就讲过，如果你想借用墙壁来练习，只要以恰当的方式进行就是可以的。

我建议在靠墙练习手倒立式时要利用头部来调整肩关节的位置。我会让练习者将手置于离墙很近的位置，然后在他们进行倒立并抬头时，头顶会碰到墙壁。这个状态可以保证肩关节处于合适的位置，既不过度前移，也不会靠后。

在最开始的练习中，我会允许练习者直接把腿甩到墙上，这是为了让他们对肩关节和头部应该处于什么位置有一个基本的了解。经过一段时间的练习后，我会让练习者采用上鹤禅式中的那种跳起方式，来稍稍加强他们对自己的核心的关注。一旦他们能做到把肩关节放在

腕关节的前方、头部碰墙靠在墙上倒立，这个时候就可以让他们慢慢地把脚离开墙。

　　能把脚从墙上移开会促进更大的进步。此时肩关节的所有组织都处在正确的位置上（图 12.17），这有助于锻炼出手倒立式所需要的肩关节力量。因为双腿不再靠墙，所以我们必须要动用核心肌群来校正和稳定躯干与骨盆的位置，以使重心和基础之间的保持良好的平衡。

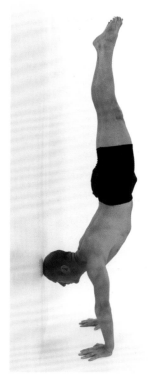

图 12.17　用头顶住墙，然后把脚从墙上移开，这可以让你习惯于把肩关节放在正确的位置上

第13章
解读后弯体式

根据体式中脊柱的姿势，我们可以很容易地把一些体式归为后弯体式。为了划分得更细一些，我把后弯体式分为了两大类。在第一类体式中，我们开始时处于俯卧或者说脸朝下的姿势。我们要以这样的姿势为起点来抬起身体，从而做出后弯体式。这类体式包括蝗虫式、眼镜蛇式（图13.1a）、上犬式（图13.1b）和弓式。而在第二类体式中，我们开始时处于仰卧或者说脸朝上的姿势，然后四肢以某种方式支撑起后弯动作。这类体式包括骆驼式、鸽子式、桥式和轮式。这两类体式需要通过不同的肌肉运动来完成，而且给人的感受也大不相同。例如，俯卧类的后弯体式通常不要求过大的后弯幅度，而仰卧类的后弯体式则要利用四肢的杠杆作用来深化后弯。其中有一个例外是上犬式，它是一个俯卧的后弯体式，但是却要依靠手和脚的支撑。不管我们如何进行分类，所有后弯体式中更为重要的元素是它们都依赖于多关节的相互关联。理解这一基本的元素对于使必要的组织具备适当的力量和灵活性非常关键。

为了练习后弯体式，我花了很长时间，并且进步很缓慢。我的脊柱并非天生就具备很强的屈伸能力，需要多下工夫练习才行。体式练习是永无止境的！努力练习的经历让我能利用自己的身体来研究并发现各种解剖学元素的联系。在把这些事情弄清楚之后，我就可以利用各种不同的元素来影响并改变自己的身体。

我的练习过程迫使我去思考上犬式和其他后弯体式是如何相互联系的，以及各个关节周围的张力如何阻碍我舒适地做出后弯体式。比如，我开始做轮式时腰部有压迫感，通过不断地探索，我认识到如何避免这种感觉的产生。

我们可以把轮式作为后弯体式的终极体式。虽然还有一些程度更深的后弯体式，如鸽子式，但就我们的讨论而言，完成轮式就足够了。

整体视角

为了在不同的体式之间建立解剖学联系，后弯体式中会有很多方面需要学习和领悟。我们需要一如既往地牢记整体性这个主题。后弯体式不仅让我们学会整合脊柱各个区段的运动，也让我们学会将四肢的运动与脊柱的运动相结合。

练习者常常会忽视一个事实，那就是后弯体式不仅仅涉及脊柱，有时甚至瑜伽老师也会忽略这一点。人们通常会

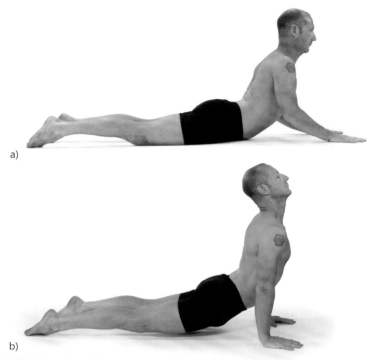

图 13.1　a) 眼镜蛇式；b) 上犬式

认为，为了完成后弯体式，我们需要增大脊柱的屈曲度。但其实还有其他组织影响着后弯体式，研究它们有利于我们把握后弯体式的整体性。为了探讨后弯体式中手臂和腿的作用，我会在讲解轮式之前，探讨其他一些体式，它们不全是后弯体式，但可以加深我们对与后弯体式相关的各个元素的认识。

体式解析

让我们先来了解俯卧类的后弯体式，其中的一些体式可以帮助我们了解在无额外支撑的情况下身体可以达到的后弯幅度，比如，蝗虫式和眼镜蛇式。在练习这样的体式时，我们要用一些肌肉的力量去对抗另一些肌肉的张力。

蝗虫式

在练习蝗虫式时，当我们开始将身体抬起后，位于身体后侧的所有肌肉都要收缩，也就是说，腓肠肌、腘绳肌、臀肌、椎旁肌，一直向上直到颈部后侧的肌肉都要收缩（图 13.2）。在收缩的过程中，它们在与身体前侧组织和重力产生的阻力相抗衡。身体后侧的组织必须要应对胫骨前肌、股四头肌、髋屈肌和腹肌所产生的张力。

如果练习者在利用后侧肌肉力量的同时采用了辅助动作，那么身体的后弯程度就会进一步加大，就像你会在弓式

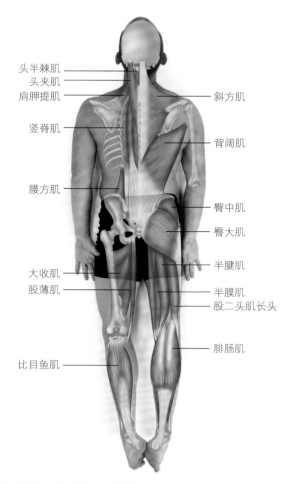

头半棘肌

头夹肌

肩胛提肌

竖脊肌

腰方肌

大收肌

股薄肌

比目鱼肌

斜方肌

背阔肌

臀中肌

臀大肌

半腱肌

半膜肌

股二头肌长头

腓肠肌

图 13.2　整个身体后侧的组织都会收缩将身体抬离地面

和上犬式中看到的那样。

弓式

　　在练习弓式时，我们要把手向后伸，抓住脚或者脚踝。手的牵拉和脚的反推产生了张力作用，这个作用加深了身体的后弯幅度。如果没有手和脚的相互作用，身体就只会后弯到和蝗虫式一样的程度。臀肌和椎旁肌的共同收缩，连同用手抓脚所产生的张力，让我们可以把

身体后弯得更深并得以保持。

　　用手抓住脚的动作会把我们的胸部抬高，还会使身体向耻骨的方向摆动。手脚推拉之间的动态关系及其对后弯体式的影响是非常有趣的。通过伸直小腿、对抗手的阻力来使小腿产生张力，可以使髋关节处产生与小腿张力方向相反的运动，使髋关节伸展，从而加大后弯的幅度（图 13.3）。

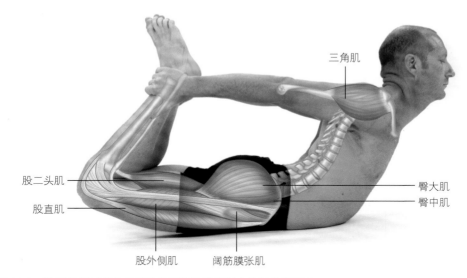

三角肌

股二头肌

臀大肌
臀中肌

股直肌

股外侧肌　阔筋膜张肌

图 13.3　股四头肌对阻力的抵抗作用帮助我们把身体抬升得更高

上犬式

上犬式常常是我们会做的第一个后弯体式，因为很多瑜伽课程会从拜日式的一些变式开始进行教学，所以我们会从夹在四柱支撑式和下犬式之间的上犬式开始练习。事实上，前两个体式不光是和上犬式排在一起练习，它们本身也和后弯体式有关。

请记住，轮式的完成要以其他后弯体式的练习为基础。对基础后弯体式的练习可以帮助建立相应的动作模式。上犬式就是我们需要练习的一个基础后弯体式。

虽然上犬式的关键是屈曲脊柱，但这却并不是我们要从这个体式里真正领会的内容。上犬式练习应该让我们领悟到后弯体式的能量源自何处，以及如何在后弯中关注整体性。

从四柱支撑式向上犬式的转换

不过，我们要先后退一步。因为我们通常是从四柱支撑式转换到上犬式的，所以我们要先学会如何在四柱支撑式中摆放手和脚的位置，以加深后面的后弯。

做四柱支撑式时，手和脚之间的距离直接影响了后面的上犬式。想象有一条线横穿瑜伽垫，连接你的两侧掌根；然后在两个大脚趾间也画这样一条线。这两条线的间距，也就是手和脚之间的距离，决定了我们将要做出的上犬式的形态和感受（图 13.4）。上犬式的后弯动作必须要和四柱支撑式中支撑基础的位置相适应。如果支撑基础的位置不当，后弯时，身体可能会产生代偿动作。

如果做四柱支撑式时手和脚之间的距离太近，转换到上犬式时，肩关节就会超出手前方太远。想象如果沿肩关节

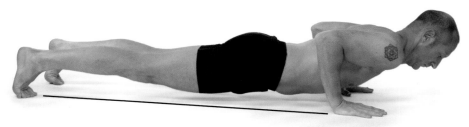

图 13.4　四柱支撑式中手和脚之间的距离对后面的上犬式至关重要

的前缘做一条铅垂线，这条线就会与地面相交于指尖之前。肩关节只比腕关节超前一点是没有问题的，类似于手倒立式中那样；但是如果肩关节超前过多，这就很可能会引发疼痛（图 13.5）。

导致肩关节超前过多的因素至少有四点：①四柱支撑式中支撑基础的位置，也就是手和脚之间的距离；②手、肘关节和肩关节的位置关系；③翻转脚趾；④脊柱的灵活性。

在从四柱支撑式转换到上犬式时，练习者常常会在翻转脚趾的同时把身体向前推。这会让脚移动到离手更近的位置。如果你的脊柱很灵活，这个做法可能还行；但是如果你的脊柱不能很好地屈曲，那么身体就会产生代偿动作。最常见的代偿动作发生在脚上。

如果你的脊柱不够灵活，那么在翻转脚趾做出上犬式后，你的脚可能会"撤出阵地"。这可能会以多种方式呈现出来：你可能会用脚趾头把身体撑起来，就像四柱支撑式中那样；你也可能会用脚趾的趾骨间关节来撑起身体，同时脚跟向上；甚至还有可能你的脚向外偏，

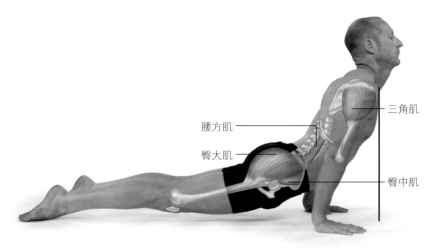

三角肌

腰方肌

臀大肌

臀中肌

图 13.5　如果做四柱支撑式时手和脚之间的距离太近，在做上犬式时，肩关节、腕关节和腰部就会承受较大的压力并处于紧张状态

导致脚跟朝外（图 13.6）。

　　虽然这些问题看似很小，但是它们都向我们表明身体正在为手和脚之间的距离不足而代偿。这三种动作都会让躯干和肩关节向后退。这些代偿动作有时可以避免组织紧张。手和脚之间距离的缩短所导致的紧张可能会被很多人忽视。我纠正过很多次这方面的细节问题，并由此帮助练习者缓解了他们的肩背部疼痛。

　　当肩关节超出指尖前面时，不管有没有感觉不舒服，这都会导致组织紧张。肩关节首先会变得紧张，因为上半身的重量超出支撑基础太远了。

　　当肩关节位于手的前方时，腕关节需要承受很大的压力。肩关节超前越多，腕关节的过伸幅度越大，腕关节感受到的压力就越大。你可以想象一下这会导致什么后果。腕关节长期受压很容易引发疼痛。

　　另外，当肩关节过度超前时，背部的肌肉就会收紧。这种肌肉收缩可以维持脊柱的整体性，防止身体发生"坍塌"。但是，脊柱会因此而变得更僵硬，而不是更灵活。

　　除了背部肌肉收紧之外，臀肌也处于过于紧张的状态。所有这些因素都会引发一系列的代偿，包括缩颈、双肩挤压、腰部有压迫感和臀肌过于紧张。我们可能需要经过大量的调查研究才能发现这些问题的根源原来在于脚放的位置！

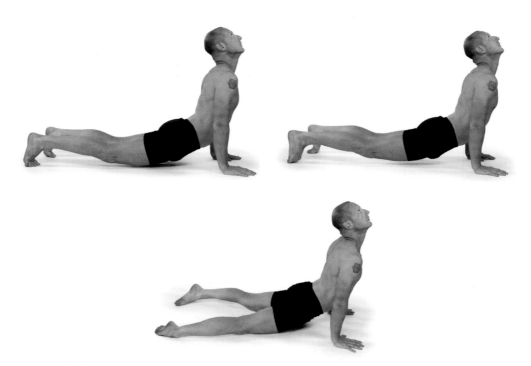

图 13.6　在这三个动作中，手和脚的距离都不正确

上犬式中的常见问题

是否应该收紧臀肌?

　　上犬式中一个颇有争议的问题是到底应不应该收紧臀肌? 大多数人在做上犬式时收紧臀肌应该都是无意识的,身体的神经肌肉系统支配着臀部肌肉的运动。由于臀大肌是一块强大的髋伸肌,当你收紧臀肌(特别是臀大肌)时,髋关节会伸展,这有助于完成后弯动作。你可能会说,"我就是想进行后弯,为什么要避免使用这些肌肉呢? "这听起来很有道理。

　　但是,如果我们能从解剖学角度认识到收紧臀肌产生的动作模式,我们就可以把这个问题弄得更明白些。通常这种动作模式在较高阶的后弯体式(比如轮式)中表现得更充分。除了作为一块强大的髋伸肌以外,臀大肌还可以使髋关节外旋。在轮式中,这块强壮的肌肉产生的外旋动作会把双膝分开(图13.7)。

　　于是问题就变成了我们能不能在不利用臀大肌外旋力的前提下,让髋关节达到同样的伸展效果? 答案是肯定的,但这需要我们有极强的控制力,较难实现。这可能就是另一些人反对在做上犬式时收紧臀肌的一个原因。另一个原因是收紧臀肌可能会导致一些人的骶髂关节和腰部产生压迫感。

　　有人建议,在做上犬式时臀肌要放松。但是,和收紧臀肌相比,放松臀肌

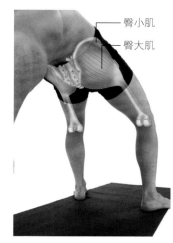

臀小肌
臀大肌

图 13.7　尽管臀大肌对伸展髋关节很有帮助,但它也可能导致髋关节过度外旋和双膝分开

常常更难做到,因为这需要打破体内常规的、潜意识的运动模式。

　　在做上犬式时,如果臀肌不收缩,其他髋伸肌就必须承担起臀大肌的工作。另外,臀肌放松时,这个体式还必须依赖手和脚来完成。这样做出来的动作可能会感觉比较被动。

　　从理论上讲,如果我们能够训练自己在上犬式中做到放松臀肌,在轮式中想要做到同样的事应该就会容易得多。我们如果真的能做到这一点,就可以解决轮式中双膝分开的问题。但这确实不容易实现。

　　总的来说,我认为,在上犬式中适当地收缩臀肌不会有什么坏处。但如果这个动作引起练习者的骶髂关节或者腰部疼痛,老师就需要根据练习者的个人情况来解决这些问题。我认为底线是: 收缩臀肌,使之可以辅助髋关节伸展,但不要过度收缩,以免产生不必要的动作。

在上犬式中过度收缩臀肌还可能会影响一些非后弯体式。我常常会考虑练习者练习上犬式的情况对髋外旋体式的影响。髋外旋体式要求髋关节能够进行外旋。对有些练习者来说，我可能会把上犬式和莲花式这样的简单体式联系起来；而对其他练习者而言，我可能要把上犬式和单腿绕头式联系起来。练习上犬式时，练习者每一次的臀肌收缩都会强化一种动作模式，而这种模式对于他们完成髋外旋体式是不利的，因为臀肌紧绷会限制髋关节的外旋能力。

腰部过劳

腰部是后弯体式中屈曲度最大的部位。在本书的解剖学部分中我们已经了解到，腰椎的结构适合进行屈曲。但正是因为腰部能轻松地屈曲，这可能会导致我们忽略腰部力量不足的问题，或者过度集中地使用腰部的力量，从而引发疼痛或其他问题。

我们的目标是让脊柱屈曲的过程保持整体性。我们不想看到在腰部屈曲时，上背部是僵直的。如果出现这种情况，腰部就会承受更大的压力。

如果我们在运动时没有多加留心，身体就只会简单为做出这个体式而工作，结果就是脊柱过伸。如果你的脊柱不是很灵活，臀部、脊柱和肩关节就有可能产生常见的代偿动作。

上背部屈曲度不足

上背部屈曲度不足有可能完全是由于生理结构的原因。由于本身的结构特点，胸椎是脊柱上在后弯体式中屈曲度最小的部分。在我看来，这需要我们更加关注这个部位。虽然这可能很难做到，但是在后弯体式中有意识地动用上背部，对其施加压力，可以在一定程度上缓解腰部的压力，还可以让脊柱的每一部分都参与到体式中。

我们怎样做才能让上背部屈曲呢？这并不是那么容易做到的，需要我们有意识地去做并保持专注。暂时放慢练习的进度会有所帮助。给自己一些时间，让自己意识到自己的动作是什么样的，并开始建立新的动作模式。当我们给上背部施加更多的压力时，胸椎的 12 节椎骨以及相应的关节会得到更充分的利用。久而久之，你的上背部就会发生变化。

请回想一下，我们是什么时候第一次在双手撑地的同时把压力传递到上背部的？对，就是在前文提到过拜日式中的抬头动作（见第 229 页）。我还记得自己当年被老师逼着保持双手平放在地上，并且试图去做抬头动作时的情景。当时除了头动了一点以外，其他部分并没有动起来。但是那只是这一过程的开始，它揭示出我的脊柱中哪些部分是没有活动的。

颈后侧紧缩

在上犬式中，另一个常见的问题是颈后侧紧缩。我认为这和进入上犬式之前收紧臀肌有关。这两个问题很可能会同时存在。这个动作再次表明脊柱的各个部分在一定程度上缺乏整体性。虽然要想深入完成这个体式，头部和颈部需要向后弯，但是问题在于你是怎么做出这样的动作的，以及为什么要这么做。

颈后侧紧缩会让你误以为背部的屈曲幅度很大，而实际并不一定如此（图13.8）。在这种情况下，屈曲大部分是由颈椎来完成的。

在上犬式中，头应该往后仰到何种程度常常是人们争论的话题。有些人担心把头往后仰得太多会导致椎骨受伤或导致颈椎关节发生磨损。我并不认同这种观点。虽然对存在某些特殊情况或者处于某些年龄段的人群而言，把头往后仰确实会存在一些风险，但是大多数人直接把头往后仰是绝对没问题的。这个动作可能压迫到颈后侧吗？是的。所以我们要回到"如何"去做的话题上。如果你把颈部拉长，那可能就不太会有问题。事实上，我可以给出很充分的理由来鼓励大家把颈部往后仰。举个例子，你现在正坐着读这本书。不要动，注意你的颈部正处于的姿势。它可能常常处

于这种前屈的姿势。颈部长时间保持这种姿势会导致颈前侧的组织缩短，就像久坐会导致髋屈肌缩短一样。

上犬式给了我们机会来消除这个问题。但我们应该注意，不要紧缩颈后侧的肌肉。要在向后仰头之前，先拉长颈部，这样在头后仰之后，就可以既不使颈后侧紧缩，又可以拉长颈前侧。

挤压肩胛骨

上犬式中还有一个常见的问题是过度挤压肩胛骨。虽然有时这是作为一种技术被教授的，目的是打开相应部位、进入这个体式，但我并不认同这种做法。在我看来，挤压肩胛骨与以下三种问题有关：颈后侧紧缩，肱骨过度外旋（导致手部支撑不稳），以及在做上犬式时吸气困难（图13.9）。

为了把两块肩胛骨挤压到一起，我们需要动用两块肌肉，即菱形肌和斜方肌。菱形肌是一块相对较薄的肌肉，它和颈部不直接相连。它能使肩胛骨后缩、靠近脊柱，并协助上提肩胛骨。斜方肌

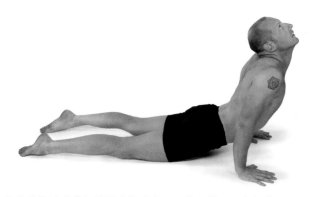

图 13.8　颈后侧紧缩会让你认为背部的屈曲幅度大，而实际并不一定如此

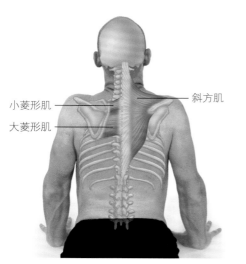

小菱形肌

大菱形肌

斜方肌

图 13.9　挤压肩胛骨可能会导致颈后侧被压缩、手部支撑不稳和吸气困难

经由枕骨基部（也就是颅骨底部）直接与颈部相连。除了能使肩胛骨向脊柱靠拢外，斜方肌的其他功能包括使肩胛骨上提和上旋。

当菱形肌和斜方肌强烈收缩时，它们的其他功能很容易同时发挥出来。也就是说，用力挤压两块肩胛骨也会使颈后侧被压缩。缩颈是作为斜方肌的次要功能被引发出来的。

肩部上提（肩部朝耳朵移动）是由菱形肌和斜方肌共同作用产生的，这也是我们在做上犬式时不希望出现的动作。虽然一个人的肩胛骨相互挤压，并不一定意味着他的肩部会朝耳朵的方向上耸，但对一个初学者或者是还不能把这两个动作分离开的人而言，这两个动作很可能会同时产生；高水平的练习者会较容易把这两个动作分开。

另外，肱骨过度外旋也是一个我们

不希望出现的动作。在上犬式中，因为肩胛骨后缩，所以肱骨也会向后移动。而由于肱骨与肩胛骨之间存在的夹角，当我们挤压肩胛骨时，肱骨会自然地外旋。除非有意识地去控制这个动作，否则如果我们以这样的方式来做上犬式，可能会导致手的支撑不稳。肱骨外旋会让我们不自觉地想要把大拇指所在的那一侧手掌抬起来（图 13.10）。

最后一个问题是吸气困难。作为一名练习阿斯汤伽瑜伽的人，我很重视吸气的能力。我也知道大家在做上犬式时通常会忽视呼吸这一环节。由于脊柱过伸的动作会拉伸胸廓，所以在所有这样的动作中，呼吸都会受到限制。挤压肩胛骨则会进一步拉伸肋骨和肋间肌。只要先在肩胛骨处于中立位时做一个深呼吸，然后挤压肩胛骨，再做一个深呼吸，你就可以非常容易地感受到这一点。

把所有问题结合在一起

在上犬式中，最容易活动的身体结

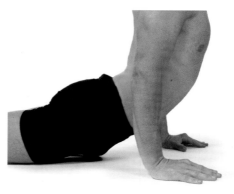

图 13.10　挤压肩胛骨和外旋肱骨可能会导致手掌离地

构通常有腰部、肩胛骨和头颈部。当这些部位同时运动时，我们就会觉得自己做了一个深度的后弯体式。那些腰部灵活性较差的练习者还会更倾向于利用灵活性较强的肩胛骨和颈部来完成这个体式。不过，所有的问题都会随着时间改变，我已经在上犬式的教学中一次次地见证了这样的情况。

对初学者而言，正确做出上犬式是有困难的。那么瑜伽老师应该如何安排上犬式练习，才能让练习者锻炼到需要锻炼的部位，而不是去利用灵活性最强的部位呢？

怎么做上犬式？

给下文的内容设置这样一个标题让我感到有些担忧。虽然我做上犬式的方法对我自己和我的学生都是有效的，但我不能确定这套方法对你来说也是对的或者一定会有效。不过既然我们已经把上犬式拆分为各个细节来讲解了，那么我们就应该把这些细节再组合起来。

我下面进行的讲解只是一种建议。正如我在引言中所说的那样，我的本意不是要教你如何练习或者如何教别人练习。我的目标是让你学会思考你在做的是什么以及为什么要这样做。最终你必须要根据自身的经历来进行练习或者教学。希望下面这些建议能对你的练习或教学产生正面的影响。

处理手脚间距的问题

上犬式完全依赖于支撑身体的基础——手和脚。这就是为什么我花了这么多时间来讲解四柱支撑式及其向上犬式的转换。如果你发现自己在练习上犬式时肩关节超出腕关节太多，而且感觉手和脚之间的距离太近了，我这里有几种方案可供你选择来解决问题。

但在学习各种方案之前，我会让练习者先在上犬式中调整脚的位置。如果肩关节超出腕关节前方太多（这是很常见的情况），我会让他们把脚往后挪，直到肩部的前缘刚刚位于腕部弯折处的前方。通过感受这种正确的位置关系，练习者可以从动觉上了解自己最终的目标体式是什么样子的。

如果再考虑从四柱支撑式出发的转换动作，那么就有几种方案可以选择。一种选择是调整四柱支撑式的动作，让脚离手远一些。这样练习者在做完脚趾的翻转之后，脚相对于肩关节的位置就会更接近正确的位置。

另一种做法（这是我的做法）是在身体以脚趾为支点向前移动之前，把脚趾稍稍往后滑。我会在往前移动身体之前先往后挪。这个动作有些复杂，而且有一些其他的潜在风险，比如，这可能会导致大脚趾的皮肤破损；但这却是一种有效纠正手脚间距的方法。

最后，你还可以分别把两只脚翻过来，让脚的顶面着地。这是我通常会教给初学者的方法。和依靠脚趾翻转相比，这么做可以让脚离手更远。如果我发现脚和手之间的距离变得太远了（这是有可能的），我就会让他们把脚往前移，也就是把脚贴着瑜伽垫稍微往前拖，从而找到合适的位置。

建立强有力的基础

做上犬式时，我们希望腿部完全离地。为了做到这一点，我们需要为这个体式建立起强有力的支撑基础。手和脚都应该稳稳地压在地上。完成这个动作的能量来自身体关节链的中上部。

很多老师在指导上犬式练习时会说："用你的手去推地板。"但"推"的动作不应该只依靠手来发动。我们需要用到使肩胛骨下降的肌肉（即胸小肌和斜方肌下部）。有趣的是，如果这个动作做对了，肩胛骨本身是不会动的，而胸廓则会从肩胛骨之间被抬升起来。

对脚来说，它们的能量来自髋关节。在做上犬式时，我会暂且把腿想象成一个不分段的长条结构。我会将髋关节稍微屈曲，从而让脚的顶面顶住地面。因为我努力保持膝关节伸直，所以在做这个动作时股四头肌已经被调动了。实际上，这时候股直肌（即股四头肌中跨过髋关节的那块肌肉）会让髋关节发生小幅度的屈曲，这个问题会在后文进一步进行解析。

怎么处理臀肌？

上犬式中收紧大腿和身体后弯的动作特点很容易迫使臀肌发力。如果我发现有人从练习一开始就表现出身体很紧张，或者发觉这个体式整体上"做过了头"，我便会关注他们臀肌紧张的问题。

为了消除这个问题，我试过让练习者直接趴下来并放松。接下来，我会让他们把手放在符合上犬式动作规范的位置上。有时只是手臂的这个动作就会导致臀肌收缩。如果确实出现这种情况，我会让他们注意避免收缩臀肌，然后从头再来一遍。下一步，他们要利用放在地上的手来撑起身体，做出上犬式，同时不要收缩臀肌。有时我会让他们反复地收缩-放松，把这种运动感觉植入他们体内。

接下来，我会继续针对这一点进行强化，并始终关注练习者的动作，直到他们能正确地从四柱支撑式转换到上犬式。在这个过程中，我会一直口头提醒他们将臀肌放松。当他们能够做到这一点时，轻轻收缩臀肌便只会加深后弯，而不会造成其他影响。我想让练习者避免通过无意识地收缩臀肌来进入上犬式的动作。

如何活动上背部？

过去，当我的老师提醒我注意上背部没有屈曲的时候，我感觉屈曲上背部是一件不可能完成的事。但经过老师的启发和长期练习，我确切地感觉到了自己上背部的椎骨真的可以活动。

我的老师启发我的方法很有意思。他并没有采用传统的从四柱支撑式转换到上犬式的做法。他的方法是这样的：在你即将从四柱支撑式转换到上犬式时，低下头，让下巴靠近胸口。不要强行做这个动作，只要把头部放松就好了。接下来当你开始做上犬式时，随着呼吸和身体的动作慢慢地把头部抬起、把颈部伸直。然后，尽可能在头部和颈部不动的情况下把身体向后弯，直到做出上犬式。最终的体式是一样的，但这种方法可以迫使你调动脊柱的所有部分（图13.11）。

我想到了一种解释来支持这种方法。在低头进入上犬式的过程中，颈部和上背部的脊柱都处于屈曲状态，这和它们最终的动作方向相反。由于我们先把脊柱从中立位变成了屈曲状态，所以我们必须要在做上犬式的过程中伸展上背部的脊柱，从而让它们再次恢复到中立位。

将脊柱从屈曲状态恢复到中立位所动用的肌肉，在接下来又被用于进一步伸展脊柱。这样我们就建立了一种动作模式，能让这些肌肉知道在进入上犬式时需要工作。这种动作的幅度绝对不会很大；但是，它确实能让我们有意识地发动胸椎的运动。

怎么处理肩关节？

肩关节的动作是上背部动作的延续。正如前文所述，对很多人而言，挤压肩胛骨会让他们感觉上背部屈曲的程度比实际情况更大。我有一种简单的方法来解决肩关节问题：尽可能让肩关节保持在中立位。通过这样的方式，肩关节和脊柱的运动就不会混淆。

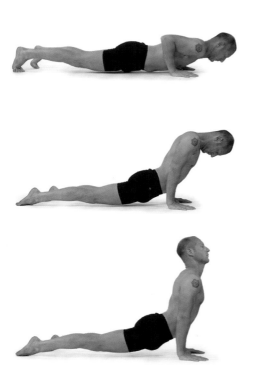
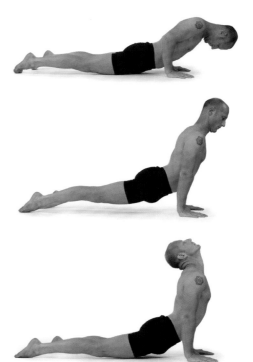

图 13.11　这个方法可能会帮助你关注上背部

我会让练习者想象有一根垂直于脊柱的棒横穿他们的背部。有时我还会把自己的手臂横放在这个位置上，模拟一根棒穿过他们背部的感觉。将肩胛骨固定之后，我们就能更容易地锻炼到胸椎。通常我会摸一摸他们两侧肩胛骨之间的位置，从而让他们对需要屈曲哪个部位有动觉上的认识（图 13.12）。

终极体式：轮式

在练习轮式时需要考虑很多因素。如果稍微简化一些，可以归结为三个主要部位的灵活性和力量。这三个部位分别是肩、脊柱和髋。了解这三个部位的作用有助于拓宽你对轮式的理解和认识。你还会逐渐明白这些部位存在的限制因素和其他体式里的限制因素之间有哪些联系。

轮式中上半身的"髂腰肌"

我们已经在第 1 部分讲解了肩的解剖学结构。我想把这些知识运用到轮式当中。上半身的"髂腰肌"在轮式中扮演着重要角色。回忆一下，上半身的"髂腰肌"由两块肌肉组成：前锯肌和背阔肌。其中背阔肌在轮式中发挥着最重要的作用，因为它会限制我们可以将肩活动到什么程度，进而影响到脊柱的活动。

是什么限制了我们想做的动作？

轮式中的什么动作可以让我们感受到自己的肩胛骨？当我们仰卧在地上并把手放在肩附近时，两侧的手臂和肘关节通常会平行放置。当手臂做出这个姿势时，肩胛骨处于前伸和上旋的状态。而当我们撑起身体做出后弯动作时，我们需要肩胛骨继续往这个方向旋转。肩关节则随之发生屈曲和外旋。当背部和头部均朝向下时，我们很难分清自己实际在做的是什么动作。在这个姿势下，外旋意味着肘关节指向面部朝向的方向，而不是朝向身体侧面（那是肩关节内旋的情况）。这意味着我们接下来要做的动作会受到肩胛骨下旋肌以及肩关节的伸肌和内旋肌的拮抗。你知道其中包括哪些肌肉吗？

肩胛骨的下旋肌包括胸小肌、菱形肌和肩胛提肌。这些肌肉都不是体积很大或者十分强壮的肌肉。肩关节的伸肌包括胸大肌的一部分、背阔肌、大圆肌

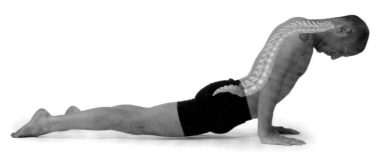

图 13.12　通过固定肩胛骨而将脊柱与肩胛骨相互分离，可以帮助我们找到胸椎伸展的运动感觉

和肱三头肌长头。而肩关节的内旋肌包括胸大肌、背阔肌、大圆肌和三角肌前束。你可能会注意到肩关节伸肌和内旋肌所包含的肌肉是有重叠的。在轮式中这些肌肉对肩关节运动的限制作用最大。这些限制因素中最关键的是背阔肌，还有它的小帮手——大圆肌（图 13.13）。

这正是为什么我选择背阔肌作为上半身的"髂腰肌"的一部分。它的作用和真正的髂腰肌对屈髋动作的限制非常相似。你可以翻回去读一读第 7 章关于上半身和下半身比较的内容，来更详细地了解这些运动和相关的肌肉是如何彼此对应的。现在暂且记住真正的髂腰肌会限制髋关节的伸展和内旋就足够了。

而对肩关节来说，这种关系意味着在做轮式时，上半身的"髂腰肌"会限制我们以期望的方式去屈曲和旋转肩关节；特别是背阔肌，它是限制我们将肘关节指向正上方同时保持双臂平行的关键因素，也是造成轮式中肘关节向外打开以及手臂不能伸直的主要原因之一。

下犬式和轮式

为了深入地做出轮式，我们需要拉伸背阔肌。这需要我们有意识地调动前锯肌，让它使肩胛骨上旋，这样背阔肌就可以得到拉伸。下犬式可以帮我们实现这一目标（图 13.14）。

让我们思考一下理想的下犬式和其中肩的状态。我们希望肩胛骨在背后相互靠近吗？不希望。我们希望在做下犬式时肘关节朝外吗？不希望。我们希望肩胛骨之间有较大的间距吗？是的。那么为了做到这一点，肩胛骨需要发生什么运动呢？答案是前伸和上旋。前锯肌的收缩可以使肩胛骨移动到正确的位置。

在做下犬式时，我们旋转上臂，让肘关节不指向外侧，而是更接近于指向地面。这时，肩胛骨会绕着胸廓转动，这让我们可以拉伸背阔肌和大圆肌。另外，由于在这个体式下肩胛骨所处的位

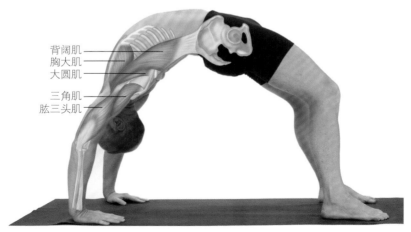

背阔肌
胸大肌
大圆肌
三角肌
肱三头肌

图 13.13　肩关节周围可能限制后弯式的肌肉

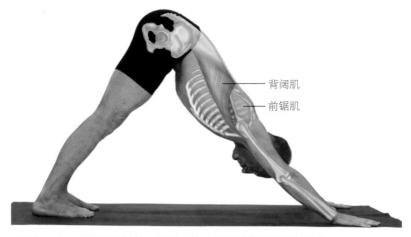

图 13.14 在下犬式中，前锯肌可以使肩胛骨上旋，从而使背阔肌得到拉伸

置和重力作用，我们也可以拉伸轮式所依赖的那些肩关节伸肌。

如果在练习轮式时，引入下犬式中的做法，我们就可以从中获得相同的拉伸效果。在撑起身体或者身体已经抬起呈后弯姿态时，如果让手臂做出和下犬式中类似的动作（即旋转上臂），那么双脚支撑地面所产生的压力就会传导到背阔肌和其他肩关节伸肌中。这有助于纠正轮式中相当普遍的肘关节朝外的动作。

一套练习技巧

我相信在下犬式和轮式中，手臂的动作或多或少存在着一些相同之处。当你采用下面这套方法进行练习时，你可以利用手臂运动链来减轻肩关节的负担，让它能以我们希望的方式来旋转。

在做下犬式时，稍微屈曲肘关节能够确保在做下一步时肩关节和肩胛骨可以移动。将肘关节屈曲之后，接下来要旋转手臂，在这个过程中，肘关节会从

相互背离向中间转动，它们的动作像是在挤压一个在你面前的假想的球，此时肩胛骨绕着胸廓向前侧移动。然后慢慢伸直手臂（图 13.15）。多数人会注意到腋窝外缘的压力增大了，而这正是背阔肌和大圆肌所在的位置。

如果想把这套技巧应用到轮式的练习中，那么一旦你把身体撑起来形成后弯姿态之后，就可以按照上文所述的方法进行练习：肘关节微屈，然后旋转手臂，让两侧肘关节从相互背离到向中间转动，然后慢慢伸直手臂。这里和下犬式的一个主要的区别是，如果这时你用脚压地面，你就会感觉到压力传送到了肩关节。不要用全力去压！只要用大约 20% 的力量，让自己逐渐适应。

鸽子式中的手臂与轮式

我想通过对鸽子式中的手臂动作的分析来加强对轮式的理解。这会有助于我们理解轮式中另一类常见问题，即无

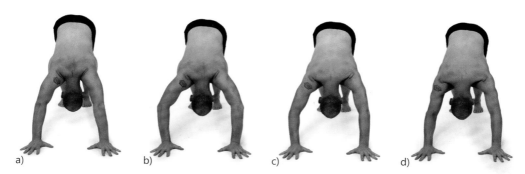

图 13.15　a) 肩胛骨后缩，肩关节内旋；b) 屈肘，将关节链打开；c) 肘关节保持屈曲，肩胛骨着胸廓向前侧移动；d) 肩胛骨分开较宽并围绕着胸廓的前侧，同时手臂外旋。在下犬式以及轮式中可以通过这套技巧进行练习

法把双手平放到地上，或在双手平放在地上时，无法把身体撑起来。

在轮式的这个问题中，除了我们上面提到的肩关节的限制因素外，我还想加上肱三头肌。它是一块双关节肌，会使得一个关节的姿势影响到另一个关节的姿势。

肱三头肌分别连接到肩关节和肘关节上。它是肘关节伸肌，肘关节的屈曲会使它产生张力。另外，它还是一块肩关节的伸肌。所以，如果在屈肘的情况下屈曲肩关节，你就会更加明显地注意到这个动作的受限程度。

尝试一下下面的实验。在手臂伸直的情况下，从肩关节处上举手臂，即屈曲肩关节。当这个屈曲动作做到极限之后，注意观察这时候上臂抬起的角度。此时它很可能接近于和地面垂直。现在把手放下来，然后将肘关节完全屈曲，再次屈曲肩关节，同时保持肘关节处于屈曲状态。你就会注意到肌肉张力的变化，也会发现肩关节无法屈曲到之前的角度（图 13.16）。

鸽子式（及鸽王式）中就含有同时屈曲肘关节和肩关节的动作。当肘关节屈曲、手臂从肩向后伸时，屈曲肩关节的动作会很困难，肘关节向外打开的情况也相当常见。肘关节打开是为了避免肱三头肌的张力过大。

让我们把这个问题和轮式联系起来。在轮式的起始动作中，由于手臂摆放的位置，肩关节和肘关节都处于屈曲状态，这时，肱三头肌需要被极大程度地拉伸。而当我们需要进一步利用肱三头肌的力量来伸直肘关节，将自己撑离开地面时，由于肱三头肌被极大程度地拉伸，肌纤维在牵拉作用下相互分离，收缩就会变得很困难。因此，在轮式的起始动作中，难以将手平稳地按在地上可能是由于肌肉柔韧性方面的问题；而将手按在地上后不能将身体撑起来可能是由于肌肉在被拉伸的情况下力量不足的问题。

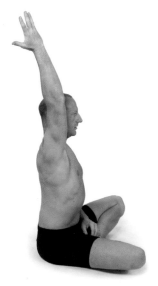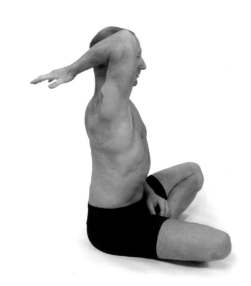

图 13.16 你可以看到由于肘关节屈曲，不论我多么努力屈曲肩关节，肘关节还是会在肱三头肌的张力的影响下往前顶

轮式中髋的解剖学解读

身体的其他部分也会对轮式中的上述问题产生影响。我要告诉你一个如何做轮式的秘密：要把动作想成是"把身体前侧打开"，而不是"向后弯"。如果身体前侧组织的柔韧性不足，它们就会限制我们完成后弯动作。其中尤其明显的限制来自髋屈肌，它们会限制我们把髋和骨盆抬高。如果骨盆不能抬高，脊柱和肩关节也会受到影响。

在轮式中，当骨盆的位置较低时，膝关节通常需要屈曲更大的角度来进行代偿。问题不在于膝关节不能屈曲，而在于当它们屈曲的程度过大时，它们就无法充分伸展了，因为膝关节伸展所产生的额外压力可能会导致腰部受到压迫。出现这一问题的原因就是髋屈肌的张力

阻碍了骨盆向身体后弯的方向倾斜（也就是后倾）。此时，手臂可能是屈曲的，也可能是伸直的。如果手臂是伸直的，那么它们一定是倾斜于地面的，与地面的夹角可能为 45°，这会导致腕关节受到强烈的压迫。

在上述动作中，如果我们能放松髋屈肌，膝关节就能进一步伸展。如此一来，骨盆就会朝肩关节的方向移动，从而使肩关节更接近于手的正上方。这样的话，腕关节的压力就会减轻。这些变化都是相互联系的（图 13.17）。

轮式中双膝分开的问题

在轮式中，如果双膝向两侧打开，这个动作通常需要被纠正。双膝向两侧打开在解剖学上意味着什么？我们可以从髋内收肌的力量以及髋外展肌和外旋

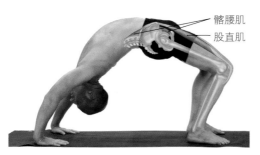
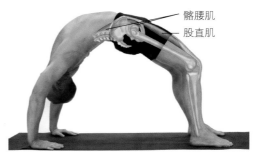

髂腰肌
股直肌

髂腰肌
股直肌

图 13.17　左图中，髋屈肌较为紧张，限制了骨盆的抬升和旋转。右图中，放松髋屈肌之后，膝关节可以适当地伸展，并且骨盆可以适度抬升和旋转

肌的柔韧性这两个方面进行分析。这两方面的问题都是可以而且应当去解决的。

首先，为了把身体抬起进行后弯，我们很可能会收缩臀大肌。但如果它过度收缩，就会产生一些我们并不想要的动作。前文也讲解过，臀大肌有两项功能，它可以使髋关节伸展（这是轮式中的动作）和外旋。如果我们过度收缩臀大肌，它不仅会让髋抬起，还会加强髋的外旋。练习者常常会由于这个原因而在轮式中做出双膝向两侧打开的动作，并且通常脚也会随之往外翻。

我知道有两种方法可以改善这种情况：一是减弱臀肌的收缩，二是削弱臀肌作为髋外旋肌的功能。要实现第二点，需要调动内收肌，以抵消臀大肌外旋髋的作用，以及任何可能会导致双膝向两侧打开的髋外展肌的作用。位于深层的臀小肌和臀中肌是髋关节的主要外展肌。

还有一个导致双膝向两侧打开的原因，也是我们更不容易意识到的，就是避免髋屈肌被过度拉伸。股四头肌是其中的一个关键，尤其是跨过髋关节的股直肌。当双膝相互靠近时，股四头肌会

对骨盆产生更直接的张力作用；而当双膝向两侧打开时，因为角度的变化，相应的张力也会减弱（图 13.18）。

当髋屈肌的张力大时，它还会把骨盆向前下方牵拉。这通常会导致腰部缩短，也可能使腰部受到压迫。在卧英雄式中也会出现同样的情况。我们希望双膝靠在一起，但是当双膝靠近之后，腰部会更高地弓起。这是因为双膝靠近时，髋屈肌的张力会增大，它们会进而牵拉骨盆前侧将其向下旋转。这使得腰部弓起得更高（图 13.19）。我们可以让骨盆反向旋转，以抵抗髋屈肌的拉力，并减小腰部弓起的幅度。

但是，在轮式或卧英雄式中，膝关节的位置总会有例外情况。髋关节的个体差异比其他任何关节都要大，而且不同个体之间骨盆的大小和形状也是不同的。如果你想知道自己髋屈肌的张力有多大，就试试在做轮式或卧英雄式时把双膝靠拢，然后体会一下你的腰部或者骶髂关节的压力是否会增大，或者甚至是否会减小。

我见过有些人为了完成轮式而把双

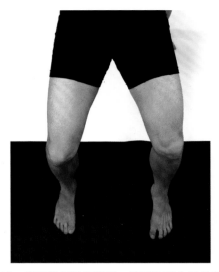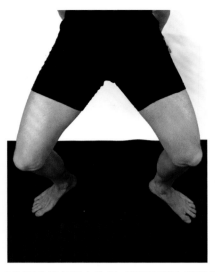

图 13.18　当双膝相互靠近时，股四头肌会对骨盆产生更直接的张力作用；而当双膝向两侧打开时，因为角度的变化，相应的张力也会减弱。

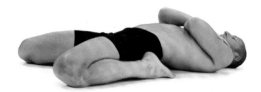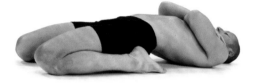

图 13.19　当我把双膝分开时，背部就可以平贴在地上。而当我把双膝靠在一起时，腰部就会弓起。这说明当双膝相互靠近时，髋屈肌的张力会牵拉骨盆，使其前倾得更为明显

膝分开得很宽。遇到这种情况时，我会让他们把双脚并拢，重新做一遍动作。有的人在把脚和膝并拢后就很难从地面上撑起来。在我看来，这恰好反映出他们的髋屈肌的紧张程度，而他们把双膝分开的动作则是为了避免髋屈肌过度紧张。他们应该改变这种做法，并努力去解决髋屈肌的柔韧性问题。

我们首先应当充分练习那些可以帮助我们一步步达到既定目标（轮式）的体式。随着髋屈肌柔韧性的增强和臀肌外旋功能的弱化，双膝自然就会靠得更近，我们也会更轻松地做出这个体式。

结论

一旦我们克服了肩和髋的限制，剩下的就只有脊柱本身了。也许你的脊柱并不擅长屈曲，但是只要脊柱不存在结构异常所导致的功能障碍（比如椎骨融合或椎间盘功能障碍等），那么所有人的脊柱都应该可以实现一定程度的屈曲。好消息是，不论是谁，只要进行规律的瑜伽练习，脊柱的自然屈曲度就一定会发生改变。

将后弯体式做到极致无疑会令人印象深刻。有些人天生就能做到这一点，而有些人则是通过刻苦的练习才获得了这样的能力。那些脊柱屈曲能力特别强的人，其脊柱的构成和其他人是一样的。他们并没有多出或者少了哪块椎骨，只是同时具备了良好的基因、柔韧的结缔组织、相当柔韧的髋屈肌，以及灵活的脊柱和肩关节。其中的每一部分都对完成深度的后弯体式有帮助。

后弯体式的练习可以让你对各部位的相互关系和整合功能有更充分的认识。后弯体式中的每一个元素都有自己的作用，如果其中一个地方进行得不顺畅，其他部分通常就会受到影响。希望我上面的讲解能够启发你的思考，帮助你的练习有所进步。

结　语

对瑜伽的探索远不止于对身体解剖结构的解读，在书页之外，前方仍是漫漫长路。而这本书就像是其中的一段旅程，不仅是对各位，对我而言也是如此。解剖学是一个庞大的主题，我们可以从许多视角去学习解剖学。我只是以我的视角来讲述，并尽我所能让大家能够理解。本书中，我努力对身体的功能解剖学知识进行分析和讲解，并帮助大家将解剖学知识与瑜伽练习联系起来。我希望通过指出不同的瑜伽体式之间的相似性，以及它们与解剖学功能之间的关系，为你们提供不一样的视角和新的思路去看待瑜伽体式。

所有人对瑜伽的探索旅程都不会因阅读本书而结束。如果让我说我最希望你们能从本书中收获到什么，那就是要明白，我们的身体以及它的功能和形式都是非常奇妙的。无论是从精微的能量层面，还是更为宏观的生理功能的层面，我们都是一个真正的整体。这一点是毋庸置疑的。如果你在抛开这本书之后还能意识到我们的身体是多么高度整合的存在，那我就很开心了。

在本书的前半部分中，我们了解了身体解剖结构的内聚性和整合性。要将身体分割得七零八碎，然后再进行有意

义的拼装，这个过程几乎可以说是令人痛苦的。而当身体处于不同的体式中时，对其复杂的解剖学特点进行分析和解读就变得更为错综复杂，甚至可能让人百思不得其解。

一直以来，我都希望那些跟随我学习解剖学和瑜伽的练习者能够成为自由的思考者，能够反思自己真正知道什么，从而能够更深入地钻进这片领域中，获得实践性的知识。对瑜伽的探索应该以此为目的。

如果我让你们学会了去思考自己的所知，我就会很开心了。如果我的讲解带领你们进行了切身实践，那么我就成功了。即使你拾回阅读本书之前所持的观点，那么对我而言也是没有问题的！对练习者和老师可能会面临的难题，我们应该保持足够开放的心态，能听得进不同的观点，从而避免教条地处理这些问题，这一点非常重要。

我不可能面面俱到地介绍每一个解剖学知识点或者每一个体式。我不想填鸭式地向你们灌输我描述事情的方式，而是希望向大家展示不同解剖结构之间、不同体式之间以及解剖结构和体式之间的关系。我希望我已经做到了。

我对瑜伽和解剖学的探索与思考绝

不会止于本书中的这些内容。为了避免思维局限于目前我所了解的知识上，我想在此说明，未来我的观点可能会与本书中所陈述的想法和观点有所不同。我谨以这样一颗开放的心，将这些话语送给今天热爱瑜伽的人们。

人体姿势与方位的术语解释

标准解剖学姿势是描述人体姿势的标准参考系，即身体直立，头和脚趾朝向前方并目视前方，同时双手垂于身体两侧，保持掌心向前。

前侧（anterior）： 位于或朝向身体前方，也称作腹侧（ventral）。以"antero-"作为前缀的术语有"在……前方"的含义。

后侧（posterior）： 位于或靠近身体背面，也称作背侧（dorsal）。"postero-"可以

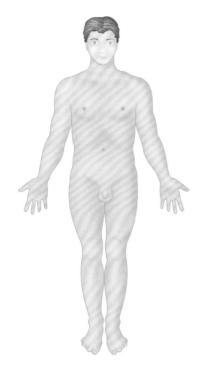

与其他表示方位的术语组合使用，用于表示与后侧部分之间的关系，例如"后外侧的"可以写作"posterolateral"。

上侧（superior）： 位于高位，或者靠近头部；也称作头侧（cephalic）。

下侧（inferior）： 位于低位，或是向下指向远离头部的方向；也称作尾侧（caudal）。

外侧（lateral）： 靠近身体或器官的边缘，或远离身体或器官的中轴线。

内侧（medial）： 靠近身体或器官的中轴线。

掌侧（palmar）： 与手的前表面（即掌心）相关的。

足底（plantar）： 与足的后表面（即足底）相关的。

背侧（dorsum）： 某物的背后或后表面，例如手背或足背（足的上表面）。

传入（afferent）： 导向某一器官或身体某一部分（如脊髓）的内部。

传出（efferent）： 其传导的方向远离某一器官或身体的某一部分。

远端（distal）： 远离某一结构的起点。这个词源于拉丁语中的"distans"（在拉丁语中表示"遥远"）。

近端（proximal）： 距离某一结构的起点最近或较近，源于拉丁语中的

"proximus"（在拉丁语中表示"紧邻的"）。

深层（deep）： 远离体表。

浅层（superficial）： 靠近或位于体表。

仰卧（supine）： 身体腹侧（前侧）朝上的体位。

俯卧（prone）： 身体腹侧（前侧）朝下的体位。

外周（peripheral）： 靠近身体或器官的外表面。

参考文献

1. Wilson, F.R., The Hand. (Vintage Books, 1998)

2. Levangie, P.K. & Norkin, C.C., Joint Structure and Function, Third Edition. (F.A. Davis Company, 2001) (p. 369)

3. Zihlman, A.L., The Human Evolution Coloring Book. (Harper Collins, 2000)

4. Zihlman, A.L., The Human Evolution Coloring Book. (Harper Collins, 2000)

5. Werner, R. & Benjamin, B.E., A Massage Therapist's Guide to Pathology. (Williams & Wilkins, 1998) (p. 102)

6. Werner, R. & Benjamin, B.E., A Massage Therapist's Guide to Pathology. (Williams & Wilkins, 1998) (p. 101)

7. Werner, R. & Benjamin, B.E., A Massage Therapist's Guide to Pathology. (Williams & Wilkins, 1998) (p. 94)

8. Levangie, P.K. & Norkin, C.C., Joint Structure and Function, Third Edition. (F.A. Davis Company, 2001) (p. 328)

9. Zihlman, A.L., The Human Evolution Coloring Book. (Harper Collins, 2000)

10. Levangie, P.K. & Norkin, C.C., Joint Structure and Function, Third Edition. (F.A. Davis Company, 2001) (p. 336)

11. Levangie, P.K. & Norkin, C.C., Joint Structure and Function, Third Edition. (F.A. Davis Company, 2001) (p. 331)

12. Cailliet, R., Knee Pain and Disability, Edition 3. (F.A. David Company, 1992) (p. 12)

13. Levangie, P.K. & Norkin, C.C., Joint Structure and Function, Third Edition. (F.A. Davis Company, 2001) (p. 298)

14. Levangie, P.K. & Norkin, C.C., Joint Structure and Function, Third Edition. (F.A. Davis Company, 2001) (p. 292)

15. Levangie, P.K. & Norkin, C.C., Joint Structure and Function, Third Edition. (F.A. Davis Company, 2001) (p. 292)

16. Levangie, P.K. & Norkin, C.C., Joint Structure and Function, Third Edition. (F.A. Davis Company, 2001) (p. 293)

17. Levangie, P.K. & Norkin, C.C., Joint Structure and Function, Third Edition. (F.A. Davis Company, 2001) (p. 294)

18. Kapandji, I.A., The Physiology of the Joints, Second Edition, Volume Two, Lower Limb. (Longman Group Ltd., 1980)

19. Kapandji, I.A., The Physiology of the Joints, Second Edition, Volume Two, Lower Limb. (Longman Group Ltd., 1980)

20. Myers, T., Fans of the hip joint. (Massage Magazine, January/February 1998).

21. Travell, J. & Simon, D., Myofascial Pain

and Dysfunction – The Trigger Point Manual, Volume Two. (Williams and Wilkin) (p. 92)

22. Myers, T., Psoas-piriformis balance. (Massage Magazine, March/April 1998)

23. Walker, J.M., The sacroiliac joint: A critical review. Phys. Ther. 72:903, 1992

24. Kapandji, I.A., The Physiology of the Joints, Second Edition, Volume Three, The Trunk and the Vertebral Column. (Longman Group Ltd., 1980)

25. Levangie, P.K. & Norkin, C.C., Joint Structure and Function, Third Edition. (F.A. Davis Company, 2001) (p. 120)

26. Gorman, D., The Body Moveable. (Ampersand Press, 1981)

27. Bigliani, L.U., Morrison, D.S. & April, E.W., The morphology of the acromion and its relationship to rotator cuff tears. Orthop. Trans. 1986;10:228

其他资源

Cailliet, R., Low Back Pain Syndrome, Edition 5. (F.A. David Company, 1992)

Cailliet, R., Shoulder Pain, Edition 3, (F.A. David Company, 1991)

Kapandji, I.A., The Physiology of the Joints, Second Edition, Volume One, The Upper Limb. (Longman Group Ltd., 1980)

Myers, T., Anatomy Trains: Myofascial Meridians for Manual and Movement Therapists. (Elsevier Health Sciences, 2001)